新食疗本草丛书

药食两用本草

濮存海　关志宇　周亚杰　主　编

科　学　出　版　社

北　京

内 容 简 介

本套丛书首次依据国家历年颁布的可用于保健食品的物品、药食两用及新资源物品名单，在中医理论基础的指导下，结合现代药理研究成果，按照国家颁布的分类将其分别收录在《保健食疗本草》《药食两用本草》和《新资源本草》中。《药食两用本草》系统地总结了目前药食同源药材的历史记载与现代研究概况，结合化学成分、药理药效、食用方法、配伍禁忌相关内容，兼顾科研与科普，以拓宽读者使用范围。

本书可以作为普通大众日常养生保健和治病防病的专业指导用书，也可作为从事保健食品和食品行业科研人员的参考用书。

图书在版编目（CIP）数据

药食两用本草/濮存海，关志宇，周亚杰主编.—北京：科学出版社，2017.6

（新食疗本草丛书）

ISBN 978-7-03-053777-5

Ⅰ. ①药… Ⅱ. ①濮… ②关… ③周… Ⅲ. ①食物疗法 Ⅳ. ①R247.1

中国版本图书馆 CIP 数据核字（2017）第 139611 号

责任编辑：黄金花/ 责任校对：李　影

责任印制：谭宏宇 / 封面设计：殷　靓

科学出版社 出版

北京东黄城根北街 16 号

邮政编码：100717

http://www.sciencep.com

广东虎彩云印刷有限公司印刷

科学出版社发行　各地新华书店经销

*

2017 年 6 月第　一　版　开本：B5（720 × 1000）

2025 年 1 月第四次印刷　印张：15 1/2

字数：270 000

定价：50.00 元

《药食两用本草》编委会

主　编　濮存海　关志宇　周亚杰

主　审　冯　敏

副主编　朴光春　王宜海　张建超　曲　玮

编　委　（以姓氏笔画为序）

王　颖　王云鹏　王宜海　元海丹　邓如兵
付宝慧　冯　锋　朴光春　曲　玮　吕　卓
朱韵韵　华克伟　刘　婧　刘　赟　刘美辉
关志宇　牟志鹏　李　为　李　暖　杨佳颖
肖　莹　吴文婷　何祥久　汪维云　沈　建
张方蕾　张永煜　张伟伟　张建超　周亚杰
赵小艳　赵志伟　胡　浪　胡浩彬　姚京京
贾景明　钱一帆　郭　原　郭宛君　黄　杰
黄　潇　黄东辉　曹　洁　彭　欢　曾德成
谢赛赛　濮　江　濮存海

序

国家在2016年颁布的《“健康中国2030”规划纲要》中指出，要大力发展中医药的非药物疗法，发挥中医药在治未病中的独特优势，在未来几年内，为人民健康水平的提高和全面建设小康社会做出新的贡献。中医药是中华民族的瑰宝，在漫长的历史时期为中华民族的繁衍生息做出了杰出贡献。中医食疗作为一种治未病的重要方法，是经典的非药物治疗手段，由于其良好的有效性和可操作性已逐渐成为人们养生保健对抗健康问题的主要方法。然而，由于人们缺乏对食疗中所用本草的科学认识，容易受到错误信息的误导，常常造成原本的健康问题得不到解决反而导致新疾病发生的适得其反的效果。因此，科学系统地整理食疗中的药材特性，指导人们正确地使用药食两用药物，对人们通过食疗达到健康养生的目的具有极其重要的意义。

《保健食疗本草》《药食两用本草》和《新资源本草》系列丛书，依据国家历年颁布的可用于保健食品的物品、药食两用及新资源物品名单，以古代经典本草书籍和现代科学研究成果为指导，系统地阐述了这些中药的性味归经、功能主治、主要成分和药理活性，为科学认识这些药材的特性，提供了权威的信息。同时，为了提高《药食两用本草》一书的实用性，满足大众的日常生活需要，特别编写了这些药材的食用方法、常用配伍和注意事项，可以说该书是一本兼具专业性和实用性的指导用书。当前正值我国建设中医药健康服务体系的关键时期，相信该书的出版必为我国中医食疗的发展和人们健康水平的提高做出巨大贡献。

中国中药协会会长

房书亭

2017年5月11日于北京

前　　言

随着科技的进步，人们生活水平的提高，人们对健康和生活品质的追求也日益提高，《黄帝内经》“治未病”的理念被越来越多的人们接受，养生保健理念已日益深入人心。在众多的养生保健方法中，通过饮食调理达到养生保健目的是一种简便易行的方法。饮食的保健作用来源于中医的“药食同源”思想，即中药和食物的来源是相同的，没有绝对的分界线，许多食物可以药用，许多药物也可以食用，如山药、芡实等。运用这些药食两用食物调节机体功能，达到获得健康或愈疾防病的方法，即称之为食疗。然而，这些药食两用食物同样具有中药的性味归经，怎样了解和合理地利用这些药物的特性，就需要专门的书籍给予介绍。我国历来重视食疗在健康保健中的重要作用，不断有记载食疗和药食两用食物的著作问世，如唐代的《食疗本草》、宋代的《养身食法》、元代的《饮膳正要》、明代的《食物本草》等都是这类著作的典型代表。

当前正值“十三五”规划起始阶段，国家在《中医药发展“十三五”规划》中提出要大力发挥中医养生保健作用，开展药膳食疗，争取到2020年使人人享有中医药服务，为建设健康中国和最终全面建成小康社会做出贡献。最近国家又颁布了《“健康中国2030”规划纲要》，将人们的健康列入战略高度。然而，目前人们生活中的食疗知识，大多来源于口口相传的经验或者网络资源、上市的功能性保健食品及食品的广告宣传，由于这些信息没有经过严格审核和认证，良莠不齐，各种不良和无用的信息大量充斥，常常误导人们，导致错误的发生。因此出版一部与时代发展同步，具有系统性和科学性的食疗保健用书迫在眉睫。

本丛书依据国家历年颁布的可用于保健食品的物品、药食两用及新资源物品名单，在中医理论基础的指导下，结合现代药理研究成果，按照国家颁布的分类将其分别收录在《保健食疗本草》《药食两用本草》和《新资源本草》中。在国家颁布的各类名单中，有些物品是按照不同部位分别列出的，如马鹿胎、马鹿茸、马鹿骨，本丛书将三者合并介绍；有些物品在可用于保健食品的物品和新资源物品中均有颁布，如玫瑰茄等，本丛书将其列入《新资源本草》中；新资源物品目录中除番茄籽油、水飞蓟籽油、茶叶籽油、杜仲籽油、地龙蛋白外，其他物品提取分离后的部位及非天然物品均未收录。本书即《药食两用本草》系统地阐述了这些物品的来源、性味归经、主要成分、药理作用、食用方法、常用配伍、食用禁忌及部分物品的真伪鉴别，并在编写过程中，根据这些物品的特性和使用方法的不同分别有所侧重，在强调专业性的同时也重视人们日常生活的需求，可以说是一本既专业又实用的保健用书。

本书可以作为普通大众日常养生保健和治病防病的专业指导，也可作为从事保健食品和食品行业科研人员的参考用书。

本书在编写工程中，得到了恩师中国药科大学周荣汉教授的指导和帮助，并有幸邀请到了中科健康产业集团股份有限公司冯敏教授担任主审，中国中药协会房书亭会长为本书作序，在此表示真诚的感谢。同时也要感谢中国中药协会中药新技术专业委员会的诸位专家教授参与本书的撰写，感谢中科健康产业集团股份有限公司王连安董事长在编撰过程中所给予的大力帮助。由于时间和水平有限，书中难免存在不足之处，恳请读者见谅并指正。

编　者

2017 年 5 月 10 日于南京

目　　录

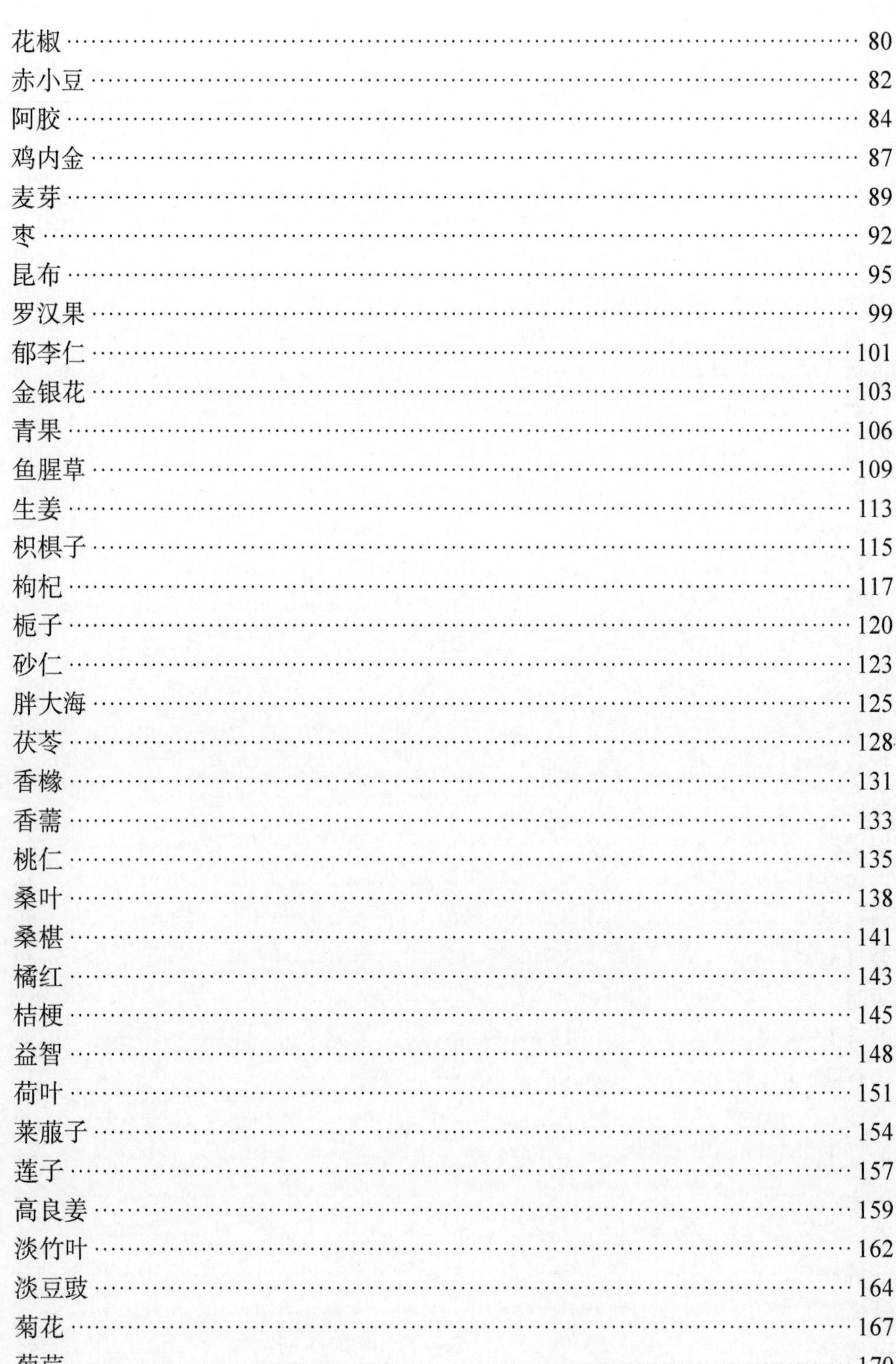

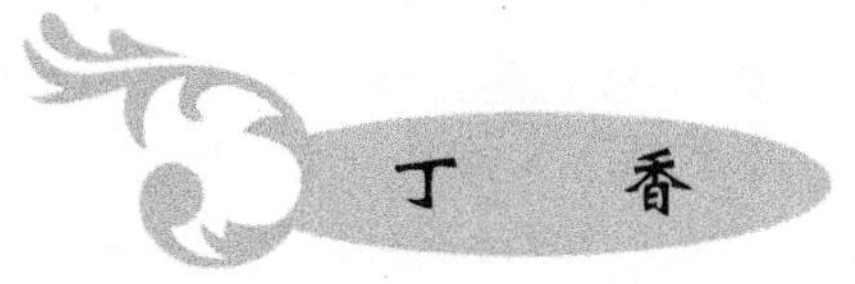

丁 香

丁香又名支解香、雄丁香、公丁香、丁子香，其拉丁名为 *Caryophylli flos*，《中华人民共和国药典 2015 年版》（简称《中国药典》2015 年版）记载本品为桃金娘科植物丁香的干燥花蕾，采摘于花蕾由绿色转红时。丁香具有温中降逆，温肾助阳之功能。主治脾胃虚寒，呃逆呕吐，食少吐泻，心腹冷痛，肾虚阳痿。

【文献记载】

丁香，性味：辛，温。温中降逆，温肾助阳。

《药性论》曰："治冷气腹痛"。

《海药本草》曰："主风疳䘌，骨槽劳臭。治气，乌髭发，杀虫，疗五痔，辟恶去邪。治奶头花，止五色毒痢，正气，止心腹痛"。

《日华子本草》曰："治口气，反胃，疗肾气，奔豚气，阴痛，壮阳，暖腰膝，杀酒毒，消痃癖，除冷劳"。

《本草蒙筌》曰："止气忒、气逆"。

《本草纲目》曰："治虚哕，小儿吐泻，痘疮胃虚灰白不发"。

《本草正》曰："温中快气。治上焦呃逆，除胃寒泻痢，七情五郁"。

《医林纂要》曰："补肝、润命门，暖胃、去中寒，泻肺、散风湿"。

《本草再新》曰："开九窍，舒郁气，去风，行水"。

【成分研究】

1. 酚类　丁香中含有丁香酚（Eugenol）、6′-O-没食子酰基-β-D-葡萄糖基苯甲酸甲酯、3，3′，4′-三甲基鞣花酸、3，3′，4-三甲基鞣花酸-4′-O-β-D-葡萄糖苷、没食子酸、对羟基苯乙酮、阿魏醛、香草酸、对-羟基-反式肉桂酸等酚类成分[1]。丁香酚是丁香油的主要成分之一。

丁香酚（Eugenol）

2. 黄酮　丁香乙醇提取物中分离鉴定了山柰甲黄素、3，5，3′，4′-四羟基-7-甲氧基黄酮、槲皮素、山柰酚-3-O-葡萄糖醛酸苷、木犀草素、杨梅素、鼠李秦素-3-O-β-D-（6″-乙酰）葡萄糖苷、鼠李秦素-3-O-β-D-葡萄糖苷、异鼠李素-3-O-β-D-葡萄糖苷、异槲皮苷和槲皮素-3-O-β-D-葡萄糖醛酸甲酯等黄酮类化合物[1]。

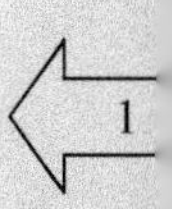

3. 三萜　文献报道从丁香中分离得到白桦酸、齐墩果酸、Maslinic acid、2α，3β，2，3-三羟基齐墩果烷-12-烯-28-酸、2α，3β，2，3-三羟基乌苏-12-烯-28-酸、2α，3β，19α，2，3-四羟基乌苏-12-烯-28-酸等三萜类成分[1]。

4. 其他成分　此外丁香中还含有 Iotroridoside-B、β-谷甾醇、5-羟甲基糠醛、丁香苷等成分[1]。

【药理研究】

1. 抑菌作用　丁香挥发油及其主要成分对沙门菌、金黄色葡萄球菌、枯草芽孢杆菌、大肠杆菌和志贺菌株试验菌的抑制效果明显强于常用食品防腐剂苯甲酸钠和山梨酸钾[2, 3]。

2. 驱虫作用　有研究发现，“丁香驱避剂”对蚊虫的有效驱避时间长达 6h，在 5h 内具有显著的驱蚊效果，保护率为 98.06%。丁香酚具有杀菌止痒的效果，能减轻蚊虫叮咬引起的皮肤过敏症状[4]。

3. 解热作用　大鼠小剂量注射丁香酚后，显示解热作用，若大剂量则可能导致低温，而且中枢用药较外周用药效果更为明显[5]。

【食用方法】

1. 食疗

（1）丁香粥

功效：理气开窍，温肾助阳，温中降逆。

主料：大米。

辅料：生姜，丁香，红糖。

（2）丁香梨

功效：祛痰，滋阴，养胃。

主料：梨。

辅料：冰糖，丁香。

2. 作调味料　可矫味增香，是“五香粉”和“咖喱粉”的原料之一，常用于制作卤菜，亦用于制作糕点和饮料。

【常用配伍】

丁香配干柿蒂，治伤寒咳噫不止，及哕逆不定（《简要济众方》）。

丁香配半夏，治小儿吐逆（《百一选方》）。

丁香配甘蔗和姜，治朝食暮吐（《摘元方》）。

丁香配酒，治霍乱，止吐（《千金翼方》）。

丁香配桂心，治久心痛不止（《太平圣惠方》）。

丁香配姜，治食蟹致伤（《证治要诀》）。

丁香配陈皮，用于婴儿吐乳，粪呈青色。

丁香配木香，用于反胃，气噎不通。

丁香配乳香，用于妇女难产。

丁香配陈橘皮，用于胃冷呕逆。

【注意事项】

《雷公炮炙论》曰："不可见火。畏郁金。"

李杲曰："气血胜者不可服，丁香益其气也。"

《本草经疏》曰："一切有火热证者忌之，非属虚寒，概勿施用。"

【参考文献】

[1] 但春. 丁香和升麻的化学成分研究[D]. 成都: 中国科学院成都生物研究所, 2006.

[2] 赵晨曦, 梁逸曾, 李晓宁. 丁香挥发油化学成分与抗菌活性研究[J]. 天然产物研究与开发, 2006, 18(3): 381-385.

[3] 李京晶, 籍保平, 周峰, 等. 丁香和肉桂挥发油的提取、主要成分测定及其抗菌活性研究[J]. 食品科学, 2006, 27(8): 64-68.

[4] 陈奇. 中成药名方药理与临床[M]. 北京: 人民卫生出版社, 1998.

[5] 陈文学, 豆海港, 仇厚援. 丁香提取物抗氧化研究[J]. 食品研究与开发, 2006, 27(1): 149-151.

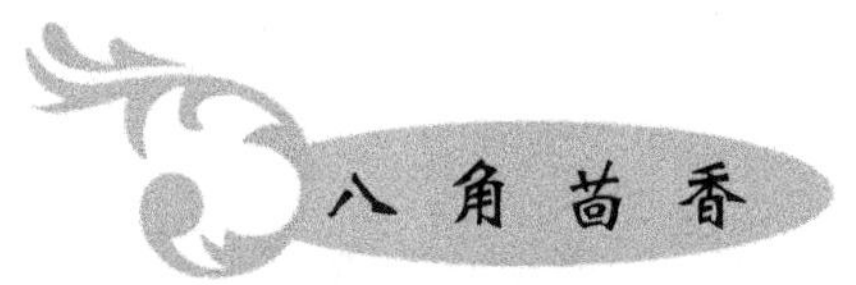

八角茴香

八角茴香又名八角、八角大茴、八角香、八角珠、五香八角、舶上茴香、大茴香、舶茴香原油茴、大料。其拉丁名为 *Anisi stellate fructus*，《中国药典》记载本品为木兰科植物八角茴香的干燥成熟果实，采摘于秋、冬二季果实由绿变黄时，置沸水中略烫后干燥或直接干燥。八角茴香具有温阳散寒，理气止痛的功能。主治寒疝腹痛，肾虚腰痛，胃寒呕吐，脘腹冷痛。

【文献记载】

八角茴香，性味：辛，温。温阳散寒，理气止痛。

《本草品汇精要》中有描述："其形大如钱，有八角如车辐而锐，赤黑色，每角中有子一枚，如皂荚子小匾而光明可爱，今药中多用之。"

《本草蒙筌》中说："壳有八角，子赤藏中，嚼甚香甜""主肾劳疝气，小肠吊气挛疼，理干、湿脚气，膀胱冷气肿痛。开胃止呕下食，补命门不足"。

《本草正》曰："能温胃止呕，调中止痛，除齿牙口疾，下气，解毒。"

《医林纂要·药性》曰："润肾补肾，舒肝木，达阴郁，舒筋，下除脚气。"

《医学摘粹·本草》曰："降气止呕，温胃下食，暖腰膝，消癀疝。"

【成分研究】

1. 挥发油　八角茴香中含挥发油不得少于4.0%（mL/g）。其中含有萜类化合物，芳香族化合物，有机酸类化合物，其中，芳香族化合物为挥发油的主要成分，其相对含量为96.109 7%。此外，因产地和果实部位的不同其挥发油成分也不一样[1]。

2. 黄酮类成分　八角茴香中的黄酮类成分包括山柰酚、槲皮素、木犀草素等[2]。

3. 微量元素　八角茴香中含有较为丰富的铁、锰、锌、铜、镍，这些微量元素对人体健康有益[3]。

4. 其他成分　八角茴香中的其他成分还包括糖脂、磷脂、菜油甾醇、β-谷甾醇、维生素E及胡萝卜苷和儿茶素[4]。

【药理研究】

1. 抗菌作用　八角茴香对许多菌株具有抑制作用，如日常生活中常见的金黄色葡萄球菌、黄曲霉菌、黑曲霉菌、酵母菌、大肠杆菌、枯草杆菌，一些致病菌如痢疾杆菌、白喉杆菌、伤寒杆菌，其抑菌效果与八角茴香挥发油有关，八角茴香挥发油有广谱抗菌效果，对霉菌的抑菌效果较好[5]。

2. 镇痛作用　实验证明八角茴香中提取的莽草酸能减少实验小鼠扭体反应次数，明显延长痛阈潜伏期[6]，从八角茴香中提取的萜类化合物也可对由注射乙酸引起的扭体反应和尾巴压力反应有缓解作用，说明其有明显镇痛作用[7]。

3. 抗病毒作用　八角茴香挥发油可作用于不同的阿昔洛韦敏感性和阿昔洛韦耐药性的单纯疱疹病毒1型（HSV-1）株[8]。

4. 升白细胞作用　正常家兔和猴肌内注射茴香脑100mg/只，正常犬灌服茴香脑200mg/只或肌内注射300mg/只，给药24h后出现白细胞明显上升，连续给药白细胞数量可持续上升，且停药后2h，白细胞仍比用药前高出57%。此效果对化疗患者的白细胞减少症有较好疗效。

5. 刺激作用　八角茴香挥发油中的茴香脑能刺激胃肠道蠕动，缓解腹部疼痛；能刺激呼吸道分泌细胞促进分泌液的分泌，用于祛痰[9]。

【食用方法】

（1）八角焖狗肉

功效：治疗阳痿。

主料：狗肉250g。

辅料：八角茴香、小茴香、桂皮、陈皮、草果适量。

调料：生姜、盐酱油。

（2）八角核桃粉

功效：乳癖轻者连用一个月可愈，重者能减轻症状。

原料：核桃一枚，八角茴香一枚。

用法：取核桃一个砸开，取仁，配以八角茴香一枚捣碎，饭前共咀嚼烂如泥吞下，每日 3 次。

【常用配伍】

八角茴香配吴茱萸、葱白，主治寒疝腹痛。

八角茴香配橘核、荔枝核，主治睾丸偏坠。

八角茴香配杜仲、狗脊，治疗腰膝冷痛。

八角茴香配生姜、丁香，能治疗胃寒呕吐。

八角茴香配炒枳壳、焦山楂，治疗食不消化。

八角茴香配橘皮、白豆蔻，治疗脘腹胀满冷痛。

【注意事项】

《本草纲目》曰："多食损目发疮"。

《冯氏锦囊·药性》曰："脾胃有热及热毒盛者禁用"。

《公约医镜·本草》曰："阳旺及得热则呕者均戒"。

【药材真假伪鉴别】

常见伪品有：

木兰科植物莽草 *Illicium lanceolatum* A.C.Smith 的干燥果实。其与八角茴香的区别点主要是，蓇葖果八角茴香为 8 个，莽草多为 10～13 个，先端有较长向后弯曲的钩状尖头；另外，八角茴香香气浓郁而特异，味辛、甜，而伪品气微香而特异，味淡，久尝麻舌。尤其要注意的是该伪品有毒。

木兰科植物红茴香 *Illicium henryi* Diels.的干燥果实。其与八角茴香的区别点主要是蓇葖果多为 7～8 个，较瘦小，先端渐尖，略弯曲呈鸟喙状；气微香而特异，味先酸而后甘。

木兰科植物野八角（又称大八角）*Illicium simonsii* Maxim.的干燥果实，由蓇葖果 10～14 枚组成聚合果，呈棕灰色或灰褐色。果皮皮薄，单瓣果实的前端长而渐尖、略弯曲。气味弱而特殊，滋味淡，有麻舌感。

【参考文献】

[1] 郭勇，雷衍国，缪剑华，等. 气相色谱–质谱联用分析亚临界二氧化碳流体萃取八角茴香油的化学成分[J]. 时珍国医国药, 2008, 19(4): 803.

[2] Kouno I, Iwamoto C, Kameda Y, et al. A new triphenyl-type neolignan and a biphenylneolignan from the bark of Illicium simonsii [J]. Chem Pharm Bull, 1994, 42(1): 112.

[3] 王新平. 火焰原子吸收光谱法测定八角茴香中的 8 种微量元素[J]. 药物分析杂志, 2005, 25(3): 336.

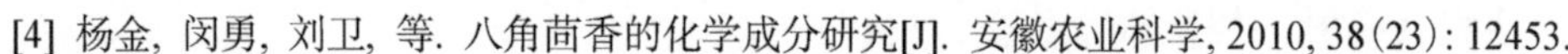

[4] 杨金, 闵勇, 刘卫, 等. 八角茴香的化学成分研究[J]. 安徽农业科学, 2010, 38(23): 12453.
[5] 刘昭明, 黄翠姬, 田玉红, 等. 八角挥发油成分分析与抑菌活性研究[J]. 中国调味品, 2009, 34(10): 52.
[6] 林洁, 兰琪欣, 韦应芳, 等. 八角茴香药用成分的提取及其镇痛作用的实验研究[J]. 右江民族医学院学报, 2008, 30(2): 195.
[7] Nakamura T, Okuyama E, Yamazaki M. Neurotropic componentsfrom star anise (Illiciumverum Hook. fil.) [J] . Chem Pharm Bull (Tokyo), 1996, 44(10): 1908.
[8] Koch C, Reichling J, Kehm R, et al. Efficacy of anise oil, dwarf-pine oil and chamomile oilagainstthymidine-kinasepositiveandthymidine-kinase-negative herpesviruses[J]. J Pharm Pharmacol, 2008, 60(11): 1545.
[9] 南京药学院中草药学编写组. 中草药学(中册)[M]. 南京: 江苏人民出版社, 1976: 308.

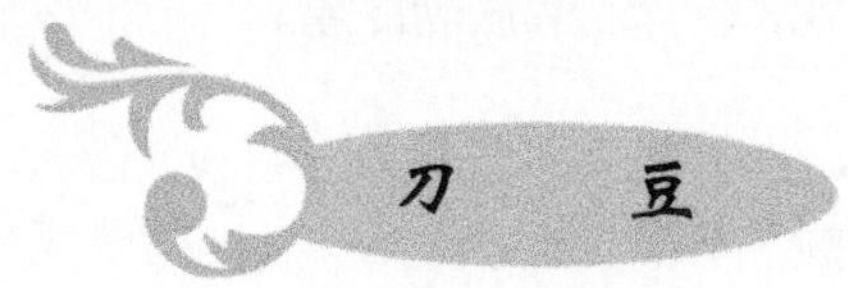

刀　豆

刀豆又名挟剑豆、刀豆子、大戈豆、大刀豆、刀鞘豆、刀凤豆、刀板仁豆、刀巴豆、马刀豆。其拉丁学名为 *Canavaliae semen*。《中国药典》记载本品为刀豆科植物刀豆的干燥成熟种子，采收于秋季荚果成熟时，剥取种子，晒干。明代药学家李时珍云："刀豆人多种之。三月下种，蔓生引一、二丈，叶如豇豆叶而稍长大，五，六，七月开紫花如蛾形。结荚，长者近尺，微似皂荚，扁而剑脊，三棱宛然。嫩时煮食，酱食，蜜煎皆佳。老则收子，子大如拇指头，淡红色。同猪肉、鸡肉煮食，尤美。"刀豆具有温中，下气，止呃的功能。主治虚寒呃逆，呕吐。

【文献记载】

刀豆，性味：甘，平，无毒。温中下气，利肠胃，止呃逆，益肾补元。

刀豆名称始载于《救荒本草》："刀豆苗处处有之，人家园篱边多种之"。《本草纲目》记载："刀豆本草失载，惟近时小书载其暖而补元阳也。又有人病后呃逆不止，声闻邻家。或另取刀豆子烧存性，白汤调服二钱即止。此亦取其下气归元，而逆自止也"，记载了刀豆的民间药用。

《冯氏锦囊秘录》记载："刀豆，温中下气，益肾补元，和脾胃，止呃逆，有病后呃逆声闻邻家者，取刀豆子，烧存性，白汤调服二钱即止，取其下气归元，故逆即止也。"

【成分研究】

刀豆的化学成分研究较少，种子含有丰富的淀粉、蛋白质、脂质、纤维、灰分总糖，以及还原糖和油酸、亚油酸、亚麻酸等脂肪酸。

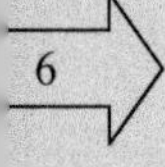

1. 有机酸类　含没食子酸、没食子酸甲酯、1，6-二没食子酰基-β-D-吡喃葡

萄糖苷[1]。

2. 氨基酸[2]　含刀豆氨酸。

3. 其他成分[1]　含 β-谷甾醇、羽扇豆醇、δ-生育酚。

【食用方法】

刀豆嫩荚食用，质地脆嫩，肉厚鲜美可口，清香淡雅，是菜中佳品，可单作鲜菜炒食，也可和猪肉、鸡肉煮食尤其美味；还可腌制酱菜或泡菜食之。

【常用配伍】

内服：煎汤，9～15g；或烧存性研末。

气滞呃逆，膈闷不舒：刀豆取老而绽者，每服二、三钱，开水下（《医级》刀豆散）。

治肾虚腰痛：刀豆子二粒，包于猪腰子内，外裹叶，烧熟食（《重庆草药》）。

治百日咳：刀豆子十粒（打碎），甘草一钱。加冰糖适量，水一杯半，煎至一杯，去渣，频服（《江西中医药》）。

治鼻渊：老刀豆，文火焙干为末，酒服三钱（《年希尧集验良方》）。

治小儿疝气：刀豆子研粉，每次一钱半，开水冲服（《湖南药物志》）。

【注意事项】

刀豆一定要煮熟、煮透后才能食用，否则可能引起中毒，其症状主要表现为胃肠道反应，如恶心、呕吐、腹泻、腹痛，此外还有头晕、头痛等。

《四川中药志》中记载“胃热盛者慎服”。

【参考文献】

[1] 李宁, 李铣, 冯志国, 等. 刀豆的化学成分[J]. 沈阳药科大学学报, 2007, 24(11): 677-679.
[2] 王春艳, 王海林, 谢长林, 等. 刀豆氨酸的提取及测定方法的优化[J]. 中国农学通报, 2012, 28(24): 311-316.

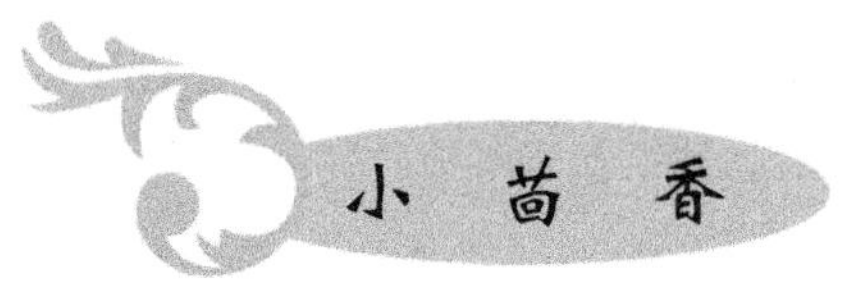

小 茴 香

小茴香系一年生草本植物，又名怀香、怀香子、茴香子。其拉丁名为 *Foeniculi Fructus*，《中国药典》记载本品为伞形科植物茴香于秋季采收后干燥而得，可散寒止痛，理气和胃。主治寒疝腹痛，睾丸偏坠，痛经，少腹冷痛，脘腹胀痛，食少吐泻。

【文献记载】

小茴香，性味：辛，温。散寒止痛，理气和胃。

陶景弘谓："煮臭肉，下少许，即无臭气，臭酱入末亦香，故曰茴香"。

"茴"字声符"回"，兼表意。《备急千金要方》记载"茴香菜（茴当作），味苦辛微寒涩无毒，主霍乱，辟热，除口气。臭肉和水煮，下少许，即无臭气，故曰茴香。酱臭末中亦香。其子主蛇咬疮久不瘥者，捣敷之。又治九种"。即其有去除臭气、回复香气之功，以此得名茴香。

小茴香名称始载于《新修本草》"主诸瘘霍乱及蛇伤。又能治肾劳，颓疝气，开胃下食。又治膀胱阴痛，脚气，少腹痛不可忍"。

《本草纲目》记载"小茴香性平，理气开胃，夏月祛蝇辟臭，食料宜之"。

《本草从新》记载："辛平。理气开胃。亦治寒疝。食料宜之。（煮臭肉、下少许、即无臭气、臭酱入末亦香、大茴尤捷、故名茴香。）小如粟米。炒黄。得酒良。得盐则入肾。发肾邪。故治阴疝。（受病于肝、见证于肾、大小茴各一两、为末、猪胞一个连尿入药、酒煮烂为丸、每服五十丸。）八角茴香、（又名舶茴香。）辛甘平。功用略同。自番舶来。实大如柏实。裂成八瓣。一瓣一核。黄褐色。"

【成分研究】

1. 挥发油[1]　小茴香含挥发油在 3%～6%。其中，茴香醚约占总挥发油含量的 50%以上，其次为小茴香酮占 20%左右。

2. 脂肪酸[2]　其果实中含脂肪油，主要有洋芫荽子酸（60%），其次为油酸（22%），还有亚油酸、棕榈酸等。

3. 生物碱[3]　小茴香中含有以胆碱和乙酰胆碱为主的生物碱。

4. 黄酮类[4]　黄酮类成分主要存在于其茎叶中，主要有茴香苷、山柰酚、芦丁、异鼠李素、麦黄酮、槲皮素等。

5. 矿物质[5]　小茴香果实及其嫩叶中除含有人体必需的常量元素 K、Na、Ca、Mg、P 外，还含有 Fe、Zn、Mn、Cr、Co 等必需的微量元素和其他元素 Ti、B、Ni、Al、Sr、Ba 等。

【药理研究】

1. 抗炎作用　小茴香挥发油能够很好地抑制二甲苯致小鼠耳郭肿胀和蛋清致大鼠足肿胀两种动物模型的炎症反应[6]。

2. 性激素样作用[7]　小茴香中含有的茴香脑的聚合物可以显著增加乳汁分泌，促进月经，减轻更年期的症状。

3. 抗氧化作用[8]　小茴香是一种天然抗氧化剂，对 H_2O_2 及多种活性氧或自由基有不同程度清除和抑制脂质过氧化的作用。

【食用方法】

小茴香作为香辛料在炒或炖菜时放入少许，可以去除肉和鱼中的腥臭味，增加食材的香味。

【注意事项】

阴虚火旺者不宜多吃，因为多食以后会加重虚火症状，会伤目、长疮。

【参考文献】

[1] Tschiggerl C, Bucaar F. Volatile fraction of lavender and bitter fennel infusion extracts [J]. Natural Product Communications, 2010, 5(9): 1431.

[2] Charvet AS, Commeau LC, Gaydon EM. New preparation of pure petroselinic acid from fennel oil [J]. Journal of the American Oil Chemists Society, 1991, 68(6): 604-607.

[3] 古力伯斯坦・艾达尔. 高效液相色谱法测定小茴香中总生物碱的含量[J]. 中国酿造, 2011, 30(1): 166-167.

[4] 贺伟平. 中药小茴香的化学成分和生物活性研究[D]. 福州: 福建中医药大学, 2012.

[5] 陈燕芹, 刘红. 微波辅助消解 ICP-AES 法测定小茴香中 20 种元素[J]. 化学研究与应用, 2014, 26(1): 149-152.

[6] 滕光寿, 刘曼玲, 毛峰峰, 等. 小茴香挥发油的抗炎镇痛作用[J]. 现代生物医学进展, 2011, 11(2): 344-346.

[7] Albert-Puleo M. Fennel and anise as estrogenic agents [J]. Journal of Ethnopharmacology, 1980, 2(4): 337-344.

[8] 范强, 阿地力江・伊明, 王水泉, 等. 小茴香对肝纤维化大鼠脂质过氧化水平的影响[J]. 现代生物医学进展, 2011, 11(21): 4043-4045.

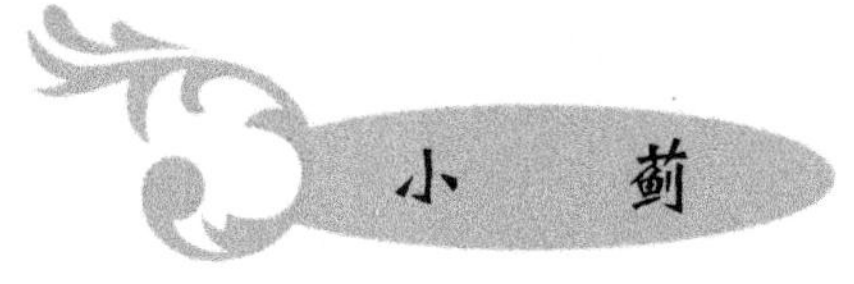

小　蓟

小蓟拉丁名为 *Cirsii Herba*。《中国药典》记载本品为菊科植物刺儿菜的干燥地上部分，为中医临床的常用药之一。小蓟具有凉血止血，散瘀解毒消痈的功能。主治衄血，吐血，尿血，便血，血淋，崩漏，外伤出血，痈肿疮毒。

【文献记载】

小蓟，性味：甘、苦，凉。凉血止血，祛瘀消肿。

《本草求原》曰："大蓟、小蓟二味根、叶，俱苦甘气平，能升能降，能破血，又能止血。小蓟则甘平胜，不甚苦，专以退热去烦，使火清而血归经，是保血在于凉血"。

《医学衷中参西录》曰："鲜小蓟根，性凉濡润，善入血分，最清血分之热，凡咳血、吐血、衄血、二便下血之因热者，服者莫不立愈。又善治肺病结核，无论何期，用之皆宜，即单用亦可奏效。并治一切疮疡肿疼，花柳毒淋，下血涩疼。

盖其性不但能凉血止血，兼能活血解毒，是以有以上诸效也。其凉润之性，又善滋阴养血，治血虚发热。至女于血崩赤带，其因热者用之亦效”。

《食疗本草》曰：“取菜煮食之，除风热。根，主崩中，又女子月候伤过，捣汁半升服之。金疮血不止，挼叶封之。夏月热，烦闷不止，捣叶取汁半升服之”。

《本草拾遗》曰：“破宿血，止新血，暴下血，血痢，金疮出血，呕吐等，绞取汁温服；作煎和糖，合金疮及蜘蛛蛇蝎毒，服之亦佳”。

《日华子本草》曰：“根，治热毒风并胸膈烦闷，开胃下食，退热，补虚损。苗，去烦热，生研汁服”。

《本草图经》曰：“生捣根绞汁服，以止吐血、衄血、下血”。

《纲目拾遗》曰：“清火疏风豁痰，解一切疔疮痈疽肿毒”。

《本草汇言》曰：“沈则施云，按二蓟治血止血之外无他长，不能益人。如前人云养精保血，补虚开胃之说，不可依从”。

【成分研究】

1. 黄酮　小蓟全草中总黄酮含量一般可达3%以上，个别产地的小蓟中总黄酮含量可高达16%，其中有刺槐素、蒙花苷、刺槐苷、芦丁、柳川鱼苷、芹菜素-7-O-β-D-葡萄糖醛酸丁酯、白杨素、黄芩苷、异山柰素-7-O-β-D-葡萄吡喃糖苷、槲皮素-3-O-β-D-葡萄吡喃糖苷等成分[1-3]。

2. 甾体和三萜　小蓟中还含有4-乙酰蒲公英甾醇、蒲公英甾醇、β-谷甾醇、豆甾醇等植物甾醇[1, 2]。周清[3]等从小蓟中分离得到齐墩果酸和乌苏酸甲酯。

3. 生物碱　小蓟中含0.05%的生物碱类成分，有学者从中分离得到了酪胺、乙酸橙酰胺和尿嘧啶[2, 4, 5]。

4. 其他有机成分　小蓟全草含有咖啡酸、原儿茶酸、绿原酸和三十烷醇等成分[6]。

【药理研究】

1. 抗菌作用　采用一定浓度乙醇浸提小蓟的浸出液，具有抑制人型结核菌的作用，采用水煎提取效果更加明显，是前者的300倍[7]，并且在体外实验中也可在一定程度上抑制溶血性链球菌和白喉杆菌的增殖。

2. 对心血管系统的作用　与蓟属其他植物相同，小蓟也具有凉血、止血的作用，表现为通过促使局部血管收缩，抑制纤溶而发挥止血作用[8]。

3. 抗癌作用　小蓟还具有一定的抗癌作用，水提液可在一定程度上抑制白血病、肝癌、宫颈癌、胃癌等癌症细胞生长的作用，抑制率最高可达86.03%[9]。

4. 保肝作用　除以上功效外，临床上小蓟还常用于治疗传染性肝炎。其配伍白茅根、白花蛇舌草、小蓟等，通过凉血解毒、柔肝理脾之方法，进行30例临床实验，结果有效率达 83.3%[10]。

【食用方法】

（1）直接食用

小蓟的嫩苗是野菜，炒食、做汤均可。

（2）刺儿菜粥

功效：清热去火，养脾胃，补气益精。

主料：粳米。

辅料：小蓟。

【常用配伍】

小蓟配藕节，用于治疗热迫血行之咯血、尿血等。

小蓟配生地黄，用于治热结血淋等。

小蓟配白茅根，用于治疗血热妄行的出血，尤其是血热尿血。

小蓟配益母草，治妊娠胎堕后出血不止。

小蓟配滑石，通淋止血，可用于下焦热结血淋证。

小蓟配大蓟，用于血热引起的吐血、尿血、便血等证。

【注意事项】

脾胃虚寒而无瘀滞者忌服。

【参考文献】

[1] 倪晓霓, 赵宏阳, 杭太俊, 等. 大蓟、小蓟中黄酮类成分的不同提取方法及含量测定[J]. 江苏药学与临研究, 2005, 13(1): 33-35.

[2] 潘坷, 尹永芹, 孔含义, 等. 小蓟化学成分的研究[J]. 中国现代中药, 2006, 8(4): 7-9.

[3] 周清, 陈玲, 刘志鹏, 等. 小蓟的化学成分研究[J]. 中药材, 2005, 30(1): 45-47.

[4] 陈毓, 丁安伟, 杨星星, 等. 小蓟化学成分药理作用及临床应用研究进展[J]. 中医药学刊, 2005, 23(4): 614-615.

[5] 姚干元, 赵渤年, 吴保洁, 等. 小蓟升压成分的化学研究[J]. 中草药, 1992, 23(10): 517.

[6] 李清华. 小蓟止血成分的研究[J]. 中草药, 1982, 13(9): 9-12.

[7] 中国医学科学院药物研究所抗菌工作组[J]. 中药通报, 1960, (2): 59.

[8] 植飞, 孔令义, 彭司勤, 等. 中药大蓟的化学及药理研究进展[J]. 中草药, 2001, 32(7): 664-666.

[9] 李煌, 王振飞, 贾瑞贞. 小蓟水提液对 4 种癌细胞生长抑制作用的研究[J]. 中华中医药学刊, 2008, 26(2): 274-275.

[10] 乔作观. 用凉血解毒、柔肝理脾法治疗慢性丙型肝炎 30 例疗效观察[J]. 新中医, 2003, 35(8): 35.

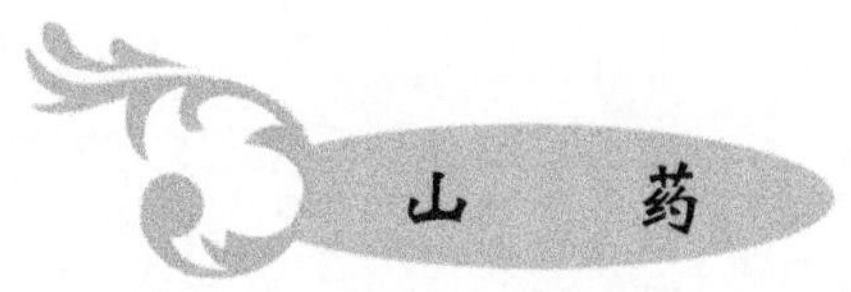

山　药

山药即薯蓣，其拉丁名为 *Dioscoreae rhizoma*。《中国药典》2015 年版记载本品为薯蓣科植物薯蓣的干燥根茎。采挖于冬季茎叶枯萎后。处理后的山药有“毛山药”“山药片”“光山药”三种。山药具有补脾养胃，生津益肺，补肾涩精的作用。主治脾虚食少，久泻不止，肺虚喘咳，肾虚遗精，带下，尿频，虚热消渴。

【文献记载】

山药，性味：甘，平。归脾、肺、肾经。健脾，补肺，固肾，益精明目。

《神农本草经》曰：“山药味甘温，补虚羸，除寒热邪气；补中，益气力，长肌肉；久服耳目聪明，轻身，不饥，延年。”山药在《神农本草经》中被列为上品。

《新修本草》曰：“署预，日干捣细筛微粉，食之大美，且遇疾而补。此有两种：一者白而且佳；一者青黑，味亦不美。蜀道者尤良。”

《本草图经》中记载：“今处处有之……春生苗，蔓延篱援，茎紫、叶青，有三尖角，似牵牛更厚而光泽，夏开细白花、大类枣花，秋生实于叶间，状如铃，二月、八月采根。”

《本草纲目》载：“五、六月开花成穗，淡红色，结荚成簇，荚凡三棱合成，坚而无仁，其子（指零余子）别结于一旁，似雷丸，大小不一。”

《本草经读》曰：“能补肾填精，精足则阴强、目明、耳聪……。若大病而需用此药，如五谷为养脾第一品，脾虚之人，强令食谷，即可毕补脾之能事，有是理乎。”

《得配本草》曰：“治阴火，生用恐气滞，佐以陈皮；阴虚火动者，久必脾气衰败，泄泻不止，用白术、米仁以燥土，肾水益致干涸，惟此同莲子以实之，则补土不妨于水，乃为善治。”

《本草求真》曰：“山药，本属食物，古人用入食物汤剂，谓其补脾益气除热。然气虽温而却平，为补脾肺之阴，是以能润皮毛、长肌肉，不似黄芪性温能补肺阳，白术苦燥能补脾阳也。且其性涩，能治遗精不禁，味甘兼咸，又能益肾强阴，故六味地黄丸用此以佐地黄。然性虽阴而滞不甚，故能渗湿以止泄泻。生捣敷痈疮，消肿硬，亦是补阴退热之意。至云补阳消肿，补气除滞，理虽可通，语涉牵混，似非正说。”

【成分研究】

1. 脂肪酸　山药富含有 27 种脂肪酸，其中有 18 种饱和脂肪酸，含量较高的有十六酸、十八酸、二十四酸、二十五酸，分别为 11.90%、1.86%、3.02%、2.06%，占脂肪酸总量的 12%；不饱和脂肪酸主要有亚油酸、油酸和亚麻酸[1]。

2. *多糖* 山药多糖是山药的主要有效成分，其含量可高达 67.03%，但组成结构比较复杂，基本由甘露糖、葡萄糖和半乳糖按摩尔比 0.11∶1∶0.37 构成，平均相对分子质量为 42 200[2]。

3. *蛋白质与氨基酸* 山药总蛋白质含量可达 8%以上，其中含有丝氨酸、脯氨酸、赖氨酸、精氨酸等超过 17 种以上的氨基酸[3]。

4. *微量元素* 山药中微量元素的种类很多，用离子发射光谱法测得山药中含有的微量元素达 29 种，如钡、铍、铜、镓、锂、锰、铌、镍、磷、锶、钛、钒、钇、锌、锆、钠、钾、镁、铝、铁、钙等。其中，以磷的含量最高，锌、铁、镁、铜、钙、钴、铬的含量也较丰富[4]。

【药理研究】

1. *降血糖* 山药多糖能使 2 型糖尿病大鼠的血清胰岛素水平极显著升高，高血糖素水平显著降低，血糖值明显下降[5]。

2. *对免疫功能的影响* 很多研究发现山药中的山药多糖对免疫力有明显的增强作用。山药可以延长由氢化可的松诱导的免疫功能低下的小鼠的缺氧耐受时间，提高脾和胸腺的指数并且改善其组织结构[6]，可以提高小鼠 T 淋巴细胞的增殖能力，增强 NK 细胞的活性，提高血清中 IgG 的含量[7]，这些都是山药影响免疫功能的体现，而山药多糖是其免疫调节作用的关键。

3. *抗氧化* 山药中含有丰富的多糖。山药蛋白多糖对 H_2O_2 的清除能力比枸杞要强，对氧负离子也具有良好的清除能力，且随浓度的增大而增强，可减少红细胞溶血，抑制小鼠肝匀浆脂质过氧化反应[8]，所以山药具有体外抗氧化作用。

4. *抗衰老* 将山药多糖通过腹腔注射注入小鼠，结果发现有利于抗氧化的谷胱甘肽过氧化物酶、超氧化物歧化酶、过氧化氢酶、脑 Na^+-K^+-ATP 酶活性都有不同程度的增加，而对不利成分如单胺氧化酶 B 的活性则作用相反，而且过氧化脂质和脂褐质含量均降低[9]。在采用山药稀醇提取物对家蚕寿命及老龄小鼠过氧化脂质、肝脏脂褐素进行研究时，发现山药稀醇提取物能明显延长家蚕的寿命，降低老龄小鼠血浆过氧化脂质和肝脏脂褐素值[10]，进一步证明了山药有一定的抗衰老作用。

5. *调节胃肠道* 通过灌胃给药，观察山药对脾虚模型小鼠的作用，结果发现山药生、制品均能显著抑制模型小鼠胃排空率，且胸腺指数及脾脏指数增加[11]。还有研究表明，山药水煎液可显著调节自主神经功能的紊乱状况，能减缓小鼠脑内单胺递质含量的下降[12]。山药醇提物不仅能抑制胃排空运动及肠管推进运动，对氯化乙酰胆碱及氯化钡引起离体回肠的强直性收缩作用也有明显的拮抗作用，进一步证明山药能增强小肠吸收功能，抑制血清淀粉酶的分泌[13]。

【食用方法】

（1）山药河鱼汤

功效：健脾养胃。用于脾虚所致的腹胀、泄泻。

原料：山药 500g，河鱼一条（约 250g，去杂洗净），适量盐、酒、姜、葱等。

（2）山药绿豆羹

功效：清热解毒，益气降压，主治肝火上炎型高血压。

原料：山药、绿豆、蜂蜜。

（3）山药羊肉粥

功效：益气温阳，健脾补肾，滋阴养血。

原料：山药 200g，羊肉、粳米各 150g。

（4）山药虫草花蛇汤

功效：补气养血。

原料：水律蛇 750g，山药 500g，虫草花 10g，鸡爪 6 个，龙眼肉 15 粒，枸杞 15 粒。

【常用配伍】

山药配扁豆，化湿而又不燥胃阴，补脾又不碍脾运；对中焦气弱，腹痛便秘，食少体倦者效果较好。此外亦可用于大病之后对脾胃的调养及妇人带下等证。

山药配人参、当归、酸枣仁，治惊悸怔忡，健忘恍惚。

山药与芡实，疗带下、遗精，脾肾气虚之泄泻等证。

山药配仙人掌，可治瘰疬、痰湿流注及一切肿块硬痛。

山药配金樱子，治肾虚遗精，尿频。

山药配炒麦芽、神曲等，治脾虚兼食积不化，气滞不行。

山药配党参、麦冬、百合等，用于肺气肺阴虚损不足，以致虚劳乏力，短气自汗，咳喘无痰或痰少而黏者。

山药配熟地、山萸肉等，治肾虚腰痛，滑精梦遗，虚怯阳痿。

【注意事项】

《本草经集注》曰：“恶甘遂”。

《本草经疏》曰：“不宜与面同食”。

《雷公炮制药性解》曰：“单食多食亦能滞气”。

《本草省常》曰：“服大戟、甘遂者忌之”。

《随息居饮食谱》曰：“肿胀、气滞诸病均忌”。

【参考文献】

[1] 王勇，赵若夏，白冰，等．怀山药脂肪酸成分分析[J]．新乡医学院学报，2008，25(2)：112-113.

[2] 赵国华，李志孝，陈宗道．山药多糖 RDPS-Ⅰ组分的纯化及理化性质的研究[J]．食品与发酵工业，2002，28(9)：1-4.

[3] 唐世蓉，庞自洁．山药的营养成分分析[J]．中药通报，1987，12(4)：36.

[4] 杭悦宇，秦慧贞，丁志遵．山药新药源的调查和质量研究[J]．植物资源与环境，1992，1(2)：10-15.

[5] 杨宏莉，张宏馨，李兰会，等．山药多糖对 2 型糖尿病大鼠降糖机理的研究[J]．河北农业大学学报，2010，33(3)：1-4.

[6] 郑素玲．山药对免疫机能低下小鼠耐缺氧能力的影响[J]．动物医学进展，2010，31(2)：79-73.

[7] 赵国华，陈宗道，李志孝，等．山药多糖的免疫调节作用[J]．营养学报，2002，24(2)：187-188.

[8] 王丽霞，舒媛，刘安军，等．山药蛋白多糖体外抗氧化作用的究[J]．现代生物医学进展，2008，8(2)：242-245.

[9] 詹彤，陶靖，王淑如．水溶性山药多糖对小鼠的抗衰老作用[J]．药学进展，1999，23(6)：356-360.

[10] 林刚，胡泗才，荣先恒，等．山药及盾叶薯蓣对家蚕寿命和小鼠 LPO、LF 的影响[J]．南昌大学学报：理科版，2002，26(4)：363-366.

[11] 傅紫琴，蔡宝昌，卞长霞，等．山药及其麸炒品的多糖成分对脾虚小鼠胃肠功能的影响[J]．药学与临床研究，2008，16(3)：181-183.

[12] 陈金秀，高松颖，马培志．怀庆山药对小鼠脑内单胺递质水平的影响[J]．中国中药杂志，1998，23(11)：693-694.

[13] 李树英，陈家畅，苗利军，等．山药健脾胃作用的研究[J]．中药药理与临床，1994，6(1)：19-21.

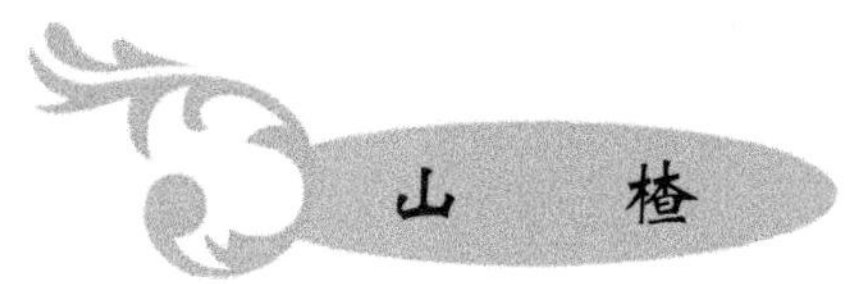

山　楂

山楂又名檕梅、山梨、酸梅子、海红、映山红果、猴楂、茅楂、山里果子、柿楂子、鼻涕团、酸枣、山里红果、赤枣子、棠梂子、赤爪实、鼠查、羊梂。其拉丁名为 *Crataegi fructus*。《中国药典》2015 年版记载本品为蔷薇科植物山里红的干燥成熟果实，采收于秋季果实成熟时，是我国特有的一种药果兼用树种，具有消食健胃，行气散瘀，化浊降脂的功能。主治饮食积滞，脘腹胀痛，泄泻痢疾，血瘀痛经、经闭，产后腹痛、恶露不尽，疝气或睾丸肿痛及高脂血症。

【文献记载】

山楂，性味：酸、甘，微温。归脾、胃、肝经。消积食，化滞瘀。

《新修本草》载有赤爪木，云："小树身高五六尺，叶似香葇，子似虎掌爪，木如小林檎，赤色。"

《本草纲目》曰："赤爪、棠梂、山楂，一物也。古方罕用，故《唐本草》虽有赤爪，后人不知即此也。自丹溪朱氏始著山楂之功，而后遂为要药。其类有二种，皆生山中：一种小者，山人呼为棠梂子、茅楂、猴楂，可入药用。树高数尺，叶有五尖，桠间有刺。三月开出小白花，实有赤、黄二色，肥者如小林檎，小者如指头，九月乃熟。其核状如牵牛子，黑色，甚坚；一种大者，山人呼为羊杋子。树高丈余，花叶皆同，但实稍大而黄绿，皮涩肉虚为异尔。初甚酸涩，经霜乃可食，功应相同而采药者不收。按《物类相感志》言，煮老鸡硬肉，入山楂数颗即易烂，则其消肉积之功，盖可推矣。化饮食，消肉积，症瘕，痰饮痞满吞酸，滞血痛胀。"

《药鉴》曰："理脾用之，膨胀立消。予尝用平胃散同山楂煎汁浸晒乌药治诸般气滞腹痛、又能破人参之滞气，痘家不得已用参，多以此监之。"

《药品化义》曰："同莪术、三棱，攻一切积块，自能化散。诸失血后，气血两亏，以此佐人参。疏理肝脾，最为良品。"

【成分研究】

1. *有机酸类* 山楂中含有大量有机酸，主要包括三萜类和其他有机酸，但对其研究并不是很多且也不是很全面。云南各个品种的山楂中均含有酒石酸，含量也各异，总酸和柠檬酸则以山里红的含量最高，达到了 3.30%[1]，广西山楂果中总有机酸含量为 4.12%[2]。采用 Hypersil ODS2 色谱柱，以磷酸盐缓冲溶液为流动相，建立高效液相色谱，在山楂中检测出草酸、酒石酸、苹果酸、抗坏血酸、柠檬酸、琥珀酸等水溶性有机酸[3]。而通过基质固相分散-高效液相色谱法来检测时发现山楂中除以上有机酸外还含有乳酸和乙酸[4]。此外，还含有绿原酸、咖啡酸和不饱和脂肪酸。

2. *黄酮及其苷类* 黄酮及其苷类化合物是山楂中的主要成分，含量丰富，种类繁多。研究发现含有异鼠李素-4′-葡萄糖苷、橙皮苷和十二个黄酮化合物，其中新陈皮苷、二氢黄酮Ⅰ、二氢黄酮Ⅱ、槲皮素-3-双鼠李糖苷、芦丁、金丝桃苷这七种是很多研究已经检测发现到的，另外五种为首次在山楂中检测出的黄酮类物质，分别是毛蕊花苷、新圣草苷、万寿菊素–葡萄糖醛酸苷、新枸橘苷、印度黄檀苷[5]。另外还发现两个双糖苷黄酮类化合物牡荆素-2″-O-鼠李糖苷和牡荆素-4″-O-葡萄糖苷[6]。苷类成分有山楂素Ⅰ、槲皮素、3-O-β-D-吡喃葡糖基槲皮素、3-O-β-D-吡喃半乳糖基槲皮素、3-O-β-D-吡喃葡糖（6～1）-α-L-鼠李糖槲皮素、3-O-β-D-吡喃半乳糖（6～1）-α -L-鼠李糖槲皮素、山柰酚和 7-O-α-L-鼠李糖-3-O-β-D-葡糖山柰酚[7]。

3. 黄烷类 在山楂中黄烷类也是一类含量较多的成分，其基本单元为儿茶素、表儿茶素和白矢车菊素[8]。三者以不同组合和比例聚合成一系列化合物，如二聚体前花靛 A、前花青素 B2、前花青素 B4、前花青素 B5[9]、三聚体前花青素 C1 等，此外还有四聚体、五聚体等。

4. 甾体类 山楂中甾体类化合物主要有 β-谷甾醇、β-胡萝卜苷[10]、豆甾醇[11]等。

5. 三萜类 目前大量的研究发现山楂中的有机酸有熊果酸（ursolic acid）、桦皮醇（betu lin）、熊果醇（urs-12-ene-3β，28-di-ol）[12]、2α, 3β, 19α-三羟基熊果酸（2α, 3β, 19α-trihydro xyl urso lic acid）[13]、山楂酸（Maslinic acid，Ⅰ）、科罗索酸（Corosolic acid，Ⅱ）、齐墩果酸（oleanlic acid，Ⅲ）、熊果酸（ursolic acid，Ⅳ）[14]。这些化学物质具有增加冠状血管血流量、提高心肌对强心苷的作用敏感性、增加心排血量、减弱心肌应激性和传导性，以及抗心室颤动、心房颤动和阵发性心律失常等作用[15]。

6. 矿物质 山楂中 Ca、Fe、Mg、Cu、Zn、Mn 等元素的含量较丰富，其中 Ca 的含量最高，Fe 和 Mg 的含量也较高，其次是 Cu、Zn、Mn[16]。采用酸解法提取山楂叶中矿物质，所得提取液用 ICP-AES 测定，结果得 K 为 22370ppm，Ca 为 18530ppm，P 为 2340ppm，Mg 为 5320ppm[17]。

7. 氨基酸 山楂中含有的氨基酸有谷氨酸盐（gluta-mine）、甲硫氨酸亚砜（methioninesulfoxide）、天冬氨酸（asparticacid）、天冬酰胺酸（asparagine）、谷氨酸（glutamicacid）、肌氨酸（sarcosine）、瓜氨酸（citrul-line）、脯氨酸（proline）、氨基乙酸（glycine）、丙胺酸（alanine）和缬氨酸（valine）等[18]。

【药理研究】

1. 对心脏的作用 山楂具有显著的强心作用，可增加心肌收缩力、心排血量、冠状动脉血流量等，从而减慢心率，降低心肌耗氧量。山楂叶总黄酮可舒张冠脉，增加冠脉血流量从而改善心肌的供血供氧；可减轻缺血再灌注对心肌细胞的损伤程度，并提高心肌中 SOD 活性，降低 MDA 水平[19]。

2. 降压作用 山楂可通过扩张外周血管来发挥降压作用，该药理作用在临床上已经得到了应用。

3. 调血脂的作用 山楂中含有的黄酮类成分是山楂降血脂作用的关键。经过研究高脂血症大鼠，发现山楂叶总黄酮可明显降低血清总胆固醇（TC）、三酰甘油（TG）、低密度脂蛋白胆固醇（LDL-C）、载脂蛋白 B（apoB）的含量，提高有益成分高密度脂蛋白胆固醇（HDL-C）的含量，并显著降低动脉粥样硬化指数（TC/HDL-C）等一系列生理生化指标，还能明显抑制 AA 和 ADP 诱导的血小板聚集[20]。

4. 促进消化的作用 山楂促进消化的作用主要是因为其中含有的多种有机

酸。而且该类成分对胃肠平滑肌具有双向调节作用，对活动亢进的表现为抑制作用，对松弛的则有轻度增强收缩的作用[21]。

5. 抗癌作用　山楂提取液能阻断体内甲基苄基亚硝胺诱癌的合成，并具有消除亚硝酸盐、抑制人体淋巴细胞程序外 DNA 损伤的能力，可以显著延长接种艾氏腹水癌的昆明小鼠的生命[22]。

6. 其他作用　山楂中含有最具抗氧潜力的黄酮类成分，不但可清除羟自由基和超氧阴离子，同时还可抑制其生成[23]。山楂还具有抗菌作用，可对金黄色葡萄球菌、大肠杆菌、白色念珠菌、铜绿假单胞菌等有较好的抑制作用[24]。另外，山楂还有一定的免疫调节作用，能抑制血小板聚集，防止畸形突变等。

【食用方法】

1. 生食　直接洗净生食。

2. 做成各种小吃　山楂味道酸甜可口，常被做成各种小吃，如果丹皮、山楂饼、山楂片、山楂果脯、山楂果酱、糖葫芦串儿等。

3. 泡水

（1）山楂降压茶

功效：久服可降低血压、血脂，防治冠心病。

原料：山楂 1g，罗布麻叶 6g，五味子 5g 及冰糖。

（2）参果饮

功效：软化血管，防治高血压、冠心病。

原料：山楂片、丹参各 10g，麦冬 5g。

（3）山楂荷叶饮

功效：降压降脂，扩张血管，适用于高血压兼高血脂患者饮用。

原料：山楂 15g，荷叶 12g，水煎服。

4. 食疗

（1）山楂核桃露

功效：活血化滞，健胃消食，降血压，降血脂，降胆固醇，扩张血管，营养心肌。

原料：鲜山楂 1kg，桃仁 100g，蜂蜜 250g。

（2）山楂肉干

功效：滋阴润燥、化食消积、降血脂，适用于脾虚积滞者。

原料：山楂 100g，猪瘦肉适量。

（3）山楂红枣牛肉汤

功效：补中益气，滋养脾胃，健胃消食，强健筋骨，降压降脂。

原料：山楂 100g，红枣 5 颗，牛肉 250g。

【常用配伍】

山楂配白术，治脾虚积食，消化不良。

山楂配木香、枳壳等，行气消滞，用于食积气滞，脘腹胀痛，以行气消滞。

山楂配黄连、苦参等，用于湿热食滞互结，痢下赤白，腹痛厚重。

山楂配青皮，可用于因伤食而引起的腹痛泄泻。

山楂配小茴香、橘核等，可治疝气、睾丸偏坠肿痛。

【注意事项】

朱丹溪曰："大能克化饮食，若胃中无食积，脾虚不能运化，不思食者，多服之则反克伐脾胃生发之气也。"

《本草纲目》曰："生食多令人嘈杂易饥，损齿，齿龋人尤不宜也。"

《本草正》曰："肠滑者少用之。"

《得配本草》曰："气虚便秘，脾虚不食，二者禁用。服人参者忌之。"

《随息居饮食谱》曰："空腹及羸弱人，或虚病后，忌之。"

《本草经疏》曰："脾胃虚，兼有积滞者，当与补药同施，亦不宜过用。"

【参考文献】

[1] 高光跃，冯毓秀，秦秀芹. 山楂果实的化学成分分析及其质量评价[J]. 药学学报，1995，30(2)：138-143.
[2] 陈勇，甄汉深，陆雪梅. 广山楂主要化学成分的定量研究[J]. 中药研究与信息，2000，2(11)：18-19.
[3] 金高娃，章飞芳. 薛兴亚. 反相高效液相色谱法测定山楂中的有机酸[J]. 分析化学研究简报，2006，34(7)：987-990.
[4] 石香玉，马银海. 基质固相分散—高效液相色谱法测定山楂中的有机酸[J]. 食品科学，2008，29(2)：297-299.
[5] 黄会凯. 山楂中黄酮类化合物的提取及成分分析[D]. 石家庄：河北科技师范学院，2013.
[6] 麻铭川，顾正兵. 野山楂水溶性部分化学成分研究[J]. 中国药业，2003，12(12)：35.
[7] 张培成，徐绥绪. 山楂叶化学成分研究[J]. 药学学报，2001，36(10)：754-757.
[8] Mousallamy E, Amani MD. Chemical investgation of the constitutive flavonoid glycosides of the leaves of Crataegus sinaica [J]. Nat Prod Sci, 1998, 4(2): 53-57.
[9] Ulla S, Heikki V, Risto K, et al. Isolation and identification of oligomeric procyanidins from Crataegus leaves and flowers [J]. Phytochemistry, 2002, 60(8): 821-825.
[10] 张培成，徐绥绪，郭虹. 山楂果化学成分的研究[J]. 沈阳化工学院学报，1999，13(2)：87-89.
[11] 孙晓飞，姚乾云. 山楂核的化学成分[J]. 中草药，1987，18(10)：441-454.
[12] 时岩鹏，丁杏苞. 山楂化学成分的研究[J]. 中草药，2000，31(3)：173-174.
[13] 宋少江，陈佳，寇翔，等. 山楂叶的化学成分[J]. 沈阳药科大学学报，2006，23(2)：88-96.
[14] 陈龙胜，吕杨，许舒雯，等. 山楂中三萜酸成分的研究[J]. 时珍国医国药，2008，19(12)：2909-2910.
[15] 聂国钦. 山楂概述[J]. 海峡药学，2001，13(增刊)：77-79.

[16] 黄锁义, 黄天放, 农贵生. 山楂中微量元素的测定分析[J]. 微量元素与健康研究, 2000, 17(1): 42-43.

[17] 孙树英, 王洪存, 山楂叶中微量元素的含量测定[J]. 天然产物研究与开发, 1991, 3(4): 43-45.

[18] Hobbs S, Foster S. Hawthorn: aliteraturereview[J]. Herbal Gram, 1990, 22: 19-33.

[19] 李昆. 山楂叶总黄酮对大鼠离体心脏的作用[D]. 中国优秀博硕士学位论文全文数据库. 2006.

[20] 杨宇杰, 林静, 王春民, 等. 山楂总黄酮对大鼠高血脂症早期干预的实验研究[J]. 中草药, 2008, 39(12): 1848-1850.

[21] 王筠默. 中药药理学[M]. 上海: 上海科技出版社, 1983: 63.

[22] 郭法长, 焦凤云, 张茂林, 等. 山楂抗癌有效成分的研究[J]. 河南医科大学学报, 1992, 27(4): 312 -314.

[23] 曾绍辉, 颂晓红, 赵彪, 等. 山楂叶茶水提取物抗氧自由基作用的研究[J]. 首都医科大学学报, 1996, 21(14): 245.

[24] 林玲. 山楂叶杀灭微生物作用及其影响因素的研究[J]. 中国消毒学杂志, 2000, 17(2): 85.

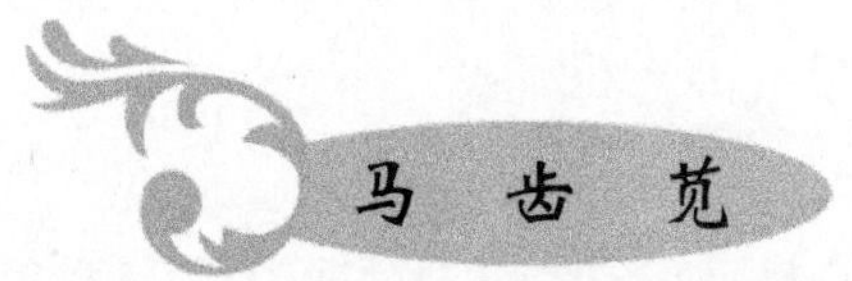

马　齿　苋

马齿苋又名瓜子菜、灰苋、酱瓣豆草、五方草、长寿菜、猪母草、酸苋、蚂蚁菜、耐旱菜等。其拉丁名为 *Portulacae herba*。《中国药典》记载本品为马齿苋科植物马齿苋的地上干燥部分。马齿苋具有清热解毒，凉血止血，止痢的功能。主治热毒血痢，痈肿疔疮，湿疹，丹毒，蛇虫咬伤，便血，痔血，崩漏下血。

【文献记载】

马齿苋，性味：酸，寒。归大肠、肝经。清热解毒，凉血止痢，除湿通淋。

《本草纲目》曰："散血消肿，利肠滑胎，解毒通淋。治产后虚汗。"

《新修本草》曰："主诸肿瘘疣目，捣揩之；饮汁主反胃，诸淋，金创血流，破血癖癥瘕，小儿良用；用汁洗紧唇、面皰，马汁射工毒，涂之瘥。"

《本草拾遗》曰："诸肿搂疣目，捣揩之；破壬痫，止消渴。"

《滇南本草》曰："益气，清暑热，宽中下气。滑肠，消积带，杀虫，疗疮红肿疼痛。"

《本草求原》曰："散血消肿，利二肠，解毒。治破伤风属半表半里者，杀虫。治血瘤诸淋疳，赤白带下，血癖，小儿丹毒，滑产，治足趾甲疽肿烂。"

【成分研究】

1. 黄酮类　马齿苋中的总黄酮含量丰富，为 6%左右，主要包括槲皮素、山柰酚、杨梅素、芹菜素、木犀草素及橙皮苷[1]，另外还有异黄酮类，如染料木素和染料木素-7-O-β-D-葡萄糖苷[2]。

2. *挥发油* 马齿苋中所含挥发油多数为醇类化合物，其中含量最高的为芳樟醇，占 18.96%，其次为 3, 7, 11, 15-四甲基-2-十六稀醇，占 13.55%，此外还有去甲肾上腺素，占 6.77%；亚麻酸酯，占 6.84%[3]。

3. *萜类*[4-6] 马齿苋中萜类成分种类较多，包括环木菠萝烯醇、羽扇豆醇、α-香树酯醇、β-香树酯醇、帕克醇、丁基迷帕醇、马齿苋单萜 A、马齿苋单萜 B 等。

4. *有机酸* 本品中除含有苹果酸、琥珀酸、抗坏血酸等低分子羧酸外[7]，还含有以亚麻酸为主的至少 10 种不饱和脂肪酸，总相对含量约为 70%。此外，还含有正二十碳酸、十六碳酸等饱和脂肪酸[8]。

5. *生物碱* 本品中含有马齿苋酞胺、尿囊素、马齿苋酰胺 A、3-异丁基-6-甲基呱嗪-2, 5-二酮、甲肾上腺素、腺苷等生物碱，其含量因产地的不同气候、种植习惯等而有所差异[9, 10]。

6. *矿物质* 马齿苋中含有 Ca、Mg、Na、K、Al、Cu、Fe、Mn、Zn、Si、P、Cr、Se 等矿物质，且 P、Fe、Al、K、Mg 和 Ca 的含量都很高[11]。另外，马齿苋中含有对人体有害的 Cd 和 Pb，不过含量远低于国家规定标准[12]。

7. *蛋白质与氨基酸* 马齿苋中 18 种氨基酸齐全，且含量均高于普通蔬菜，总蛋白质含量可达 2.37%，超过白菜近 1.0%。在其含有的各种氨基酸中，人体必需氨基酸占 44.95%，谷氨酸含量可达 13.11%[13]。

【药理研究】

1. *降血糖* 实验显示马齿苋还能改善糖尿病模型小鼠的一般症状，控制糖尿病模型小鼠的血糖持续上升，能增加糖尿病模型小鼠胰岛素和血清 C 肽的分泌及改善其脾脏的损伤[14]。这可能是由于马齿苋中所含的去甲肾上腺素具有促进胰岛素分泌的作用，因此可对糖尿病起到一定辅助治疗的效果。

2. *抗肿瘤* 研究发现马齿苋甜菜红素具有潜在的抗癌功能，对 CTX 化疗效果有一定的增强作用。通过联合马齿苋甜菜红素可使因 CTX 所致荷瘤小鼠脾脏、胸腺指数及 IgG、IgM 水平下降得到缓解，说明马齿苋能缓解化疗药物 CTX 所致的免疫抑制[15]。

3. *抗氧化* 经过对马齿苋不同提取物的体外自由基清除能力研究，发现各部位均具有不同程度的作用，活性次序为正丁醇提取物 > 乙酸乙酯提取物 > 石油醚提取物 > 乙醇提取物 > 水提取物，其中前两者具有很强的清除能力，且活性比较接近[16]。

4. *调血脂* 实验表明，马齿苋多糖可降低糖尿病小鼠、家兔体内三酰甘油（TG）和血清总胆固醇（TC）含量，并升高高密度脂蛋白含量，表明了野生马齿

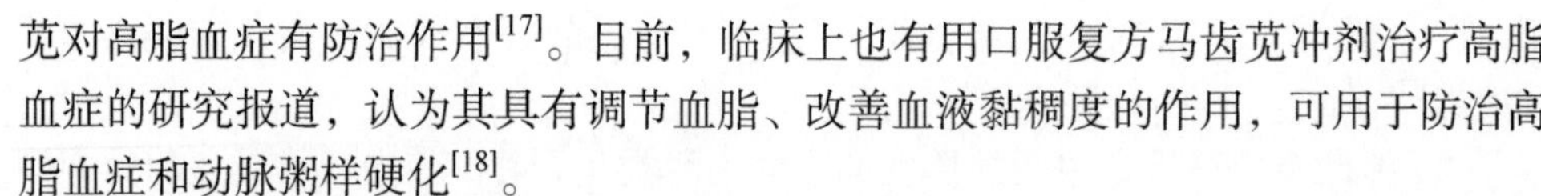

苋对高脂血症有防治作用[17]。目前，临床上也有用口服复方马齿苋冲剂治疗高脂血症的研究报道，认为其具有调节血脂、改善血液黏稠度的作用，可用于防治高脂血症和动脉粥样硬化[18]。

5. 抗菌作用　研究表明马齿苋具有广泛的抑菌作用，在低浓度下即可抑制多种常见的食品污染菌的繁殖，尤其是对沙门菌、变形杆菌、志贺菌、蜡样芽胞杆菌等效果尤为明显[19]。马齿苋中含有的多糖对痢疾杆菌具有较好的抑菌作用，此外对大肠杆菌和金黄色葡萄球菌也有一定作用[20]。

6. 其他作用　服用马齿苋提取液的家兔，脾小体和生发中心均变大，脾脏中的巨噬细胞和自然杀伤细胞的阳性细胞数量明显增加，且胸腺皮质厚度也有一定的增大，也就说明了马齿苋提取液对家兔的免疫功能有一定的增强作用[21]。此外，马齿苋还有预防血小板凝聚，松弛肌肉及支气管、消化道平滑肌等作用。

【食用方法】

1. 内服　鲜品 30～60g，煎汤；或绞汁。

2. 茶饮果汁

（1）鲜马齿苋白蜜饮

功效：可用于湿热或热毒痢疾，里急后重，小便短赤等症。

原料：鲜马齿苋 500g 榨汁，加入白蜜 20mL 或白糖适量调匀。

（2）黄花菜马齿苋饮

功效：清热解毒、明目。可用于热郁生湿，湿热毒火上攻而引起的暴火眼，两目红赤肿等症。

原料：黄花菜、马齿苋各 50g 水煮去渣而得。

3. 食疗

（1）马齿苋芡实瘦肉汤

功效：可清热解毒、祛湿止带。可用于湿热下注、带下色黄、黏稠味臭、小便短黄、口渴口苦、舌红苔黄、脉滑者，亦可用于湿热泄泻、痢疾等。

原料：瘦猪肉 3 份，马齿苋 1 份，芡实 2 份，精盐等适量。

（2）马齿苋粥

功效：主要用于痢疾便血、湿热腹泻。

原料：马齿苋 200g，粳米 50g。

（3）马齿苋炒鸡蛋

功效：具有清热解毒、止泻痢、除肠垢、益气补虚的作用，可治疗久痢。

原料：马齿苋、鸡蛋，精盐、花生油、酱油等适量。

（4）鲜马齿苋凉菜

功效：用于痄腮、腮部赤热肿痛、大便干结、小便短赤等症。

原料：鲜马齿苋 180g，大蒜泥 30～40g，酱油、醋等适量。

【常用配伍】

马齿苋配鸡子白，有清利下焦湿热之功，用于赤白带下。

马齿苋配茜草、蒲黄，用于血热所致崩漏、尿血、便血、痔疮出血等下部出血之症。

马齿苋配金银花、白花蛇舌草、蒲公英、大青叶，用于热毒疮疡，痈疖，丹毒。

马齿苋配大黄，治急性湿疹。

马齿苋配儿茶，治湿疮。

【注意事项】

《品汇精要》曰："多食肥肠，令人不思食。"

《本草经疏》曰："凡脾胃虚寒，肠滑作泄者勿用；煎饵方中不得与鳖甲同入。"

《医林纂要·药性》曰："滑胎"。

《得配本草》曰："脾胃不实、血虚气浮者禁用。"

另外，马齿苋为寒凉之品，忌与胡椒、鳖甲同食，且受寒腹泻、怀孕，或正在服用与之有配伍禁忌的其他中药时避免食用马齿苋。

【参考文献】

[1] 杨子娟, 郑毅男, 向兰, 等. 马齿苋的化学成分研究[J]. 中药材, 2007, 30(10): 64-68.
[2] Awadne. Lipid content and antimicrobial activity of phenolicconstituents of cultivated Portulaca oleraceaL [J]. Bull FacPharm Cairo Univ, 1994, 32(1): 137 -142.
[3] 刘鹏岩, 靳伯礼, 郭志峰, 等. 马齿苋挥发油的 GC-MS 分析[J]. 河北大学学报, 1994, 14(3): 71-74.
[4] 党毅, 肖颖. 中药保健食品研制与开发[M]. 北京: 人民卫生出版社, 2002: 100 -101.
[5] Sun J, Zhang HG, Zhang JM, et al. Chemical constituents from Portulaca oleracea L[J]. Journal of Chinese Pharmaceutical Sciences, 2004, 13(4): 291 -292.
[6] Seo Y, Shin J, Leeb J, et al. Two biophenolic glycosides from Portulaca oleracea L[J] . Kor Chem Soc, 2003, 47(1): 43-46 .
[7] 郜志峰, 刘鹏岩, 傅承光. 离子排斥色谱法测定马齿苋中低分子羧酸[J]. 色谱, 1996, 14(1): 50-52.
[8] 孙健. 马齿苋化学成分的研究[D]. 长春: 吉林大学, 2003.
[9] 向兰, 郭东晓, 鞠瑞, 等. 马齿苋的化学成分研究[C]. 第六届全国药用植物与植物药学术研讨会论文集. 北京: 中国植物学会, 2006: 204.
[10] Xiang L, Xing DM, Wang W, et al. A lkaloids from Portulaca oleracea L[J]. Phytochemistry, 2005, 66(21): 2595 -2601.

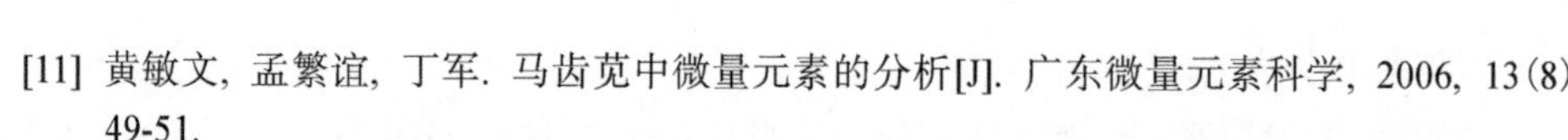

[11] 黄敏文, 孟繁谊, 丁军. 马齿苋中微量元素的分析[J]. 广东微量元素科学, 2006, 13(8): 49-51.
[12] 袁晓玲, 杨跃华, 南建忠, 等. 原子吸收光谱法测定马齿苋中微量元素[J]. 安徽农业科学, 2000, 36(16): 6850-6859.
[13] 王秀丽, 李桂凤. 野生蔬菜马齿苋的营养成分分析及食用价值[J]. 中国食物与营养, 2005, 11: 49-50.
[14] 任洁. 马齿苋调节血糖作用的研究[D]. 北京: 北京中医药大学, 2006.
[15] 杨桂芹, 王长泉. 马齿苋甜菜红素抗肿瘤实验研究[J]. 时珍国医国药, 2010, 21(2): 388-390.
[16] 廖红梅, 肖建青, 刘锡葵, 等. 野生蔬菜马齿苋抗氧化活性[J]. 食品科技, 2010, 35(6): 214-217.
[17] 贺圣文, 吕世军, 吴洪娟, 等. 野生马齿苋对家兔高脂血症防治作用的实验研究[J]. 潍坊医学院学报, 1997, 19(1): 23-24.
[18] 贺圣文, 贺圣光, 赵仁宏, 等. 复方马齿苋对高脂血症患者血脂、载脂蛋白及血液流变学的影响[J]. 中医临床康复, 2005, 9(31): 165-166.
[19] 马慕英. 马齿苋抑菌作用的探讨[J]. 食品科学, 1992, 12(1): 36-38.
[20] 张海艳, 郑玲. 马齿苋多糖的提取及体外抗菌活性[J]. 江苏农业科学, 2011, 39(5): 413-415.
[21] 卢选成. 马齿苋提取液对家兔免疫形态结构影响的研究[D]. 北京: 中国农业大学, 2003.

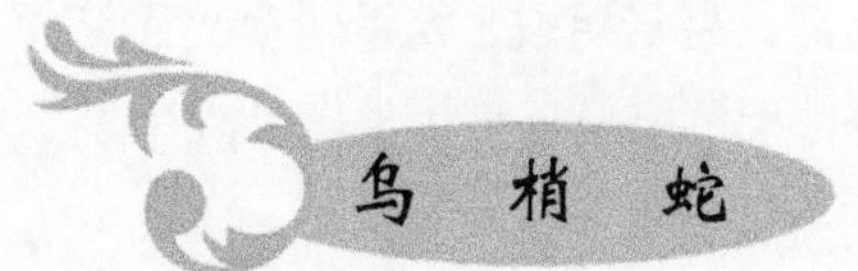

乌 梢 蛇

乌梢蛇又名乌蛇、乌风蛇、剑脊蛇、黑风蛇、黄风蛇、剑脊乌梢蛇、南蛇。其拉丁名为 *Zaocys*。《中国药典》2015 年版记载本品为游蛇科动物乌梢蛇的干燥体，多采制于夏、秋两季，将乌梢蛇剖腹或先剥去蛇皮留头尾，除去内脏，盘成圆盘状，干燥而成。乌梢蛇具有祛风，通络，止痉的功能。主治风湿顽痹，麻木拘挛，中风口眼㖞斜，半身不遂，抽搐痉挛，破伤风，麻风，疥癣。

【文献记载】

乌梢蛇，性味：甘，平。祛风，通络，止痉。

《药性论》曰："治热毒风，皮肤生疮，眉须脱落，㾦痒疥等"。

《开宝本草》曰："主诸风瘙瘾疹，疥癣，皮肤不仁，顽痹诸风"。

《本草纲目》曰："功与白花蛇同而性善无毒"。

《医林纂要》曰："滋阴明目"。

【成分研究】

1. 氨基酸　乌梢蛇主要含有天冬氨酸、谷氨酸、苏氨酸、丝氨酸、脯氨酸等

20余种氨基酸。

2. 其他　除含有蛋白质、脂肪以外，乌梢蛇中含有果糖-1，6-二磷酸醋酶、蛇肌醛缩酶及胶原蛋白等。另外，还含有 Brachy stemidines A、邻苯二甲酸丁酯异丁酯、二氢阿魏酸、β-谷甾醇、胸腺嘧啶和4-羟基苯甲醛等成分[1]。

【药理研究】

1. 抗炎作用　研究发现乌梢蛇水煎液和醇提液都有与氢化可的松相当的抗琼脂性致炎作用[2]。利用二甲苯致小鼠耳郭炎症模型和腹腔染料渗出法测定乌梢蛇提取物的抗炎活性，结果表明乌梢蛇提取物水溶性部位有一定的抗炎作用[3]。大鼠灌服乌梢蛇Ⅱ型胶原蛋白可以降低滑膜细胞炎症因子的水平[4]。

2. 镇痛作用　其水煎液和醇提取液具有与罗通定相当的对化学刺激的镇痛作用。物理阵痛实验表明，乌梢蛇提取液能明显延长小鼠热板痛阈时间[3]。

【食用方法】

1. 泡酒

（1）乌蛇酒

功效：具有祛风湿、通经络、解毒的功能，可用于防治麻风病。

原料：乌梢蛇、蒸馏酒。

（2）三蛇酒

功效：用于风湿痹痛或类风湿关节炎、类风湿性脊柱炎等。

原料：乌梢蛇、眼镜蛇、蝮蛇、白酒。

（3）定命散

功效：具有祛风定惊、攻毒的功能，用温酒调服，效果更好，可用于风毒内浸，项强直，身体强直等症的治疗。

原料：乌梢蛇、白花蛇、蜈蚣。

（4）红花乌梢蛇酒

功效：祛风寒，活血止痛。主治风寒湿型腰肌劳损。红花活血化瘀，乌梢蛇祛风湿、强筋骨。

原料：红花、乌梢蛇、白酒。

2. 食疗

（1）乌蛇汤

功效：乌梢蛇有祛风除湿和解毒作用，对于荨麻疹、湿疹脓疮也有一定预防或治疗效果。

原料：乌梢蛇、藁本、防风、芍药、羌活、川芎、细辛。

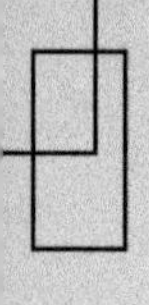

（2）乌梢蛇炖鸡

功效：祛风湿，养阴退热。适用于风湿疼痛，骨蒸羸瘦，消渴，脾虚，滑泄，崩中，带下等症。

原料：乌梢蛇、鸡。

调料：料酒、姜、葱、盐、鸡精、鸡油、胡椒粉。

（3）乌梢蛇炖排骨

功效：祛风湿，补气血。适用于风湿肿痛，热病伤津，消渴，便秘等症。

原料：乌梢蛇、猪排骨。

调料：料酒、姜、葱、盐、鸡精、鸡油、胡椒粉。

（4）乌梢蛇炖狗肉

功效：祛风湿，温肾阳。适用于风湿疼痛，脾肾气虚，胸腹胀满，腰膝软弱等症。

原料：乌梢蛇、狗肉。

调料：料酒、姜、葱、盐、鸡精、鸡油、胡椒粉。

【常用配伍】

《太平圣惠方》曰："乌蛇丸，乃与天南星、干蝎、白僵蚕、羌活等同用，治风痹，手足缓弱，不能伸举者"。

《圣济总录》曰："本品有小毒，善入肝经，以熄风定惊止痉，故常用于小儿惊风、破伤风等证。凡小儿惊风，或破伤中风，颈项强直，角弓反张者，可与蜈蚣、白花蛇配伍"。

《杨氏家藏方》曰："凡癫痫抽搐者，可与白僵蚕、天南星、全蝎等合用"。

《太平圣惠方》曰："又治紫白癜风，用本品与防风、天麻、白蒺藜、熟地黄等相配，以祛风养血润燥"。

【注意事项】

血虚生风者慎服乌梢蛇，乌梢蛇忌犯铁器。

【参考文献】

[1] 戴莉香，周小江，李雪松，等. 乌梢蛇的化学成分研究[J]. 西北药学杂志，2011，26(3)：162-163.

[2] 顾剑萍，林干良. 乌梢蛇的药理研究初报[J]. 浙江药学，1986，3(4)：4-8.

[3] 马哲龙，梁家红，陈金印，等. 乌梢蛇的抗炎镇痛作用[J]. 中药药理与临床，2011，27(6)：58-60.

[4] 庞捷，李娟，吴湘慧，等. 乌梢蛇Ⅱ型胶原蛋白对大鼠佐剂型关节炎滑膜细胞因子的作用[J]. 中药材，2009，32(4)：556-560.

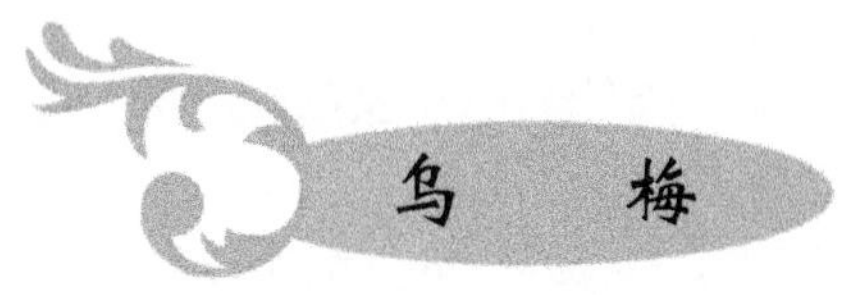

乌 梅

乌梅，又名桔梅肉、熏梅、梅实、黑莓。其拉丁名为 *Mume fructus*。《中国药典》记载本品为蔷薇科植物梅的干燥近成熟果实。采收于夏季果实近成熟时，低温烘干后焖至色变黑。

【文献记载】

乌梅，性味：酸、涩，平。敛肺，涩肠，生津，安蛔。

乌梅始载于《神农本草经》，原作“梅实”。《名医别录》中记载：“梅实，无毒。止下痢，好唾，口干，生汉中（今陕西南部、四川北部），五月采，火干。”乌梅药材系熏制而成，色黑，故名乌梅、熏梅。

《神农本草经》记载：“梅实，味酸，平。主下气，除热烦满，安心，肢体痛，偏枯不仁，死肌，去青黑痣，恶疾。生川谷。”

《食疗本草》中记载：“大便不通，气奔欲死，以乌梅十颗置汤中，须臾挼去核，杵为丸如枣大，纳下部，少时即通。谨按，擘破水渍，以少蜜相和，止渴。霍乱心腹不安及痢赤、治疟方多用之。”

《本草纲目》记载：“乌梅。敛肺涩肠，治久嗽，泻痢，反胃噎膈，蛔厥吐利，消肿，消痰，杀虫，解鱼毒、马汗毒、硫黄毒。”

《本草拾遗》又有记载：“去痰，止疟瘴，止渴调中，除冷热痢，止吐逆。”所以乌梅现在已成为人们喜爱的食品之一。

【成分研究】

1. 糖类　乌梅中含有单糖、双糖、多糖等多种糖类，随着果实成熟，单糖逐渐增多而多糖逐渐减少。其中多糖主要为粗纤维和果胶。

2. 氨基酸　伴随着果实成熟，乌梅中的游离氨基酸逐渐增加。经测定，其含有天门氨酸、缬氨酸、丝氨酸、丙氨酸等 24 种氨基酸及胆胺，其中天门氨酸含量最高。

3. 有机酸　是乌梅中含量较丰富的一类物质，若以枸橼酸计可达 40.5%。另外，还含有约 0.025%的绿原酸和其他有机酸，如延胡索酸、酒石酸、齐墩果酸[1]、柠檬酸、苹果酸[2]等。

4. 黄酮类与生物碱类　研究证实，乌梅中含有鼠李素-3-O-鼠李糖苷、鼠李柠檬素-3-O-鼠李糖苷、槲皮素-3-O-鼠李糖苷等黄酮类成分，以及 2, 2, 6, 6-四甲基哌啶酮和叔丁基脲等生物碱[3]。

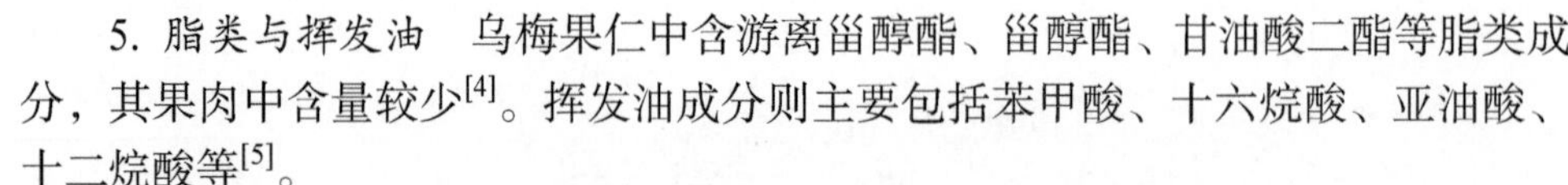

5. 脂类与挥发油　乌梅果仁中含游离甾醇酯、甾醇酯、甘油酸二酯等脂类成分，其果肉中含量较少[4]。挥发油成分则主要包括苯甲酸、十六烷酸、亚油酸、十二烷酸等[5]。

6. 其他　乌梅中还含有较多萜类成分，如三萜类成分为熊果酸，以及谷甾醇、豆谷甾醇、菜油甾醇、胆甾醇等甾体类成分[6]，超氧化物歧化酶[7]。

【药理研究】

1. 抑菌与驱虫作用　乌梅水溶液对大肠杆菌、枯草杆菌、葡萄球菌及伤寒杆菌等多种菌株有较强的抑制作用。研究表明，乌梅丸可以麻醉蛔虫，但并不能直接杀虫。

2. 镇咳作用　分别对乌梅核壳、种仁、净乌梅和果肉进行小鼠镇咳作用实验，结果表明前三者具有显著镇咳作用，而果肉并无镇咳作用，而且前两者的镇咳作用更佳[8]。

3. 抗肿瘤作用　通过体外抗肿瘤实验，以及体内免疫调节实验证明，乌梅可以抑制人原始巨核白血病细胞和人早幼粒白血病细胞生长的作用，并且剂量越大效果越好。抑制细胞 DNA 合成，并使细胞停滞于 G_2/M 期，可能是其抑制肿瘤细胞的生长繁殖作用机制之一[9]。

4. 抗氧化、抗过敏作用　体外试验表明，乌梅对邻苯三酚及肾上腺素氧化系统产生的氧自由基有很强的清除能力，果浆抗氧化溶血和抗肝匀浆脂质过氧化作用显著，并具有量效关系。另外，乌梅可抗过敏，对过敏性休克有一定的对抗作用。

5. 抗生育作用　研究证明，乌梅中含有的枸橼酸是其体外杀精作用的主要活性物质，最低有效杀精浓度不到 0.1%，乌梅-枸橼酸避孕栓的有效率可达 99.44%[10]。另有报道称，乌梅还可以显著增强未孕及早孕大鼠的子宫肌电活动，而起到抗受精卵着床的作用[11]。

6. 解毒作用　乌梅中含有的有机酸，如琥珀酸、枸橼酸等，是重金属及巴比妥类药物的解毒剂[12]。

【食用方法】

1. 直接食用　取净乌梅，水淋使软或蒸软，略晾，捣破，剥取净肉，成人每日不超过 10g。

2. 乌梅泡水　乌梅汤：敛肺止咳，涩肠止泻，生津止渴。

【常用配伍】

乌梅配御米壳，敛肺止咳，用于无痰或痰少。

乌梅配诃子、贝母，敛肺化痰止咳，治疗虚劳久咳，声音嘶哑而肺气不收。

乌梅配黄连，清肠止痢，除湿热。

乌梅配艾叶、黄柏，可祛寒温经，治痢止泻，治疗痢下性属虚寒者。

乌梅配柿饼，可治便血，乌梅炒炭能止血。

乌梅配石膏，可清热止渴，治骨蒸潮热，唇干口渴。

乌梅配麦门冬、生地黄、甘草，用于治疗气阴两虚，虚热烦渴。

【注意事项】

《食疗本草》曰："多食损齿"。

《日华子本草》曰："多啖伤骨，蚀脾胃，令人发热"。

《本草经疏》曰："不宜多食，齿痛及病当发散者咸忌之"。

《药品化义》曰："咳嗽初起，气实喘促，胸膈痞闷，恐酸以束邪气，戒之"。

《得配本草》曰："疟痢初起者禁用"。

【药材真假伪鉴别】

常见伪品有山杏，系蔷薇科植物杏 *Prunus armeninca* L. 的干燥成熟果实，呈扁圆形，棕褐色，果肉质硬而薄；果核表面光滑，一侧边缘较锋利，味酸涩。而乌梅颜色为棕黑色至黑色，果肉质软而厚，易剥脱，外表皱缩明显，有烟熏气。第二种常见伪品为李，是蔷薇科植物李子 *Prunus salicina* Lindl. 的干燥成熟果实，其果实小，果肉略厚，灰黑色至红黑色，质硬，紧贴果核，味酸涩。桃，系蔷薇科植物桃 Amygdalus perscia L.或山桃 *Prusua davidiana*（Carr.）Franch.的干燥成熟种子，呈扁球形，果核一端钝圆，一端急尖，表面皱缩，具毛绒，灰棕色至灰黑色，味淡。

【参考文献】

[1] 候峰, 戚宝蝉, 李杰胜. 乌梅中齐墩果酸的含量测定方法的研究[J]. 中成药, 2003, 25(7): 574-575.

[2] 沈红梅, 乔传卓, 苏中武, 等. 乌梅中主要有机酸的定量动态分析[J]. 中国药学杂志, 1995, 30(3): 133-135.

[3] 任少红, 付丽娜, 王红, 等. 乌梅中生物碱的分离与鉴定[J]. 中药材, 2004, 27(12): 917.

[4] 许腊英, 余鹏, 毛维伦, 等. 中药乌梅的研究进展[J]. 湖北中医学院学报, 2003, 5(1): 52.

[5] 任少红, 李志富, 赵宇, 等. 乌梅挥发油成分的气相色谱/质谱分析[J]. 泰山医学院学报, 2004, 25(6): 643.

[6] 沈红梅, 乔传卓, 苏中武. 乌梅的化学、药理及临床进展[J]. 中成药, 1993, 15(7): 35.

[7] 张尔贤, 陈杰, 顾伟文, 等. 乌梅果超氧化物歧化酶纯化及部分性质研究[J]. 中国药学杂志, 1991, 26(7): 404.

[8] 陈林, 陈鸿平, 刘友平, 等. 乌梅不同部位药理作用研究[J]. 中国药房, 2007, 18(27): 2089-2090.

[9] 沈红梅, 程涛. 乌梅的体外抗肿瘤活性及免疫调节作用初探[J]. 中国中药杂志, 1995, 20(6): 365-368.

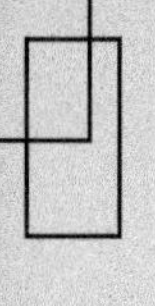

[10] 黄庆玉, 程传芬, 王信胜, 等. 乌梅–枸橼酸对人精子穿透宫颈粘液阻抑作用的研究[J]. 实用妇产科杂志, 1996, (S1): 205-206.
[11] 杨东焱, 丁永辉. 乌梅对未孕和早孕大鼠子宫平滑肌电活动的影响及其机理探讨[J]. 中成药, 2000, 22(12): 850-852.
[12] 季宇彬. 抗癌中药药理与应用[M]. 哈尔滨: 黑龙江科学技术出版社, 1999: 335.

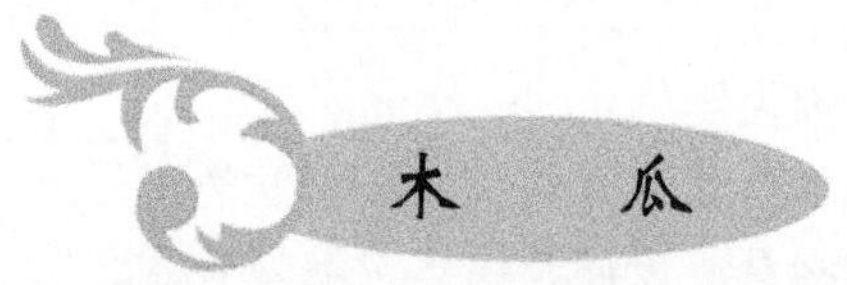

木　瓜

木瓜，又名贴梗海棠、铁脚梨、皱皮木瓜、宣木瓜。其拉丁名为 *Chaenomelis fructus*。《中国药典》记载木瓜为蔷薇科植物贴梗海棠的干燥近成熟果实。

【文献记载】

木瓜，性味：酸、温，无毒。平肝舒筋，和胃化湿。

李时珍在《本草纲目》中论述："木瓜气味酸、温、无毒。主治湿痹邪气，霍乱大吐下，转筋不止，治脚气冲心。强筋骨，下冷气，止呕逆，心膈痰唾，消食，止水利后咳不止。调营卫，助谷气。去湿和胃，滋脾益肺，治腹胀善噫，心下烦痞。"

《本草新编》记载："木瓜，但可臣、佐、使，而不可以为君，乃入肝益筋之品，养血卫脚之味，最宜与参、术同施，归、熟（地）并用。"

《雷公炮炙论》记载："凡使，勿误用和圆子、蔓子、土伏子。其色样、外形真似木瓜，只气味、效并向里子各不同。若木瓜，皮薄、微赤黄、香、甘、酸、不涩，调营卫，助谷气；向里子头尖，一面方，是真木瓜；若和圆子，色微黄、蒂、核粗、子小、圆、味涩、微咸，伤人气；蔓子颗小，亦似木瓜，味绝涩，不堪用；土伏子似木瓜，味绝涩，子如大样油麻，又苦涩，不堪用；若饵之，令人目涩、目赤，多赤筋痛。凡使木瓜，勿令犯铁，用铜刀削去硬皮并子，薄切，于日中晒，却，用黄牛乳汁拌蒸，从巳至未，其木瓜如膏煎，却，于日中薄摊，晒干用也。"

《本草思辨录》记载："木瓜味酸气温而质津润，皮始青而终黄，肉先白而后赤，为肺胃肝脾血分之药。津润之物，似湿证非宜。然风以胜之，土以制之，温其气以行之，湿之挟寒者，讵不能疗。肝主风木，木得湿则盛。既却湿而平木，故风亦自息。其味酸，能收而不能散，能下抑不能上升，故所主为筋转筋弛之证。在下焦者多，在上中焦者少。用是物者，能于仲圣风湿寒湿诸方之所以不用，而转求其可用，则思过半矣。"

《本草正》记载："木瓜，用此者用其酸敛，酸能走筋，敛能固脱，得木味之正，故尤专入肝益筋走血。疗腰膝无力，脚气，引经所不可缺，气滞能和，气脱能固。以能平胃，故除呕逆、霍乱转筋，降痰，去湿，行水。以其酸收，故可敛肺禁痢，止烦满，止渴。”

《本草求真》记载：“木瓜，酸涩而温，止属收敛之品，何书备著其功曰理脾、舒筋、敛肺？缘暑湿伤人，挥霍撩乱，吐泻交作，未有不累脾胃而伤元气，损营卫而败筋骨。木瓜气味酸涩，既于湿热可疏，复于损耗可敛，故能于脾有补，于筋可舒，于肺可敛，岂真肺胃虚弱，可为常用之味哉？然使食之太过，则又损齿与骨及犯癃闭，以其收涩甚而伐肝极，奈人仅知理脚，而不审其虚实妄投，殊为可惜。”

《本草思辨录》记载：“考古方用木瓜之证，如脚气、脚痿、腹胁胀满，多与辛温药为伍，不外驱寒湿之邪，辑浮散之气，虽功在降抑，而终不离乎敛，故其治筋病于转戾为宜，拘挛则非其所长。独许叔微以木瓜治项强筋急，谓少阴之筋从足至项，为肝肾受邪所致。是病虽在上而因仍在下。其以乳香、没药为佐使，则其以伸筋任乳、没，不以责木瓜，亦可见矣。”

【成分研究】

1. 黄酮类　木瓜含有槲皮素、金丝桃苷、槲皮苷等黄酮类成分，约占总量的5%。

2. 有机酸类　木瓜含有较多有机酸类成分，主要有咖啡酸、绿原酸、苹果酸等。

3. 三萜类　木瓜果实中含有齐墩果酸、3-O-乙酰坡模醇酸、桦木酸等五环三萜类成分[1]。

4. 皂苷类　木瓜含总皂苷量约为2.0%。

5. 糖类与鞣质　木瓜中含有多糖成分，约占总物质量的5.7%，随着放置时间的延长其含量略有降低。另外，其鞣质含量为1.8%左右。

6. 果胶　是一种亲水性植物胶，木瓜中含有较丰富的果胶成分，总含量为9.5%左右。

【药理研究】

1. 抗肿瘤作用　动物实验等证明，木瓜对小鼠的艾氏腹水癌有较显著的抑制效果。

2. 保肝作用　齐墩果酸和熊果酸是木瓜中具有保肝作用的主要物质，并且实验研究已经证明其有抗乙型肝炎病毒（HBV）活性。

3. 抗炎镇痛作用　木瓜有一定的抗炎镇痛作用。

4. 祛风湿作用　木瓜中含有木瓜苷，其对胶原性关节炎大鼠有较好调节作用，主要表现为抗炎和免疫调节的功能。

5. 抗菌作用　木瓜中的挥发油成分具有抗菌作用，经过对抑菌活性的测试，

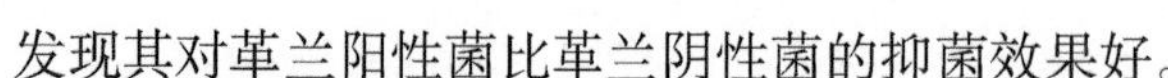

发现其对革兰阳性菌比革兰阴性菌的抑菌效果好。

【食用方法】

1. 直接食用　榨汁。亦可与橙、西瓜等水果共同榨汁饮用。

2. 食疗

（1）炒

切丝，清炒或配以鱼、肉类等食材炒熟食用。

（2）煮或炖（作盅）

切片或丝，配以海鲜、燕窝、猪心等煮汤，甘醇清香，营养保健。

【常用配伍】

木瓜配土薏苡仁和猪脚，治远年烂脚。

木瓜配甘草，用于治疗脚癣。

木瓜配吴茱萸和槟榔，治疗脚气水肿。

【注意事项】

《食疗本草》曰："不可多食，损齿及骨"。

《医学入门》曰："忌铅、铁"。

《本草经疏》曰："下部腰膝无力，由于精血虚、真阴不足者不宜用。伤食脾胃未虚、积滞多者，不宜用"。

【参考文献】

[1] 程菁菁, 谢晓梅, 张圣龙, 等. 木瓜齐墩果酸和熊果酸等三萜酸类薄层色谱分离鉴别[J]. 安徽中医药大学学报, 2012, 31(1): 68-70.

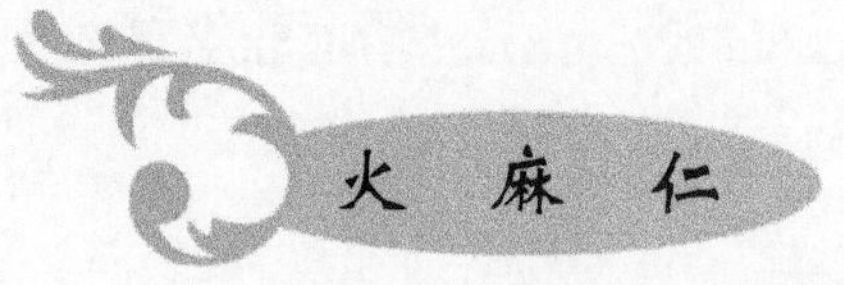

火麻仁

火麻仁又名麻子、麻子仁、麻仁、大麻子、大麻仁、冬麻子、火麻子。其拉丁名为 *Cannabis fructus*。《中国药典》2015 年版记载本品为桑科植物大麻的干燥成熟果实，采收于秋季果实成熟时。火麻仁具有润肠通便的功能。主治血虚津亏，肠燥便秘。

【文献记载】

火麻仁，性味：甘，平。润燥滑肠，利水通淋。

火麻仁始见于《神农本草经》，原名麻子。

《本草纲目》将其收载于谷部麻麦稻类，李时珍说："大麻即今火麻，亦曰黄麻。处处种之，剥麻收子……大科如油麻"，又说："云汉麻者，以别胡麻也"。其种子较大，故称大麻子、大麻仁。因种子外包有黄褐色苞片，亦称黄麻仁。

《神农本草经》中称火麻仁"主补中益气，肥健不老"。

《名医别录》中记载"主中风汗出，逐水，利小便，破积血，复血脉，乳妇产后余疾；长发，可为沐药"。

《本草拾遗》中载有："下气，利小便，去风痹皮顽，炒令香捣碎，小便浸取汁服；妇人倒产吞二七枚即正；麻子去风，令人心欢。"

【成分研究】

1. *脂肪油与挥发油*　火麻仁油脂类成分含量较高，其中主要有近80%为不饱和脂肪酸，包括棕榈油酸、亚油酸、亚麻酸等。其挥发性成分主要包括樟脑、冰片、薄荷醇、α-芹子烯、β-丁香烯、大牻牛儿烯D等。

2. *木脂素酰胺类、甾体类*　该类成分主要有克罗酰胺、菜油甾醇、豆甾醇、β-谷甾醇、白色毒蕈素、麦角甾醇及其衍生物、葫芦巴碱、异亮氨酸甜菜碱等。

3. *大麻酚类*　火麻仁中大麻酚、大麻二酚等成分含量很低，而且多存在于果皮中。

4. *其他*　火麻仁含有7种人体所需的必需氨基酸，还含有维生素B、维生素E、维生素K等和微量元素铁、锰、锌、镁、钙等。

【药理研究】

1. *治疗便秘和腹泻*　火麻仁既可治疗便秘，又可治疗腹泻，主要是因为其含有的脂肪油可刺激肠黏膜，增加肠液分泌，加快肠蠕动，而致泻下作用。同时，其含有的某些成分又可抑制胃肠推进运动、减少大肠性腹泻次数。

2. *抗溃疡作用*　火麻仁乙醇提取物可显著抑制盐酸性胃溃疡的形成，其抑制率为75.7%；对水浸应激性胃溃疡形成的抑制率为60.8%[1]。

3. *心肌损伤保护作用*　火麻仁可明显降低缺血再灌注所致心室颤动的发生率，其中多元不饱和脂肪酸可显著改善大鼠心肌缺血后的心功能。

4. *降血压作用*　火麻仁中脂溶性成分具有显著降血压作用，且作用持久。

5. *抗氧化作用*　火麻仁清除自由基作用显著，且有明显量效关系，并可通过免疫调节而实现抗衰老作用。

6. *改善学习与记忆功能*　实验表明，火麻仁提取物能显著改善学习和记忆功能障碍，还能抑制老年痴呆的进程。

7. *抗疲劳与免疫调节作用*　麻仁蛋白具有增强抗疲劳能力和免疫调节的作用。

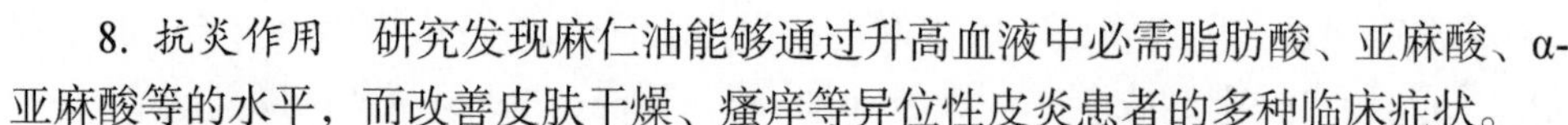

8. 抗炎作用　研究发现麻仁油能够通过升高血液中必需脂肪酸、亚麻酸、α-亚麻酸等的水平，而改善皮肤干燥、瘙痒等异位性皮炎患者的多种临床症状。

【食用方法】

（1）炒火麻仁

火麻仁置锅内，文火炒至微黄色，有香气。内服 10～15g。

（2）小米薄麻粥

功效：滋养肾气，润肠清热。

原料：小米 150g，火麻仁 50g，薄荷 50g，荆芥穗 50g。

【常用配伍】

火麻仁配郁李仁：润燥泻下。郁李仁质润苦降，其泻下作用较火麻仁强，但泻下后使人津液亏损，燥结更甚；火麻仁润肠通便，急下而不伤津。

火麻仁配瓜蒌仁：润肠通便。瓜蒌仁可上清肺热、下润大肠。肺与大肠相表里，此为表里同治；火麻仁能润肠通便、滋阴补虚，两者相配，则润肠通便作用更显著，可用于肠燥有热、肺热咳嗽而便秘者。

火麻仁配杏仁：润燥滑肠。杏仁质润多油，有润肠通便之功，火麻仁润燥滑肠，杏仁偏走气分，火麻仁偏走血分，气血同治，用于肠燥气滞便秘之证。

【注意事项】

《本草经集注》曰："畏牡蛎、白薇，恶茯苓"。

《食性本草》曰："不宜多食，损血脉，滑精气，痿阳气，妇人多食发带疾"。

《药性通考》曰："脾气虚者，不可多服，产后宜戒，不宜虚证"。

【参考文献】

[1] Prociuk M, Edel A, Gavel N, et al. The effects of dietary hemp seed on cardiac ischemia/reperfusion injury in hypercholesterolemic rabbits[J] . Exp Clin Cardiol, 2006, 11(3): 198 -205.

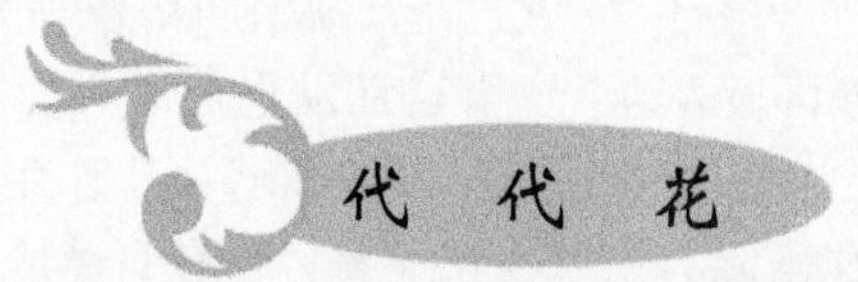

代代花

代代花又名玳玳花、酸橙花、苏枳壳。拉丁文名为 *Citrus aurantium* L.，系芸香科（Rutaceae）柑橘属（*Citrus*）酸橙（*Citrus aurantium* L.）的变种之一，小乔木，枝叶密茂，刺多，徒长枝的刺长达 8 厘米。果实初呈深绿色，成熟后为橙黄色，不脱落至翌年春夏又变成青绿色，故又称"回青橙"。如生长条件适宜，果实可宿存到第三年，故又名"代代"。

【文献记载】

代代花，性味：甘、微苦，平。疏肝，和胃，理气。

《动植物民间药》收载其可“治腹痛，胃病”。

《浙江中药手册》曰可“调气疏肝，治胸膈及脘宇痞痛”。

《饮片新参》称其可“理气宽胸，开胃止呕”。

【成分研究】

1. 挥发油类　代代花中含柠檬烯（Limonene）、芳樟醇（Linalool）、牻牛儿醇（Geraniol）等挥发油成分。

2. 黄酮类　代代花中含有柚皮苷和新橙皮苷等黄酮类化合物。使用水提醇沉方法提取的代代花提取物中总黄酮含量为25.94%[1]。

【药理研究】

1. 抗氧化　代代花提取物具有显著的抗氧化活性，能显著抑制$ABTS^{+}$的产生[1]，且对羟自由基具有较强的清除能力，并具有剂量–效应关系[2]。

2. 防辐射　代代花提取物具有抗紫外线照射的作用。

【食用方法】

泡茶：代代花泡水，代茶饮。

【常用配伍】

代代花配素馨花：素馨花辛苦平，入肝胃二经，有疏肝理气、止痛疗痢之功，偏于治疗肝郁胁痛，心胃气痛，兼下痢，二者相伍，泡茶服之。舒肝解郁，行气止痛。

代代花配木香：木香辛苦温，有行气止痛、解郁醒脾之功，二者相伍，行气止痛之功相加，用于心胃气痛，脘腹胀满，肝郁胁痛之候。二者其气俱清香，合用于脾胃壅滞之症，相须为用。

代代花配小茴香：小茴香味辛性温，入中下二焦，有祛寒止痛、理气和胃之功，二者相配，专走中焦，理气和胃，用于胃寒呕吐食少、脘腹胀痛之症。

【注意事项】

肝胆郁热及脾胃阴虚者慎用。

【参考文献】

[1] 党磊, 王小雪, 张美姿, 等. 代代花中黄酮含量测定及其抗氧化功能研究[J]. 时珍国医国药, 2015, 11: 2617-2619.

[2] 方允中, 郑荣梁. 自由基生物学的理论与应用[M]. 北京: 科学出版社, 2002: 122.

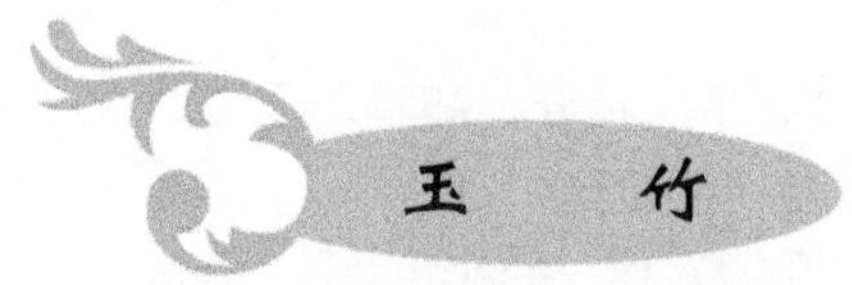

玉　竹

玉竹，又名萎蕤、玉参、尾参、铃当菜、地节等，拉丁名为 *Polygonati odorati rhizoma*。《中国药典》2015 年版一部记载本品为百合科植物玉竹的干燥根茎，采挖于秋季。玉竹具有养阴润肺，生津止渴的功能。主治肺胃阴伤，燥热咳嗽，咽干口渴，内热消渴。

【文献记载】

玉竹，性味：甘，微寒。归肺、胃经。养阴润燥，生津止渴。

《本草纲目》曰：“萎蕤，性平，味甘，柔润可食”。

《本草经疏》曰：“萎蕤，详味诸家所主，则知其性本醇良，气味和缓，故可长资其利，用而不穷。”

《本草新编》曰：“萎蕤性纯，其功甚缓，不能救一时之急，必须多服始妙”。

【成分研究】

1. *多糖*　玉竹含有的多糖主要由果糖和葡萄糖等混合组成，其含量为 6.51%～10.27%[1]，其中含有少量的酸性多糖。

2. *甾体皂苷*　玉竹含有大量皂苷成分，总含量可达 65%，而其中有效成分甾体皂苷含量仅为 0.2186%～0.3572%[2]。

3. *甾醇*　目前，仅从玉竹根茎的乙醇提取物中分离鉴定了 2 个甾醇化合物[3]。

4. *黄酮类*　玉竹中的黄酮类化合物有牡荆素、黄精素、牡荆素-2′-O-槐糖苷等，多为高异黄烷酮[4]。

5. *挥发油*　通过 GC-MS 分析鉴定，发现玉竹中含有 40 多种挥发油成分，并且主要为不饱和烯烃[5]。

6. *矿物质*　玉竹含有铁、锌、钙、钾、磷、硅、镁、锰等多种矿物质[6, 7]。

7. *氨基酸*　玉竹中氨基酸的种类和含量都很丰富，种类有 20 多种[8]，含量为 12.20%，且其中 7 种必需氨基酸的含量为 3.54%～3.87%。

【药理研究】

1. *免疫调节*　研究表明，玉竹提取物具有显著免疫调节作用，可提高腹腔巨噬细胞吞噬功能[9]，并显著抑制巨噬细胞产生的 TNF-α[10]。

2. *降血糖*　玉竹各提取部位及总提取物，可能通过抑制 1 型糖尿病 Th1 细胞的极化程度，保护胰岛 B 细胞而实现降血糖的作用[11]。另外，也有研究称其水提物的降糖作用可能与抑制α-淀粉酶的活性有关[12]。

3. 抗肿瘤与抗病毒　研究证明，玉竹所含活性成分可通过显著增强实验动物体内细胞免疫功能，直接诱导肿瘤细胞凋亡，进而起到抗肿瘤作用[13]。30%乙醇提取物可能具有潜在的治疗革兰细菌感染内毒素性休克的作用[14]。

4. 延缓衰老　动物实验表明，玉竹中所含多糖成分可提高机体SOD的活性，增强其清除自由基、抑制脂质过氧化的能力，降低丙二醛含量，而实现延缓衰老的作用[15]。

5. 抗疲劳与耐缺氧　玉竹提取物可显著延长小鼠负重游泳时间，并且生化检测结果显示，小鼠肝糖原储备量、血尿素氮水平均显著低于对照组，表明其具有抗疲劳作用[16]。玉竹多糖成分还能延长缺氧小鼠的存活时间。

6. 保护心血管系统　静脉注射玉竹总皂苷后发现其可显著增强大鼠心肌收缩能力，同时还可改善心肌舒张功能。

7. 其他作用　玉竹80%醇提取物具有治疗酪氨酸酶活性降低及儿茶酚胺类神经递质合成障碍等疾病[17]。其提取物还能抑制子宫内膜异位的发展。

【食用方法】

（1）玉竹鱼汤

功效：益气养阴，生津止渴。适用消渴之上、中消，且有肺胃阴虚燥热者。

原料：玉竹1份，青鱼（扁鱼）30份，葱姜、蒜、黄酒、食盐等适量。

做法：洗净玉竹，水蒸15min，切成碎末备用。鱼入碗中，加料适量，再将玉竹撒在鱼上同蒸至熟饮汤食鱼。

（2）玉竹豌豆饭

功效：和中生津，健脾利湿。适用于高血压伴糖尿病患者。

原料：玉竹50g，豌豆80g，粳米250g，大枣20枚。

做法：洗净玉竹，加水适量，分两次煮沸，每次煮20min后滤出药汁。豌豆去皮，与玉竹汁、粳米、大枣共煮至熟即可。

【常用配伍】

玉竹配沙参、麦冬、桑叶等，用于润燥止咳。

玉竹配杏仁、紫苏叶、前胡、桔梗之类，以疏散燥邪、润肺止咳。

玉竹配天花粉、山药、生地黄、生葛根等，用于阴虚外感。

玉竹配薄荷、豆豉、桔梗等，用于滋阴透表。

【注意事项】

痰湿气滞者禁服，脾虚便溏者慎服。

《本草经集注》曰：“畏卤咸”。

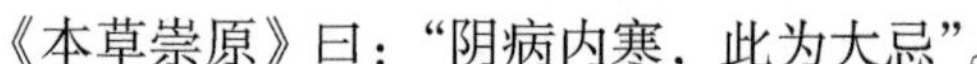

《本草崇原》曰："阴病内寒，此为大忌"。

《药性纂要》曰："脾气寒滑，胃有痰湿者不宜用"。

《会约医镜·本草》曰："大便溏泻，更为忌之"。

【药材真假伪鉴定】

正品玉竹根为长圆柱形，较少有分枝，表面为黄白色，半透明，具纵皱纹及微隆起的环节，有白色圆点状的须根痕和圆盘状茎痕。其质硬而脆，易折断。气微，味甘，具黏性。

常见伪品有：①竹根假万寿竹（深裂竹根七），其根呈圆柱形，表面棕黄色，有圆盘形茎痕，茎痕之间有隆起的环节，质较坚硬。味微甘、稍苦，具黏性。②小玉竹，同科植物康定玉竹的干燥根茎。其呈细长圆柱，稍扁。表面黄白色或淡黄色，质硬。气微，味甘，具黏性。③鹿药，百合科植物鹿药的干燥根茎。根状茎呈不规则圆柱形，环节明显。须根较多，茎痕密，圆盘状。表面灰黄色，干后易折断，断面黄白。

【参考文献】

[1] 李钟，刘塔斯，杨先国，等. 不同产地与不同采收期玉竹多糖的含量测定研究[J]. 辽宁中医学院学报, 2004, 6(5): 355-356.

[2] 王琴，张虹，王洪泉. 黄精及玉竹中甾体皂甙成份的测定[J]. 中国临床医药, 2003, 4(2): 75-77.

[3] 林厚文，韩公羽，廖时萱. 中药玉竹有效成分研究[J]. 药学学报, 1994, 29(3): 215-222.

[4] 张沐新，刘昕，姜东莉，等. 玉竹挥发油成分的 GC-MS 分析[J]. 特产研究, 2008, 30(4): 56-57.

[5] 竺平晖，陈爱萍. GC-MS 法对湖南产玉竹挥发油成分的分析研究[J]. 中草药, 2010, 41(8): 1264-1265.

[6] 徐践，马萱，李聪晓，等. 功能型山野菜—玉竹[J]. 蔬菜, 2003, (8): 38-39.

[7] 王晓丹，宗希明，吴洪斌，等. 佳木斯地产白头翁、玉竹、扁蓄、长白沙参、绵马贯众、关卷术中微量元素的测定[J]. 黑龙江医药科学, 1997, 20(4): 5.

[8] 王晓林，于丽颖，钟方丽，等. 玉竹氨基酸的微波提取工艺[J]. 江苏农业科学, 2014, 42(6): 266-268.

[9] 秦海林，李志宏，王鹏，等. 中药玉竹中新的次生代谢产物[J]. 中国中药杂志, 2004, 29(1): 42-44.

[10] 郝晓利，赵良中. 玉竹提取物 A 对免疫性肝损伤小鼠促炎症细胞因子的影响[J]. 光明中医, 2009, 24(12): 2266-2267.

[11] 张立新，庞维，付京晶，等. 玉竹对 STZ 诱导的 1 型糖尿病小鼠的降糖作用[J]. 中药药理与临床, 2012, 2: 107-110.

[12] Chen H, Feng R, Guo Y, et al. Hypoglycemic effects of aqueous extract of Rhizoma Polygonati Odorati in mice and rats[J]. Journal of Ethnopharmacology: An Interdisciplinary Journal Devoted to Bioscientific Research on Indigenous Drugs, 2001, 74(3): 225-229.

[13] 李尘远, 潘兴瑜, 张明策, 等. 玉竹提取物 B 抗肿瘤机制的初步研究[J]. 中国免疫学杂志, 2003, 19(4): 253-254.
[14] 卢颖, 李会, 金艳书, 等. 玉竹提取物A对内毒素血症小鼠血清中肿瘤坏死因子α及一氧化氮水平影响的量效依赖性[J]. 中国临床康复, 2006, 10(3): 104-106.
[15] 单颖, 潘兴瑜, 姜东, 等. 玉竹多糖抗衰老的实验观察[J]. 中国临床康复, 2006, 10(3): 79-81.
[16] 吴晓岚, 王玉勤, 车光异, 等. 黄精和玉竹抗疲劳作用的实验研究[J]. 中国冶金工业医学杂志, 2009, 26(3): 271-272.
[17] 邓藻镛, 程全芬. 玉竹水提物对大鼠血栓形成的影响[J]. 实用心脑肺血管病杂志, 2012, 20(7): 1131-1132.

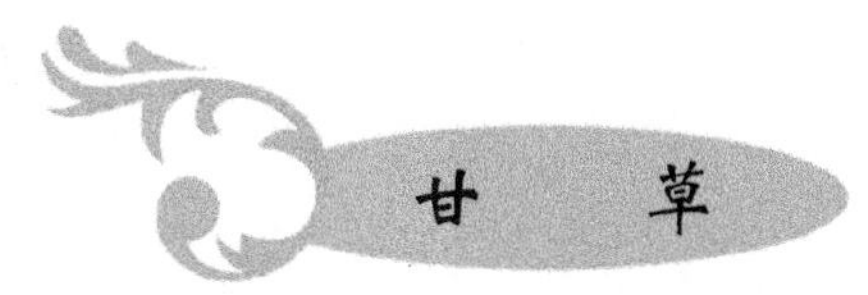

甘　草

甘草，又名国老、美草、甜草、甜根子、灵通、蜜草、粉草、蕗草、棒草。其拉丁文名为 *Glycyrrhizae radix et rhizoma*。《中国药典》2015 年版记载本品为豆科植物甘草、胀果甘草或光果甘草的干燥根及根茎，采挖于春、秋季。甘草具有补脾益气，清热解毒，祛痰止咳，缓急止痛，调和诸药的功能。主治脾胃虚弱，倦怠乏力，心悸气短，咳嗽痰多，脘腹、四肢挛急疼痛，痈肿疮毒，可缓解药物毒性、烈性。

【文献记载】

《神农本草经》曰：“味甘平，主五脏六腑寒热邪气，倍力，长肌肉，坚筋骨，解毒。”

《药性论》曰：“甘草诸药众中为君。治七十二种乳石毒，解一千二百般草木毒，调和使诸药有功。”

《名医别录》曰：“甘草能安和草石，而解诸毒也”。

《温病条辨》曰：“得中和之性，有调补之功”。

《本草纲目》曰：“诸药中甘草为君”。

【成分研究】

1. 三萜皂苷　是甘草的主要成分之一，如甘草甜素，为甘草的甜味成分。甘草次酸是甘草酸的苷元。从甘草中分离到的皂苷多以葡萄糖糖苷的形式存在，其苷元多为齐墩果烷型三萜类[1]。

2. 黄酮类　黄酮是甘草中另一大类重要化合物。目前已经鉴定甘草中含有黄酮类、查尔酮类、异黄酮类等 300 多种化合物。

3. *生物碱*　甘草中含有喹啉衍生物类、异喹啉衍生物类等多种生物碱，不同种类甘草中生物碱类成分含量有所不同，如乌拉尔甘草、光果甘草、胀果甘草、刺果甘草的生物碱含量分别为 0.32%、0.21%、0.26%、0.39%[2]。

4. *挥发性成分*　采用 GC-MS 分析，共鉴定甘草中含 31 种挥发性成分，其中含量最高的是二十酸，约占 32.02%。另外，乌拉尔甘草根的挥发性化学成分 GC-MS 分析结果显示，其主要为 3-甲基庚烷、2-甲基庚烷、辛烷、庚烷、2, 3-二甲基戊烷、2-甲基己烷、3-乙基戊烷等，占全部油脂酯类的 76.11 %[3]。

5. *甘草多糖*　鼠李糖、葡聚糖、阿拉伯糖和半乳糖是甘草多糖的主要组成成分。

6. *矿物质*　甘草中含有 Fe、Zn、B、Mn、Ni 等元素。使用硝酸–高氯酸对甘草样品进行消解，电感耦合等离子体原子发射光谱法（ICP-AES）同时测定胀果甘草样品中 17 种矿物质，以 B、Mn、Fe、Zn 等元素含量较高[4]。

【药理研究】

1. *调节心脑血管系统作用*　甘草中含有的甘草次酸是调节心脑血管系统的主要药效成分，能浓度依赖性地抑制心肌细胞的 Na^+内流，降低胞内浓度，从而可以调节由于细胞内 Na^+浓度升高、心肌缺血或缺血再灌注等原因引起的心律失常[5]。同时，甘草次酸对氯化钙–胆碱诱发的房性心律失常也有显著的对抗作用[6]。

2. *抗肿瘤作用*　研究表明，甘草黄酮对 SGC-7901 具有明显的抑制作用[7]。甘草中有效成分不仅可诱导胃癌细胞凋亡，还可选择性诱导某些肝癌、肺癌、宫颈癌细胞的凋亡。

3. *抗病毒作用*　在体外和体内实验中，甘草多糖对病毒均有抑制作用。其有效成分甘草次酸既可以抑制病毒的复制，还可以在初期抑制病毒在细胞膜表面的吸附和穿透。

4. *抗氧化、抗衰老作用*　甘草中黄酮类成分具有清除自由基等抗氧化作用，并可抑制细胞的凋亡。甘草苷还可以增强抗氧化酶的活性，改善衰老大鼠的氧化损伤[8]。

5. *抗炎作用*　甘草水提物具有抗炎作用，可增加鼻黏膜中嗜酸性粒细胞的凋亡率。

6. *清热解毒作用*　甘草甜素可通过吸附结合起到解毒作用，吸附作用越强，解毒效果越好。而且其水产物葡萄糖醛酸可诱导部分肝药酶活性增加，而加快药物代谢的作用。此外，还具有皮质激素样抗应激作用，而起解毒效果[9]。

【食用方法】

（1）甘麦大枣汤

功效：甘润滋养，养心安神，和中缓急，补脾益气。

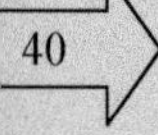

原料：甘草 9g，大枣 5 枚，小麦 18g。

做法：将甘草、大枣、小麦放入砂锅内，用适量水煎煮 20min。

（2）银翘解毒粥

功效：辛凉解表，疏散风热。

原料：薄荷、淡竹叶、甘草各 5g，金银花、荆芥、连翘、牛蒡子、淡豆豉、桔梗各 10g，大米 50g，白糖适量。

做法：将诸药择洗干净，浸泡 5～10min 后，水煎取汁，加大米煮粥，待熟时调入白糖等，再煮沸即成，每日 2 剂，连续服用 3～7 天。

【常用配伍】

甘草配五味子，治疗心阴虚之烦躁失眠，舌红且光，盗汗，脉细数。

甘草配乌梅，治疗肺阴虚之咽燥干咳，舌红苔光，咯血或失音。

甘草配干姜，治疗脾阳虚之食少便溏，怯寒倦怠，舌淡苔白等症。

【注意事项】

《医学入门》曰：“痢疾初作，不可用”。

《药品化义》曰：“味厚而太甜，补药中不宜多用”。

《本草正》曰：“中满者勿加，恐其作胀，速下者勿入，恐其缓功”。

【药材真假伪鉴定】

正品甘草呈圆柱状，表面呈红棕色或灰棕色，具显著的纵皱纹、沟纹、皮孔及稀疏的细根痕。质坚，具环纹和菊花心。气微，味甜而特殊。

常见伪品甘草有：①刺果甘草，豆科植物刺果甘草的干燥根及根茎，亦为圆柱形，顶端有多数茎残基，表面呈灰棕色，有纵横纹，但不太明显，不具环纹和菊花心。气微，味苦涩。②苦甘草，又名苦豆根，豆科植物苦豆子的根，根呈圆柱形、长短不等，外表面呈棕黑色或黄棕色，具明显的纵沟纹。外皮松软，质坚硬。味极苦。

【参考文献】

[1] 张永，严安定，高建，等. 液质联用技术鉴定甘草提取物中的主要化学成分[J]. 中成药，2012, 34(6): 1111-1115.

[2] 张继，姚健，杨永利，等. 甘草生物碱成分的分析及含量测定[J]. 西北植物学报，2001, 2(6): 211-214.

[3] 禹晓梅. 甘草挥发性成分的气相色谱–质谱联用分析[J]. 安徽农业科学，2010, 38(2): 735-736.

[4] 丛媛媛，热娜・卡斯木，帕丽达・阿不力孜，等. 电感耦合等离子体光谱法测定胀果甘草中的微量元素[J]. 微量元素与健康研究，2008, 25(3): 37-38.

[5] 杨继媛. 甘草次酸对大鼠心室肌细胞钠离子通道电流的影响[J]. 中国中西医结合杂志，

2012, 32(7): 944-947.

[6] 朱丽华, 江洪, 王朗, 等. 甘草酸抗小鼠心肌肥厚及其可能机制的研究[J]. 医药导报, 2004, 23(3): 535-538.

[7] 聂小华, 尹光耀, 史宝军, 等. 甘草有效成分体外抗肿瘤活性和免疫活性的研究[J]. 中药材, 2003, 26(7): 507-509.

[8] ChoB-B, ToledoP LH. Caspaseindependent programmed cell death following ischemic stroke[J]. J Invest Surg, 2008, 21(3): 141-147.

[9] 王敏, 刘彬, 齐云, 等. 甘草皂苷对桔梗皂苷急性毒性的影响研究[J]. 中国实验方剂学杂志, 2008, 14(1): 59-61.

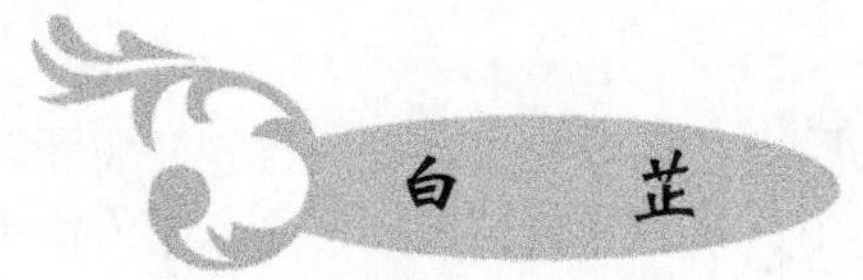

白　芷

白芷，又名芳香、泽芬、香白芷、虈、芷、苻蓠、畹、白茝。其拉丁文名为 *Angelicae dahuricae radix*。《中国药典》2015 年版记载本品为伞形科植物白芷或杭白芷的干燥根，采挖于夏、秋季叶黄时。白芷具有解表散寒，祛风止痛，宣通鼻窍，燥湿止带，消肿排脓的作用。主治感冒头痛，眉棱骨痛，鼻塞流涕，鼻鼽，鼻渊，牙痛，带下，疮疡肿痛。

【文献记载】

白芷，性味：气芳香，味辛，微苦，温。散风除湿，通窍止痛，消肿排脓。

《本草纲目》记载："为阳明主药……治鼻渊、鼻衄、齿痛、眉棱骨痛，大肠风秘，小便出血，妇人血风眩运，翻胃吐食。"

《本草经疏》记载："性善祛风，能蚀脓，故主妇人漏下赤白"。

《本草经百种录》记载："白芷极香，能驱风燥湿，其质又极滑润，能和利血脉，而不枯耗，用之则有利无害者也"。

《本草求真》曰："气温力厚，通窍行表"。

《本草汇言》曰："上行头目，下抵肠胃，中达肢体，遍通肌肤以至毛窍，而利泄邪气"。

【成分研究】

1. 香豆素类　是白芷的主要药效成分，包括脱水比克白芷素、氧化前胡素（0.06%～0.43% ）、欧前胡素（0.1%～0.83%）、白当归素、白当归脑、异欧前胡素（0.05%～0.15%）等。此外，在杭白芷药材中首次分得佛手酚、广金钱草碱[1]。

2. 挥发油成分　有学者对白芷挥发性成分进行研究，共鉴定了十八碳醇等 69 种化学成分。通过 GC-MS 分析共鉴定出环十二烷、十四醇乙酸脂等 82 个化合物[2]。

3. *矿物质* 对白芷进行元素分析，发现白芷中含有 Ca、Cu、Fe、Ni 、Co、Cr、Zn、Mn 等矿物质，并且发现其中 Fe、Ca 的含量较高[3]。

【药理研究】

1. *解热、镇痛与抗炎作用* 动物实验结果显示，白芷挥发油可通过镇静效应等机制，对受试动物实现物理和化学刺激的显著镇痛作用，且无依剂量赖性。在体与离体大鼠子宫痉挛动物模型实验证明，白芷具有显著解痉作用。其弱极性成分（醚溶部分）可抑制家免离体小肠的蠕动，也能够抑制化学物质刺激所致的强直性收缩。

2. *抗病原微生物作用* 实验研究表明，白芷对多种致病菌都具有不同程度的抑制作用。

3. *抗肿瘤作用* 白芷中所含异欧前胡素和白当归素可杀灭人体癌 HeLa 细胞，东莨菪素在体外实验中对鼻咽癌 9KB 细胞也有细胞毒性。

4. *对心血管的作用* 白芷含有的当归素可扩张心脏冠状血管，其醚溶部位有显著扩张离体兔耳血管的作用，而与之相反的是其水溶性成分则有收缩血管作用，有研究证明其具有明显止血作用。

5. *光敏作用* 白芷中的呋喃香豆素类化合物进入机体后，可使受照射处皮肤发生日光性皮炎，出现红肿、色素增加、素皮增厚等症状。其中，花椒毒素的光敏活性最强，其次为香柑内酯，其他成分较弱。

【食用方法】

（1）白芷当归鲤鱼汤

功效：丰胸健体。

材料：白芷 15g，北芪 12g，当归 8g，杞子 8g，红枣 4 个，鲤鱼 1 条，生姜 3 片。

（2）川芎白芷鱼头汤

功效：健脾益气，乌发固齿，健脑。

材料：鱼头 1 个，猪瘦肉适量川芎 3g，白芷 5g，山药 5g，枸杞 5g。

（3）白芷粥

功效：清热抗感，增强免疫力，改善微循环及新陈代谢。

材料：粳米 100g，白芷 10g，白糖 5g，冷水适量。

【常用配伍】

白芷配伍薄荷、菊花、蔓荆子等，治疗外感风寒及外感风热者。

白芷配伍石膏、黄连等，治疗风火齿痛者。

白芷可与蒲公英、瓜蒌等同用，治疗疮疡肿痛。

白芷配伍金银花、天花粉等，治疗乳痈初起，脓出不畅。

白芷与鹿角霜、白术、炮姜等配伍，治疗带下过多。

白芷多配合辛夷、鹅不食草等同用，治疗鼻渊，有化湿通鼻窍之功。

【注意事项】

阴虚血热者忌服。

【参考文献】

[1] 邓改改，杨秀伟，张友波，等. 川白芷根脂溶性化学成分研究[J]. 中国中药杂志，2015, 40(11): 2148-56.

[2] 聂红，沈映君. 白芷挥发油的 GC-MS 分析[J]. 贵阳中医学院学报, 2002, 24(2): 58-60.

[3] 刘光川，王芳英，王铎. 中草药白芷中微量元素铁铜锌锰的测定[J]. 广东化工，2012, 39(1): 111.

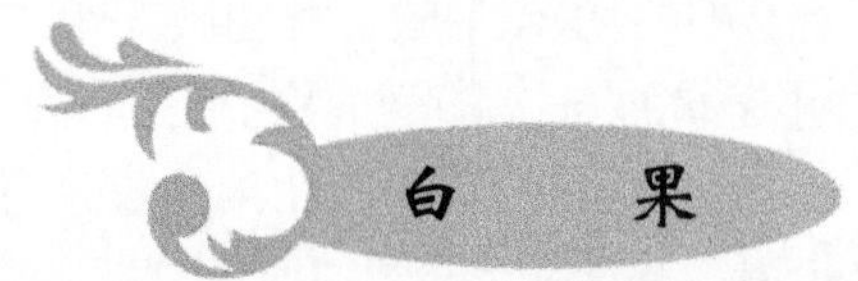

白　果

白果又名银杏子、公孙树子、佛指甲、佛指柑、鸭脚子、灵眼，拉丁文为 *Ginkgo semen*。《中国药典》2015 年版记载本品为银杏科植物银杏的干燥成熟种子。白果具有敛肺定喘，止带缩尿的功能。主治痰多喘咳，带下白浊，遗尿尿频。

【文献记载】

白果，性味：甘、苦、涩，平。敛肺定喘，止带缩尿。

白果始载于《绍兴本草》，原名银杏，“银杏，以其色如银，形似小杏，故以名之。乃叶如鸭脚而又谓之鸭脚子”。

《品汇精要》中记载“煨熟食之，止小便频数”。

《医学入门》中曰“清肺胃浊气，化痰定喘，止咳”。

《本草纲目》记载：“熟食温肺益气，定喘嗽，缩小便，止白浊；生食降痰，消毒杀虫；嚼浆涂鼻面手足，去皶泡，皯䵟……”

另外，古人早已知道白果有毒，不能大量服用。《随息居饮食谱》对其毒性和解救进行了叙述：“中银杏毒者，昏晕如醉，白果壳或白鲞头煎汤解之。食或太多，甚至不救，慎生者不可不知也。”《三元延寿书》中也称：“昔有饥者，同以白果代饭食饱，次日皆死也。”

【成分研究】

1. 黄酮类　银杏中含有 2.5%～5.9%的黄酮类成分，共 40 余种，现已鉴定结构的有山柰酚、槲皮素、异鼠李素、木犀草素等 20 种。该类成分主要存在于银杏叶和白果当中[1]。

2. 内酯类化合物　白果中内酯类成分主要为白果内酯、银杏内酯等倍半萜和二萜。

3. 酸性成分　白果外种皮中含有超过 16 种以上的酸性成分，主要包括如白果酸、氢化白果亚酸、氢化白果酸等。

4. 氨基酸及矿物质　白果胚乳中含有 Na、Zn、Mn、Mg、P、Ca、Fe 等人体所必需的 12 种矿物质，以及亮氨酸、苯丙氨酸、缬氨酸、异亮氨酸、组氨酸、酪氨酸、赖氨酸等人体必需氨基酸。

5. 毒性成分　白果中的毒性成分主要为 4′-甲氢基吡哆酸，可拮抗维生素 B_6，又能在大脑中抑制谷氨酸转化为 4′-氨基丁酸，中毒后会发生阵发性痉挛、神经麻痹的症状。

【药理研究】

1. 抗菌作用　白果所含白果酸在体外试验中对人型结核杆菌和牛型结核杆菌有抑制作用，但体内试验却发现并无显著疗效。也有研究发现白果提取物对葡萄球菌、白喉杆菌、枯草杆菌、大肠杆菌、炭疽杆菌、链球菌等多种革兰阳性菌、革兰阴性菌均有极显著作用。白果水溶性成分在体外对若干皮肤真菌存在抑菌作用，如堇色毛癣菌、星形奴犬氏菌等，且果肉的抗菌力较果皮强。

2. 对呼吸系统的作用　动物实验结果表明，白果可能具有祛痰作用，对实验动物气管平滑肌具有松弛作用，但效果微弱。

3. 对循环系统的作用　白果中含有短暂降压作用的物质，可促进组胺释放，增加毛细血管通透性，而导致水肿。

【食用方法】

（1）炒白果

白果生食毒性较大，炒后毒性虽然减小，但成人每日亦不超过 10g。

（2）白果祛痘粥

功效：排毒养颜、祛痘，适用于痤疮青春痘患者。

原料：大米 100g，白果 10g，白糖 20g。

【常用配伍】

白果配麻黄，白果能敛，配麻黄辛散，敛肺而不留邪，开肺而不耗气。

白果配鸡冠花，有收涩止带的作用。

白果配车前子、黄柏，能清热利湿，治湿热带下。

白果配桑螵蛸，用于遗精，尿频，遗尿。

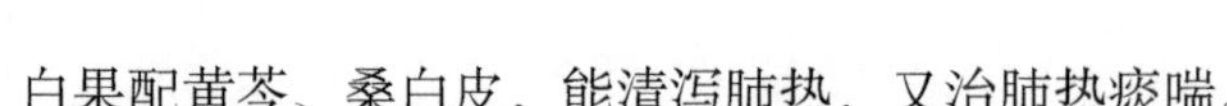

白果配黄芩、桑白皮，能清泻肺热，又治肺热痰喘。

【注意事项】

有关白果毒性记载较多，如“生食戟人”“多食令人胪胀”“小儿多食昏霍，发惊引痓”“同鳗鲡鱼食患软风”。

【参考文献】

[1] 殷红, 郜红利, 肖本见. 银杏化学成分研究现状[J]. 湖北民族学院学报, 2000, (3): 24-27.

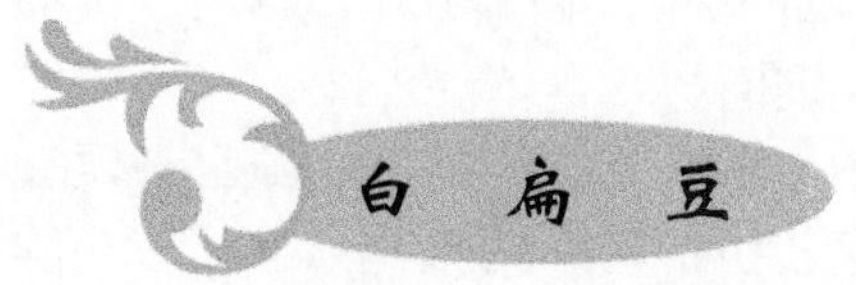

白　扁　豆

白扁豆，又名蛾眉豆、南扁豆、眉豆、羊眼豆、凉衍豆、白藊豆子、膨皮豆、茶豆、小刀豆、树豆、藤豆、火镰扁豆、藊豆、白藊豆、沿篱豆。白扁豆原产于印度、印度尼西亚等热带地区，约在汉晋间引入我国。其拉丁文名为 *Lablab semen album*。《中国药典》2015 年版记载本品为豆科植物扁豆的干燥成熟种子，采收于秋、冬二季果实成熟时。

【文献记载】

白扁豆，性味：甘，微温。健脾化湿，和中消暑。

白扁豆始载于《名医别录》，“主和中，下气”。

《本草纲目》中说：“本作扁，荚形扁也。沿篱蔓延也。蛾眉，象豆脊白路之形也。”入药用色白者，故名白扁豆。

《本草经集注》中说：“人家种之于篱援（垣），其荚蒸食甚美。”

《本草图经》中说：“主行风气，女子带下，兼杀一切草木及酒毒，亦解河豚毒。”

《本草纲目》中称白扁豆能“止泄痢，消暑，暖脾胃，除湿热，止消渴”。

【成分研究】

1. 蛋白质类　白扁豆种子中含有约 2.0%的蛋白质，主要包括豆甾醇、胰蛋白酶抑制剂、血球凝集素 A、血球凝集素 B、酪氨酸酶等。

2. 糖类　白扁豆含有棉子糖、水苏糖、果糖等。

3. 维生素和矿物质类　白扁豆中含有丰富的维生素 A、维生素 B 和维生素 C。此外，还含钙、磷、铁、锌等矿物质，且锌含量较高。

4. 其他　除上述成分外，白扁豆中含有苷类成分，如淀粉氰苷等；甾体类成分，如豆甾醇等；还有皂苷类成分，如扁豆皂苷Ⅰ。

【药理研究】

1. 抗菌、抗病毒作用　白扁水提液对痢疾杆菌、镰刀霉、丝核菌、小鼠 Columbia SK 病毒有抑制作用，并且对 HIV 侵染过程也有一定作用。此外，白扁豆可对食物中毒引起的呕吐、急性胃肠炎等有解毒作用。

2. 对免疫功能的影响　白扁豆可提高机体的免疫力，其多糖成分可显著提高正常小鼠腹腔巨噬细胞的防御机能，增强 T 淋巴细胞的活性。

3. 抗肿瘤作用　白扁豆中所含有的植物凝集素甲、植物凝集素乙，可使恶性肿瘤细胞发生凝集，改变肿瘤细胞表面结构，并促进淋巴细胞转化，进而提高机体对肿瘤细胞的免疫机能。

4. 抗氧化活性的研究　白扁豆可提高体内超氧化物歧化酶和谷胱甘肽过氧化物酶的活性，增强实验动物抗氧化能力。

5. 保护神经细胞　白扁豆多糖可保护神经细胞，防止缺氧性凋亡的发生，并且能够促进胚鼠神经细胞生长。

6. 其他作用　白扁豆还可以调控血压、血脂，并且提高造血功能，增加白细胞数量。

【食用方法】

（1）炒白扁豆

洗净，置锅内，文火炒至微黄色，略具焦斑，取出放凉。炒白扁豆具健脾化湿功能，常用于脾虚泄泻、白带过多。

（2）白扁豆粥

功效：健脾消暑，可用于脾胃虚弱、食少呃逆、暑温泻痢、夏季烦渴等症。

原料：白扁豆 60g（鲜品加倍），粳米 100g。

【常用配伍】

白扁豆配麦冬、石斛，可用于养胃益阴，治疗胃阴不足，食少口渴。

白扁豆配香薷、厚朴，可祛暑化湿，用以治疗伤暑身热无汗，恶心呕吐，腹痛泄泻。

白扁豆配金银花、荷叶，可清热透表，解暑化湿，治疗外感暑邪发热，或伤暑后微热，眩晕。

白扁豆配天花粉，可治暑热津伤口渴及心脾积热之消渴。

【注意事项】

《本草经集注》曰：“患寒热病者不可食”。

《食疗本草》曰：“患冷气人勿食”。

《食鉴本草》曰：“多食壅气”。

《随息居饮食谱》曰：“患疟者忌之”。

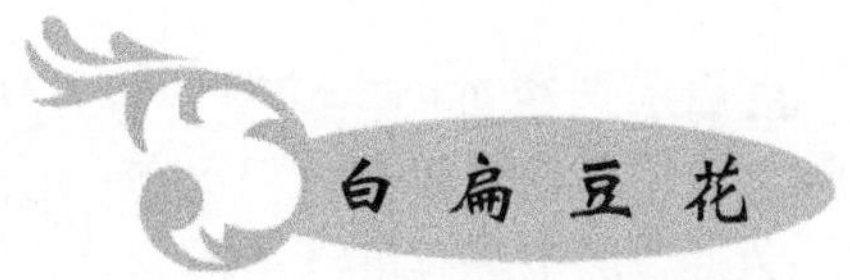

白扁豆花

白扁豆花又称南豆花，本品为豆科植物扁豆未完全开放的花，采收于 7～8 月间，晒干或阴干。全国大部分地区有产，主产浙江、安徽、河南等地。白扁豆花具有健脾和胃，消暑化湿的功能。主治痢疾，泄泻，赤白带下。

【文献记载】

白扁豆花，性味：性平，味甘，无毒。健脾和胃，消暑化湿。

《本草图经》曰："主女子赤白下，干末，米饮和服"。

《本草纲目》曰："焙研服，治崩带；作馄饨食，治泄痢；擂水饮，解中一切药毒。功同扁豆。"

《岭南采药录》曰："敷跌打伤，去瘀生新，消肿散青黑。"

《四川中药志》曰："和胃健脾，清热除湿。治暑热神昏，湿滞中焦，下痢脓血，夏口腹泻及赤白带下。"

《本草便读》曰："扁豆花赤者入血分而宣瘀，白者入气分而行气，凡花皆散，故可消暑散邪，以治夏月泄痢等证也。"

【成分研究】

白扁豆花中主要含有多种黄酮类化合物，如芦丁（rutin）、原花青苷（proanthocyanidins）、花青素（anthocyanidins）、野漆树苷（rhoifolin）、木犀草素等。

【药理研究】

1. 抗菌　白扁豆花水提取液在体外实验中具有抑制宋内型痢疾杆菌、弗氏型痢疾杆菌生长的作用。在临床上，用于治疗细菌性痢疾[1]。

2. 对心脑血管作用　芦丁等是白扁豆花中的主要黄酮类成分，对心脑血管具有多种保护作用，在临床上常用于防治脑出血、高血压等疾病[2]。

【食用方法】

（1）白扁豆花馄饨

功效：调理气血、增强免疫力。

原料：白扁豆花、猪肉、面粉、胡椒等。

（2）白扁豆花陈皮茶

功效：健脾胃、去湿化痰。

原料：将扁豆花、陈皮、茯苓打成粉末，开水冲泡后饮用。

【常用配伍】

与白术、苍术、芡实等补气健脾除湿药物配伍，可用于脾虚湿浊下注之白带过多。

【参考文献】

[1] 江苏新医学院. 中药大辞典[M]. 上海：上海人民出版社, 1975: 1511.
[2] 陈文梅, 金鸣, 吴伟, 等. 芦丁抑制家兔血小板激活因子诱导血小板活化作用的实验研究[J]. 中国中西医结合杂志, 2002, 22(4): 283-285.

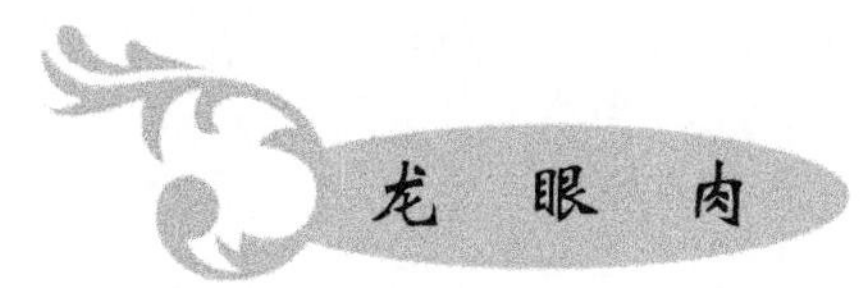

龙眼肉

龙眼肉又名龙眼、桂圆、荔枝奴、亚荔枝、益智、比目、木弹、骊珠、燕卵、鲛泪、圆眼、蜜脾、元眼肉、龙眼干。其拉丁文名为 *Logan arillus*。《中国药典》2015 年版记载本品为无患子科植物龙眼的干燥假种皮，于夏、秋二季采收成熟果实，干燥，除去壳、核，晒至干爽不黏。龙眼肉为常见的食疗保健品，其气香，味甜，被大多数人喜爱。其主产于福建、广西，以福建质量最佳，药用以广西产的为多。

【文献记载】

龙眼肉，性味：甘，温。补益心脾，养血安神。

龙眼肉始载于《神农本草经》，名龙眼，列为中品。《本草纲目》上说："龙眼、龙目，象形也。"

《开宝本草》记载："一名益智者，盖甘味归脾而能益智，非今益智子尔。"

《本草纲目》中称："食品以荔枝为贵，而资益则龙眼为良，盖荔枝性热，而龙眼性和平也"，可见龙眼药性平和。

《医林纂要·药性》中记载："补中益气，和脾，生血，交心肾于黄庭。"

《随息居饮食谱》中也有记载："补心气，安志定神；益脾阴，滋营充液。"

《泉州本草》上称其"壮阳益气，补脾胃。治妇人产后浮肿，气虚水肿，脾虚泄泻"。

【成分研究】

1. 糖类　龙眼干果肉中含糖量较高，约为 20%，其单糖和寡糖主要有三种，为果糖、葡萄糖和蔗糖。

2. 脂类　现已知龙眼肉中含有大豆脑苷脂Ⅰ、Ⅱ，龙眼脑苷脂Ⅰ、Ⅱ，苦瓜

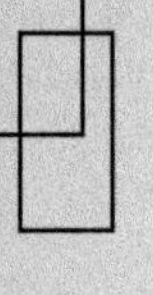

脑苷脂 I 及商陆脑苷脂 3 种 6 个酯类成分。

3. *核苷类*　龙眼肉中含有尿嘧啶、尿苷、次黄嘌呤核苷、鸟苷、胸苷、腺嘌呤、胸腺嘧啶、胞苷、腺苷 9 种核苷类成分。

4. *总黄酮*　龙眼总黄酮含量约为 15.48mg/100g。

5. *挥发性成分*　采用 GC-MS 分析鉴定龙眼肉 38 个挥发性成分，其主要含有正十五烷、正十三烷、邻苯二甲酸二（2-乙已基）酯等。

6. *氨基酸类*　是龙眼肉中丰富而重要的一类成分。龙眼含天冬氨酸、苏氨酸等 18 种氨基酸，总氨基酸含量在 3.0%～4.0%，干品略低于鲜品。

7. *其他*　龙眼肉中还含有没食子酸、鞣花单宁、鞣花酸等多酚类物质[1]，以及 Ca、Fe、Mg、Zn、Mn、Cu 等矿物质[2]。

【药理研究】

1. *抗应激作用*　实验表明，当遭受低温、高温、缺氧刺激时，桂圆提取物对小鼠具有明显的保护作用[3]。

2. *抗焦虑*　在小鼠冲突缓解试验中，桂圆提取物可显著增加小鼠的饮水次数，表明其具有明显的抗焦虑活性[4]。

3. *对内分泌的影响*　龙眼肉乙醇提取物对内分泌系统有一定影响，按照规定剂量给药可使雌性大鼠血清中催乳素含量显著降低，但雌二醇和睾酮只有在大剂量时才会受到影响，对促黄体生成素则无影响。

4. *抗氧化、抗衰老作用*　实验证明，龙眼肉干具有清除自由基的功能，表明其具有良好的抗氧化活性。另外，龙眼肉提取液对可加速机体老化的黄素蛋白酶–脑 B 型单胺氧化酶具有较强的选择性抑制作用[5]。

5. *抗菌作用*　龙眼肉水提液体外实验中可抑制奥杜盎小芽胞癣菌、痢疾杆菌等的增殖。

6. *抗肿瘤作用*　龙眼肉水浸液对人体宫颈癌细胞 JTC-26 的抑制率比已上市的抗癌化疗药博来霉素高 20%以上，超过 90%，可以与长春新碱媲美。

【食用方法】

1. *直接食用*　干品可直接食用，食疗每次不超过 6g。

2. *食疗*

（1）龙眼肉茶

功效：益心脾，补气血，安神益智。

原料：龙眼肉 10g，红茶 3g。

（2）龙眼肉粥

功效：养心安神，健脾补血。可用于心血不足之心悸、心慌、失眠、健忘、贫血，脾虚腹泻，浮肿，体质虚羸，以及神经衰弱，自汗盗汗等症。

原料：龙眼肉 20g，红枣 25g，粳米 120g。

【常用配伍】

龙眼肉配人参、当归、黄芪、酸枣仁，有补心脾，益气血，安心神的功效。

龙眼配伍党参、熟地，可治疗气阴不足，身体消瘦，失眠多梦。

龙眼配黄芪、白术，治疗脾气虚弱，统摄无权而致便血，月经过多，崩漏等。

【注意事项】

内有痰火及湿滞停饮者忌服。

《随息居饮食谱》曰："外感未清，内有郁火，饮停气滞，胀满不饥，诸候均忌。"

《本草汇言》曰："甘温而润，恐有滞气，如胃热有痰有火者，肺受风热，咳嗽有痰有血者，又非所宜。"

《广西中药志》曰："内有湿热者忌用。"

【药材真假伪鉴别】

龙眼肉伪品主要有三种，分别为掺红糖伪品、掺果酱伪品和以染色葡萄干、樱桃干冒充品。①掺红糖伪品是采用浓度高的红糖水浸泡制成的，形状、大小、颜色与龙眼肉极类似，但肉略厚，大小不均，糖质感强烈，糖味重，气微香，黏手，易吸潮，好似蜜饯，因此通常粘连严重，用水浸后呈黄棕色，有沉淀，且味甜；②掺果酱伪品，外形、大小、颜色与龙眼极类似，但常有颗粒异物吸附，光泽差，无细密的纵皱纹，有湿润感，易吸潮；③染色葡萄干、樱桃干冒充品为染色的葡萄干、樱桃干等，常数片黏结成块，表面皱不平，水浸后脱色，味微甜。

【参考文献】

[1] Rangkadilok N, Worasuttayangkurn L, Bennett RN, et al. Identification and quantification of polyphenolic compounds in Longan(Euphorialongana Lam.) fruit[J]. Journal of Agricultural and Food Chemistry, 2005, 53(5): 1387-1392.

[2] 黎中良，黄志伟，韦庆敏. 火焰原子吸收光谱法测定龙眼肉中微量元素[J]. 光谱实验室, 2006, 23(5): 1066-1069.

[3] 农兴旭, 李茂. 桂圆肉和蛤蚧提取液的药理作用[J]. 中国中药杂志, 1989, 14(6): 45-47.

[4] Okuyama E, Ebihara H, Takeuchi H, et al. Adenosine, the anxiolytic-like principle of the Arillus of Euphoria longana[J]. Planta Medica, 1999, 65(2): 115-119.

[5] 常敏毅. 龙眼肉、何首乌抗衰老功能的新说[J]. 中国食品, 1987, (2): 4.

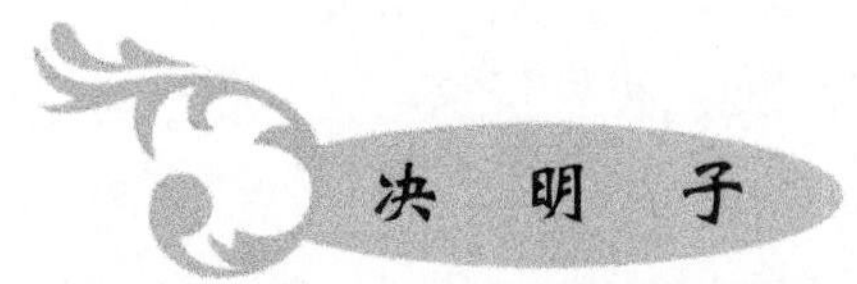

决 明 子

决明子又名草决明、羊明、羊角、马蹄决明、还瞳子、狗屎豆、假绿豆、马蹄子、羊角豆、野青豆、大号山土豆、猪骨明、猪屎蓝豆、夜拉子、羊尾豆,《中国药典》2015年版记载本品为豆科决明属植物决明或小决明的干燥成熟种子。决明子不仅具有广泛的药用价值，而且还是一味较好的保健药品，可用来制作决明子果冻、决明子冰淇淋等食品。

【文献记载】

决明子，性味：甘、苦、咸，微寒。清热明目，润肠通便。

决明子始载于《神农本草经》。

《名医别录》上说："决明子生龙门川泽"。

《本草经集注》上记载："龙门乃在长安北，今处处有，叶如茳芒，子形似马蹄，呼为马蹄决明。"

《药性论》中称决明子："利五脏，除肝家热。"

《本草考汇》曰："味咸走血，气寒治热。"

《本草正义》中记载："……明目，乃滋益肝肾，以镇潜补阴为义……最为有利无弊。"

《本草求真》记载："决明子，除风散热……故为治目收泪止痛要药。并可作枕以治头风，但此服之太过，搜风至甚，反招风害，故必合以蒺藜、甘菊、枸杞……相为补助，则功更胜。"

【成分研究】

1. *蒽醌类* 大黄酚、葡萄糖基黄决明素、大黄素甲醚、美决明子素、黄决明素、奎司丁、决明素、橙黄决明素、芦荟大黄素等蒽醌类化合物是决明子中的主要成分之一，占总成分的1.0%左右。

2. *脂肪酸类* 决明子含亚麻酸、棕榈酸、十八酸、亚油酸等油脂类成分4.65%～5.79%。

3. *多糖类* 决明子中的多糖类成分主要是水溶性多糖，是由半乳糖和甘露糖形成的半乳甘露聚糖[1]。

4. *矿物质和氨基酸* 决明子含有Zn、Fe、Mg、Ca等矿物质，还含有天门冬氨酸、里胱氨酸、组氨酸等氨基酸类成分。

5. *其他* 除以上成分外，决明子中还含有胆甾醇、豆甾醇、β-谷甾醇、决明内酯、决明蒽酮、决明子内酯、决明子苷等萘并-吡咯酮类成分，以及少量锦葵酸、苹婆酸及菜子甾醇。

【药理研究】

1. 抗急性肝损伤　动物实验表明，决明子乙醇提取物具有显著提高血清和肝线粒体中超氧化物歧化酶活性的作用，对大鼠急性肝损伤具有保护作用[2]。

2. 降血压　实验表明，决明子具有比利血平更为显著的降血压作用，具体表现为收缩压和舒张压同时明显降低。

3. 降血脂、降血糖与调节免疫　决明子中所含有的蒽醌衍生物和蛋白质类成分，可明显降低高脂血症小鼠血清中的总胆固醇和三酰甘油浓度，表明其具有显著的降血脂作用。动物实验结果证明，决明子提取物确能显著降低机体内血脂与血糖[3]。同时，蒽醌苷能够显著增强小鼠细胞免疫功能。

4. 泻下　决明子中含有蒽醌、多糖及纤维素等具有泻下作用的活性成分，其中蒽醌类成分泻下效果最强，如大黄素、大黄酚等都具有显著的通便泻下的作用。

5. 抗菌　决明子对大肠杆菌、铜绿假单胞菌有较佳的抑菌效果，对金黄色葡萄球菌、变形杆菌、枯草杆菌、伤寒杆菌、白色念珠菌等常见致病菌具有中度抑制作用，而对痢疾杆菌的抑菌效果较弱。

6. 防治糖尿病肾病　决明子防治糖尿病肾病。实验发现，其可以显著降低体内血脂和肌酐水平，减轻肾小球肥大、系膜细胞增生和细胞外基质堆积[4]。

7. 抗氧化　实验研究结果表明决明子，不论是醇提物，还是水提物，都具有抗氧化活性。

【食用方法】

（1）决明子粥

功效：清肝，明目，通便。

原料：决明子（炒）10～15g，粳米 50g，冰糖适量。

（2）杞菊决明子茶

功效：清肝泻火，养阴明目，降压降脂。

原料：枸杞子 10g，菊花 3g，决明子 20g。

【常用配伍】

决明子配菊花、桑叶、青葙子，可用于风热上壅所致目赤肿痛，羞明多泪。

决明子配栀子、木贼草、夏枯草，清肝泻火，用于肝火上扰目赤肿痛。

决明子配瓜蒌仁、郁李仁，润肠通便，用于肠燥便秘。

【注意事项】

《本草用法研究》曰：“有虚弱性腹泻者忌用”。

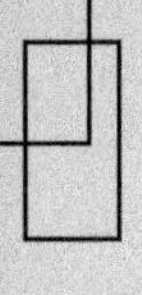

《福建药物志》曰：“孕妇慎用”。

【参考文献】

[1] 章晋武. 决明子多糖的结构及其对仔猪生长、免疫和肠道微生态的影响研究[D]. 南昌：南昌大学, 2005.

[2] 崔香玉. 决明子乙醇提取物对大鼠急性肝损伤的保护作用[J]. 延边大学医学学报, 2009, 29(4): 244-246.

[3] 耿成燕, 姜丽平, 宫德正, 等. 壳聚糖、桑叶与决明子提取物对大鼠体脂、血脂与血糖的影响[J]. 中国临床康复, 2005, 39(9): 112-114.

[4] 李龙, 杨明正, 陈应强, 等. 决明子对实验性大鼠糖尿病肾病疗效观察[J]. 中国中西医结合杂志, 2006, (25): 71-72.

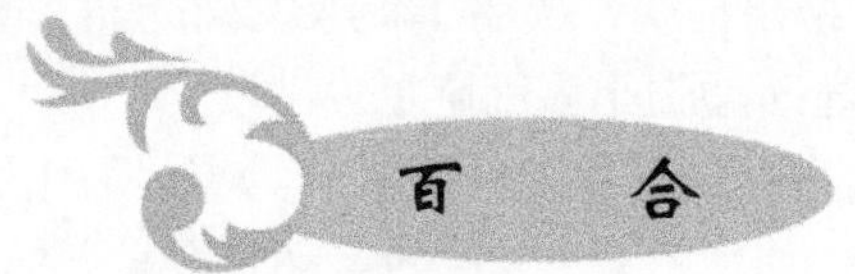

百　合

百合又名野百合、喇叭筒、山百合、药百合、家百合，其拉丁文名为 *Lilii bulbus*。《中国药典》2015 年版记载本品为百合科植物卷丹、百合或细叶百合的干燥肉质鳞片。百合具有清阴润肺、清心安神的功能。主治阴虚燥咳，痨嗽咳血，虚烦惊悸，精神恍惚。

【文献记载】

百合，性味：甘、苦，微寒，平。归心、肺经。

《雷公炮制药性解》记载：“入心肺、大、小肠四经”。

《本草汇言》记载：“入手足太阴，手足厥阴，手足阳明经”。

《大明本草》记载：“安心定胆，益志养五脏”。

《雷公炮制药性解》记载：“味甘，性平无毒，入心肺大小肠四经”“攻发背，消痈肿，除胀满，利二便”。

《神农本草经百种录》记载：“百合味甘平。主邪气，腹胀心痛，肺气不舒之疾”“补中，甘能补脾。益气。肺主气，补肺则气益矣”。

《本草备要》记载：“百合润肺止嗽……润肺宁心，清热止嗽，益气调中，止涕泪，利二便。……治浮肿胪胀，痞满寒热，疮肿乳痈，伤寒百合病……亦清心安神之效耳。”

《证类本草》记载：“主邪气腹胀，心痛，利大小便，补中益气，除浮肿胪胀，痞满，寒热，通身疼痛，及乳难，喉痹，止涕泪。”

《日华子本草》云：“白百合，安心定胆，益志，养五脏，治癫邪、啼泣、狂叫、惊悸，杀蛊毒，气、乳痈、发背及诸疮肿，并治产后血狂运”。

《得配本草》记载："百合甘、苦、平。入手太阴及手少阴经。润肺宁心，清热止嗽，利二便，除浮肿，疗虚痞，退寒热，定惊悸，止涕泪，治伤寒百合病"。

《本草经解》记载："主邪气腹胀心痛，利大小便，补中益气，百合气平，禀天秋平之金气，入手太阴肺经，味甘无毒，得地中正之土味，入足太阴脾经，气降味和，阴也，肺主气，气逆则腹胀心痛，谓之邪者，盖非其位则为邪也，百合甘平，平则气降，气化及于州都，则小便利"。

《千金翼方》记载："百合，主邪气腹胀，心痛，利大小便，补中益气，除浮肿胪胀，痞满寒热，通身疼痛，及乳难，喉痹肿，止涕泪"。

《本草经集注》记载："主治邪气腹胀，心痛，利大小便，补中益气。除浮肿，胪胀，痞满，寒热，通身疼痛，及乳难喉痹肿，止涕泪"。

《本草乘雅半偈》记载："主邪气，腹胀，心痛，利大小便，补中，益气"。

《本草备要》记载："润肺宁心，清热止嗽，益气调中，止涕泪（涕泪，肺肝热也）"。

苏颂曰："病名百合，而用百合治之，不识其义"。

李士材曰："亦清心安神之效耳"。

《本草蒙筌》记载："除时疫咳逆"。

《日华子本草》记载："安心，定胆，益志，养五脏"。

《本草衍义》记载："治伤寒坏后百合病"。

《本草从新》记载："朱二允云：久嗽之人，肺气必虚，虚则宜敛。百合之甘敛，甚于五味之酸收也"。

【成分研究】

1. 酚酸甘油酯　麝香百合中含有 1, 3-O-二阿魏酰基甘油、1-O-阿魏酰-3-O-P 香豆酰基甘油、1-O-阿魏酰甘油、1-O-P 香豆酰基甘油等酚酸甘油酯成分。

2. 苷类　百合中含有胡萝卜苷、正丁基 β-D-吡喃果糖苷，以及甾体糖苷等成分。某些甾体皂苷对小鼠咳嗽具有镇咳作用。

3. 生物碱　20 世纪中叶，研究人员就已经发现百合中含有具有抗癌活性的秋水仙碱。

4. 矿物质　百合含有 Fe、Ca、Zn、P 等人体必需矿物质。文献报道称湖南产食用百合比兰州百合的矿物质总含量高，其中 Fe 含量高出 5 倍，Zn 含量高出 10 倍[1]。

5. 其他类成分　百合中除了含有蛋白质、脂肪、纤维素和多种维生素，还含有 β-谷甾醇、豆甾醇、大黄素，以及多种磷脂成分，如脑磷脂、卵磷脂等。

【药理研究】

1. 抗癌作用　早已被证实百合可以通过阻断肿瘤细胞分裂而实现抑制癌细

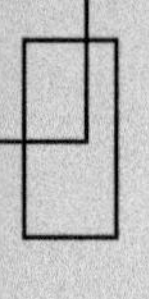

胞增殖的作用，其对乳癌的抑制效果尤其显著。

2. 抗氧化活性　百合所含粗多糖可以通过升高超氧化物歧化酶、过氧化氢酶和谷胱甘肽酶的活性，而具有抗氧化作用。

3. 对呼吸系统的影响　小鼠二氧化硫所致咳嗽实验已经充分证实百合止咳作用显著。并且，百合水提液对氨水引起的小鼠咳嗽也有止咳作用。百合蜜制后，可增强对上述两种刺激性咳嗽的止咳作用。此外，百合还具有祛痰和平喘作用。

4. 耐缺氧与抗疲劳作用　百合经水提取后具有增强正常小鼠常压耐缺氧的作用，并延长异丙肾上腺素所致耗氧增加小鼠的存活时间，水提醇沉液也具有该效果。此外，百合水提液还可以明显延长多种情况下的小鼠游泳时间。

5. 免疫调节作用　动物实验结果表明，百合粗多糖具有免疫促进作用，使免疫低下小鼠的免疫力提高。水溶性多糖也具有免疫调节作用。

6. 其他药理作用　百合水提液对某些药物有促进或协同作用，如使戊巴比妥钠睡眠时间明显延长，显著提高域下量戊巴比妥钠睡眠率，并且可以抑制迟发型过敏反应。

【食用方法】

百合花茶：排毒、美容养颜。

百合金菊茶：清肝明目、利咽消肿，适用于内热、咽喉肿痛、肝热目赤等。

百合洋参茶：清热润肺、养心安神、养颜抗衰。

百合银花粥：清热消炎、生津解渴。

绿豆百合粥：清热解毒、利水消肿。

清蒸百合：益气养阴润肺。

蜜汁百合：滋润心肺，润肠通便。

百合莲子粥：养胃缓痛、补心安神。

【常用配伍】

百合配款冬花，润肺止咳，适宜肺虚燥咳，久嗽不止，痰中带血之症。

百合配天门冬，润肺之中有滋胃之功，清肺之中有敛肺之力，故无论阴伤肺燥，或肺肾阳虚，或肺阴不足兼肺气损伤者，均可选用。

百合配鸡子黄，既能滋阴润燥，又可宁神定志，使心阴得养则心神自宁，心神得安则心阴可救。

百合配玉竹，二者皆为甘寒之品，具清肺养阴、清热生津之效，相须使用，常互增其疗效，然百合尚归心经，具清心安神之效，可用于虚烦惊悸，失眠多梦之症，为百合病之要药。

百合配枸杞子，二者皆有滋阴润燥、润肺止咳之效，可用治肺热久咳，痰中带血之症，但百合入心经，具清心安神之效，用治百合病。枸杞子入肾，功专滋补肝肾，清肝明目，可用治肝肾阴虚，头晕目眩，视力下降，腰膝酸软，遗精消渴等症。

百合配地黄，清心安神，气血同治，主治热病后余热未清，精神恍惚，行止坐卧不安。

【注意事项】

《本经逢原》曰："中气虚寒，二便滑泄者忌之"。

《本草求真》曰："初嗽不宜遽用"。

《雷公炮制药性解》曰："百合性润，故入心肺诸经，虽能补益，亦伤肺气，不宜多服"。

《得配本草》曰："肠滑者禁用。多服伤脾气，中气寒则下陷"。

《本草正义》曰："百合，乃甘寒滑利之品"。

【参考文献】

[1] 丁敬敏, 叶爱英, 姚成. ICP-AES 法测定百合中的微量元素[J]. 广东微量元素科学, 2008, 15(4): 37-40.

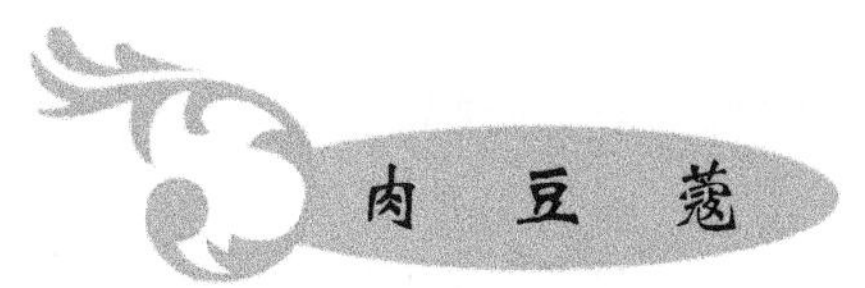

肉 豆 蔻

肉豆蔻又名豆蔻、肉果、顶头肉、玉果、迦拘勒、扎地、麻失。其拉丁文名为 *Myristicae semen*。《中国药典》2015 年版记载本品为肉豆蔻科植物肉豆蔻的干燥种仁。肉豆蔻作药用时，具有温中行气，涩肠止泻的作用。主治脾胃虚寒，久泻不止，脘腹胀痛，食少呕吐。除作药用外，肉豆蔻还可作调味品、工业用油原料等。肉豆蔻是一种重要的香料、药用植物。

【文献记载】

肉豆蔻，性味：辛、苦，温。温中行气，涩肠止泻。

陈藏器云："大舶来即有，中国无"。

《本草纲目》中记载："肉豆蔻，花结实，状虽似草豆蔻，而皮肉之颗则不同类，外有皱纹，而肉有斑缬，纹如槟榔纹，最易生蛀，惟烘干密封，则稍可留。"

《开宝本草》中称肉豆蔻："温中，治积冷心腹胀痛，霍乱中恶，呕沫，冷气，消食止泄，小儿乳霍。"

《本草求原》有记载"治肾泄，上盛下虚，诸逆上冲，元阳上浮而头痛"。

《本草衍义》上说："肉豆蔻，善下气，多服则泄气，得中则和平其气。"

《本草经疏》记载："肉豆蔻，辛味能散能消，温气能和中通畅。其气芬芳，香气先入脾，脾主消化，温和而辛香，故开胃，胃喜暖故也。故为理脾开胃、消宿食、止泄泻之要药。"

《本草汇言》记载："肉豆蔻，为和平中正之品，运宿食而不伤，非若枳实、莱服子之有损真气也；下滞气而不峻，非若香附、大腹皮之有泄真气也；止泄泻而不涩，非若诃子、罂粟壳之有兜塞掩伏而内闭邪气也。"

【成分研究】

1. 脂肪油与挥发油　肉豆蔻种仁油脂含量较多，其中含三肉豆蔻酸甘油酯、三油酸甘油酯、肉豆蔻酸甘油酯等脂肪油 25%～46%，另外还含有 10%左右的挥发油成分，包括 α-蒎烯、β-蒎烯、香桧烯、γ-松油烯、冰片烯、柠檬烯、β-水芹烯、α-松油醇、对聚伞花素、α-异松油烯、松油-4-烯醇等。

2. 毒性物质　研究证明，肉豆蔻中含有约 4%的有毒性成分肉豆蔻醚（myristicin）。

3. 其他成分　除上述成分，本品中还有 30%左右的淀粉，以及蛋白质及少量的蔗糖、多聚木糖、果胶、皂苷等。

【药理研究】

1. 止泻作用　各种肉豆蔻的炮制品，都具有抑制小鼠小肠推进、涩肠止泻的功能，且作用显著。

2. 对心血管系统的作用　肉豆蔻挥发油具有减慢心率的作用，可降低心律失常的发生率，并对大鼠心肌缺血再灌注损伤具有保护作用[1]。

3. 对神经系统的作用　据研究报道，肉豆蔻中所含某些化合物与已知的具有中枢神经调节作用的化合物结构类似[2]。实验结果显示，其可抑制谷氨酸细胞毒性作用，抑制脂多糖所诱导的 iNOS 的表达，在体外对鼠性 BV2 小胶质细胞具有抗氧化及神经保护作用。也可能是由于其代谢产物中具有该作用化合物。

4. 抗肿瘤及免疫调节作用　体外抗肿瘤实验结果表明，不论是圆型，还是长型肉豆蔻，其挥发油均可以抑制癌细胞 HepG-2、SGC-7901 和 KB 的增殖，并呈现剂量依赖[3]。另研究表明，肉豆蔻乙醇提取物可抑制 S180 肉瘤生长，且低、中、高剂量都可以提高免疫器官的脏器指数，增加 S180 荷瘤小鼠 T 淋巴细胞比例[4]。

5. 抗炎镇痛及抗菌作用　肉豆蔻中含有明显镇咳、祛痰、镇静、镇痛作用的甲基丁香酚。其挥发油成分可抗霉菌，且效果显著，对各种霉菌的最低抑菌浓度和最低杀菌浓度相等。

6. 保护肝脏作用　实验研究证实，肉豆蔻木脂素可以通过激活促细胞分裂剂激活蛋白激酶信号通路，而起到保护肝脏的作用。

7. 抗氧化清除自由基作用　肉豆蔻所含有的精油成分抗氧化活性良好，具有较好的清除羟自由基、DPPH 自由基和超氧阴离子自由基的能力。另有研究报道称，其木质素类化合物也具有较好抗氧化活性[5]。

【食用方法】

（1）豆蔻饼

功效：温中，健脾，消食，止泻。适用于小儿脾虚腹泻或受凉后所致的水泻。

原料：肉豆蔻 30g，面粉 100g，生姜 120g，红糖 100g。

（2）豆蔻粥

功效：温中和胃。主伤寒后，脾胃虚冷，呕逆不下食。

原料：肉豆蔻（去壳，别作末）1 枚，粳米 70g。

【常用配伍】

肉豆蔻配诃子、四君子汤，补气健脾，涩肠止泻，治疗脾虚久泻久痢，胀满喜暖。

肉豆蔻配补骨脂、吴茱萸、五味子，温补脾肾，祛寒止泻，治疗脾肾阳虚，大便稀溏或五更泄泻。

肉豆蔻配熟附子，温中散寒，治疗久泻而胃寒腹冷。

肉豆蔻配黄连，寒温同用，治疗赤白下痢，脏腑虚寒而肠道湿热不清。

【注意事项】

湿热泻痢及阴虚火旺者禁服。用量不宜过大，过量会引起中毒，出现神昏、瞳孔散大及惊厥。人服肉豆蔻粉 7.5g，可引起晕眩，甚至谵语、昏睡，大量可致死亡。

《本草经疏》曰：“忌铜铁器。大肠素有火热及中暑热泄暴注，肠风下血，胃火齿痛及湿热积滞方盛，滞下初起，皆不宜服。”

《雷公炮炙论》曰：“勿令犯铜”。

【参考文献】

[1] 王阳, 马瑞莲, 马睿婷, 等. 蒙药肉豆蔻挥发油对大鼠心肌缺血再灌注损伤的保护作用[J]. 内蒙古医学院学报, 2010, 32(2): 124-128.

[2] 姜美子, 李莉, 毛翘, 等. 肉豆蔻提取物对鼠性小胶质细胞的作用机制[J]. 中国老年学杂志, 2010, 30(9): 1259-1261.

[3] 王远志, 李宏志. 两种肉豆蔻挥发油对人癌细胞体外增殖影响的比较研究[J]. 辽宁中医杂志, 2008, 35(6): 847-848.

[4] 裴凌鹏, 崔箭. 维药肉豆蔻体内抗肿瘤及其免疫调节作用的实验研究[J]. 中国民族民间医药杂志, 2009, 18(3): 23-24.

[5] 王莹, 杨秀伟, 陶海燕, 等. 商品肉豆蔻挥发油成分的 GC-MS 分析[J]. 中国中药杂志, 2004, 29(4): 339-342.

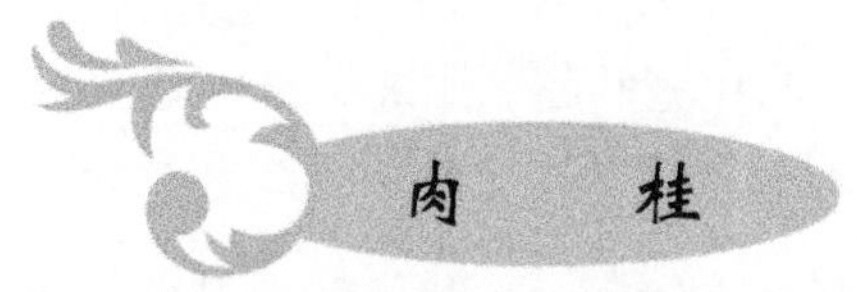

肉　桂

肉桂，又名玉桂、牡桂、菌桂、筒桂、大桂、薄桂、辣桂，其拉丁文名为 *Cinnamomi cortex*。《中国药典》2015 年版记载本品为樟科常绿乔木植物肉桂的干皮和粗枝皮，因剥取部位及品质的不同而加工成多种规格，常见的有企边桂、板桂、油板桂、桂通等。肉桂具有补火助阳，引火归元，散寒止痛，温通经脉的功能。主治阳痿、宫冷、心腹冷痛、虚寒吐泻、经闭、痛经。

【文献记载】

肉桂，性味：辛、甘，热。归肾、心、脾、肝经。补火助阳、引火归源、散寒止痛、温经通脉。

《神农本草经》记载："主上气咳逆，结气喉痹吐吸，利关节，补中益气"。

《别录》记载："主心痛，胁风，胁痛，温筋，通脉，止烦、出汗。主温中，利肝肺气，心腹寒热、冷疾，霍乱转筋，头痛，腰痛，止唾，咳嗽，鼻齆；能堕胎，坚骨节，通血脉，理疏不足；宣导百药，无所畏"。

《医学启源》记载："补下焦不足，治沉寒痼冷及表虚自汗"。

《汤液本草》记载："诸桂数等，皆大小老壮之不同"。

《本草汇言》记载："治沉寒痼冷之药也""壮命门之阳，植心肾之气，宣导百药，无所畏避"。

《本草经疏》记载："夫五味辛甘发散为阳，四气热亦阳；味纯阳，故能散风寒；自内充外，故能实表；辛以散之，热以行之，甘以和之，故能入血行血，润肾燥"。

《本草求真》记载："有鼓舞血气之能，性体纯阳，有招导引诱之力"。

【成分研究】

1. *黄酮类*　肉桂含有山柰酚、异鼠李亭 3-O-芦丁苷、荭草苷等黄酮类成分[1]。

2. *芳香类*　饮食中肉桂常作为香料，其含有丰富的芳香类化合物，如 2′-Hydroxy-innamald-ehyde[2]、3, 4, 5-三羟基苯酚-β-D-洋芫荽糖（1→6）-β-D-吡喃葡萄糖苷[3]、3-（2-hydroxyphenyl）-propanoic acid 及其他的氧苷[4]、Trans-3-methylsulphonylallyl。

3. *挥发油*　肉桂中含有芳萜类、烃类、香醛类、芳香酯类和脂肪酸类成分的挥发油，其中桂皮醛和肉桂醛含量最高，其余还有龙脑、石竹烯、斯巴醇、α-松油醇、γ-榄香烯、愈创醇等。

4. 糖类　肉桂含总糖量约为30%，其中少部分为还原糖，绝大部分为多糖。文献报道，多糖是肉桂发挥降血糖、降血脂、抗凝血，甚至抗癌的主要物质。

【药理研究】

1. 抗血小板凝聚作用　抗血小板凝聚、抗血栓形成是肉桂主要药效作用。大鼠体外凝血实验结果证实，桂皮醛可显著抑制血小板的聚集；体内实验中，桂皮醛能够显著延长小鼠断尾后的出血、凝血时间，减轻血栓重量[5]。另外，肉桂成分中石油醚部位，可降低大鼠的全血黏度及全血还原黏度，具有活血化瘀的作用[6]。

2. 对心血管的作用　肉桂对体内血管、冠状动脉和脑血管都具有显著的扩张作用，能持续性扩张末梢血管，改善微循环，对心脏也有抑制作用。肉桂中的主要成分肉桂醛对平滑肌有罂粟样作用，可扩张外周血管，降低血压，在对家兔离体心脏实验中发现桂皮对心脏有抑制作用，也有持续扩张末梢血管的作用[7]。此外，麻醉犬静脉注射肉桂1～2min时，冠状动脉和脑血流量有明显增加，血管阻力也下降，表明肉桂对冠状动脉和脑血管有短暂扩张作用[8]。

3. 对免疫功能的作用　对免疫系统，肉桂表现出一定的抑制免疫功能作用。在对肉桂多分提取物CDT进行了体内和体外免疫抑制活性的研究中得出：在体外细胞模型实验中CDT对丝裂原及抗CD3抗体诱导的淋巴细胞增殖均有明显的抑制作用，表现出良好的免疫抑制活性；在体内动物模型CDT通过抑制T细胞的功能进而抑制了小鼠迟发型超敏反应[9]。

4. 抗肿瘤作用　肉桂能够提高人体免疫力，抗辐射，抗诱变，并且对多种肿瘤细胞都有抑制作用，其功能成分主要是肉桂醛。当肉桂醛作用于HeLa细胞、A-549细胞和HepC2细胞时，在光镜下可以观察到三种细胞都出现空泡、肿胀、变圆、细胞间融合、脱落等一系列变化。而且MTT结果也表明肉桂醛对三种肿瘤细胞有抑制作用[10]。桂皮醛还可以抑制人恶性黑素瘤细胞A375增殖，同时可抑制A375细胞分泌VECF，进而达到抗肿瘤新生血管形成的作用[11]。

5. 抗菌作用　目前为止，已经有不少研究报道肉桂具有良好的抑菌作用，且抗菌谱广，体内外作用均明显。肉桂精油对细菌、真菌和酵母均有很强的抑制作用，作用效果以真菌最显著，其次为酵母，而后为细菌[12]。肉桂油中不饱和桂皮醛和酚类，具有较好的防腐抑菌作用，此外，肉桂油还具有驱虫的作用，这样一来，将肉桂油制成驱虫剂和防腐剂很可行。

6. 其他作用　肉桂所含有的肉桂油、桂皮醛、肉桂酸钠等成分，具有镇静、镇痛、解热、抗惊厥的作用。肉桂对胃肠道有温和的刺激作用，可促进唾液及胃液分泌，增强消化功能，排除消化道积气，缓解胃肠痉挛性疼痛，能抑制胃溃疡形成。另外，肉桂中含有的多酚类物质可增强胰岛素生物学活性，具有降血糖、抗氧化等作用。

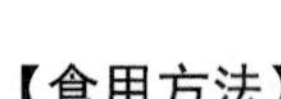

【食用方法】

1. 茶饮　肉桂红糖茶：桂皮 3～6g，红糖 12g 水煎去渣而得，可治产后腹痛；桂皮 3g，山楂肉 9g，红糖 30g 煎煮可治月经来潮时腹胀痛。

2. 食疗

（1）羊肉肉桂汤

功能：温中健胃，暖腰膝，治腹冷、气胀。

原料：桂皮 6g，羊肉 500g。

（2）黄芩鸡

功能：调养躯体疲劳，体力下降。

原料：肉桂 12g，黄芩 30g，陈皮 15g，公鸡一只。

（3）肉桂粥

功能：健脾补肾，散寒止痛适用于脾肾阳虚所致的脘腹冷痛，食欲不振，四肢不温，胃寒呕吐，腰膝冷痛，小便清长，大便溏薄及女子虚寒痛经等。

原料：肉桂 5g，大米 50g，红糖适量。

（4）肉桂乳鸽汤

功能：补肾阳，治疗老人夜尿多。

原料：肉桂 3g，蒜末 5g，乳鸽一只。

【常用配伍】

肉桂配山楂，逐寒祛瘀，温经止痛，活血调经，用于女子痛经。

肉桂配丁香，辛温助阳，温托化脓，治痘疮灰塌及小儿腹泻。

肉桂配附子，温里助阳，引火归源，助阳消阴，以增温补肾阳之功，可治肾阳不足之腰痛脚肿，下身有冷感，少腹拒急，小便不利，白带过多等多种症状。

肉桂配人参、白术、肉豆蔻等，温阳益气，健脾助运，治疗脾肾阳虚，食少便溏，完谷不化。

肉桂配沉香、黑锡、硫黄、补骨脂等，用于肾虚阴寒内盛，上盛下虚，痰涌胸中上气喘促，肢厥气脱。

肉桂配黄连，阴从阳化，水火相济，心肾交通，用于心火偏亢，不能下交于肾，肾阳不足，不能上济于心，心肾不交，怔忡失眠。

肉桂配熟地、玄参、牛膝等，使虚火下降，阴阳平衡，可用于阴虚而阴不敛阳，虚火上浮，面部浮红轰热，眩晕耳鸣，舌糜口烂，两足发冷，牙齿浮痛，舌质嫩红。

肉桂配青黛、黄柏，可用于虚火上火，口疮色而有白斑细点等症状。

肉桂配干姜、甘草，可治虚寒阴火的急喉痹，喉咙肿痛痰多等症状。

肉桂配黄柏、知母，通阳化气利关窍，用于湿热蕴结膀胱，气化不行之小便不通。

肉桂配干姜、白术、木香，温中祛湿止痛，用于寒湿伤中，腹中绞痛，吐泻不止。

肉桂配大黄，一寒一热，相互制约，并调阴阳，合收振脾阳、通大便之功，主要用于肝郁多怒，胃郁气逆所致吐血。

【注意事项】

《药对》曰："忌生葱、石脂"。

《医学启源》曰："春夏为禁药也"。

李东垣曰："血热证忌桂，用桂忌用诸葱"。

《本草通玄》曰："忌见火"。

《本经逢原》曰："脉虚无力者宜；阴虚失血，脉弦细无力者忌服"。

《得配本草》曰："痰嗽咽痛、血虚内燥、孕妇、产后血热四者禁用"。

《本草求真》曰："精亏血少，肝盛火起者切忌"。

《本草经疏》曰："血崩血淋尿血，阴虚吐血咯血，鼻衄齿衄，汗血，小便因热不利，大便因热燥结，肺热咳嗽，产后失血过多，及产后血虚发热，小产后血虚寒热，阴虚五心烦热，似中风口眼歪斜，失音不语，语言謇涩，手足偏枯，中暑昏晕，中热腹痛，妇人阴虚少腹痛，一切温热病头疼口渴，阳证发斑发狂，小儿痧疹腹疼作泻，痘疹血热干枯黑陷，妇人血热经行先期，妇人阴虚内热经闭，妇人阴虚寒热往来，口苦舌干，妇人血热经行作痛，男妇阴虚内热外寒，中暑泻利暴注如火热，一切滞下纯血，由于心经伏热，肠风下血，脏毒便血，阳厥似阴，梦遗精滑，虚阳数举，脱阴目盲等三十余证，法并忌之。"

【参考文献】

[1] 梅文莉, 瞿书华, 陈昌祥, 等. 锡兰肉桂中的黄酮类化合物[J]. 云南植物研究, 2001, 23(3): 394-396.

[2] Kwon BM, Cho YK, Lee SH, et al. 2′-Hydroxycinnamaldehyde from stem bark of Cinnamomum cassia[J]. Planta Medica, 1996, 62(2): 183-184.

[3] Miyamura M, Nohara T, Tomimatsu T. Nishioka Itsuo studies on the constituents of Cinnamomi Cortex. Part 8 seven aromaticcompounds from bark of Cinnamomumh cassia[J]. Phytochemistry, 1983, 22(1): 215-218.

[4] Tanaka S, Yoon YH, Fukui H, et al. Antiulcerogenic compounds isolated from Chinesecinnamon[J]. Planta Medica, 1989, 55(3): 245-248.

[5] 黄敬群, 罗晓星, 王四旺, 等. 桂皮醛抗血小板聚集和血栓形成的特点[J]. 中国组织工程研究, 2006, 10(31): 34-36.

[6] 曾俊芬, 鲁建武, 宋金春. 肉桂活性部位对大鼠凝血功能及血液流变学的影响[J]. 中国医院药学杂志, 2015, 35(21): 1937-1940.

[7] 萧万超. 肉桂的利用及药理作用[J]. 特种经济动植物, 2001, 20(6): 41-43.

[8] 方琴. 肉桂的研究进展[J]. 中药新药与临床药理, 2007, 18(3): 249-252.

[9] 姜伟奇. 肉桂多分提取物CTD免疫抑制作用研究及蟾酥抗肿瘤作用与免疫活性研究[D]. 上海: 上海中医药大学, 2013.

[10] 陈立平, 张慧萍, 陈光, 等. 肉桂油成分分析及肉桂醛体外抗肿瘤活性研究[J]. 中国微生态学杂志, 2012, 24(4): 327.

[11] 周凌, 鲁元刚, 杨桂红, 等. 肉桂醛对恶性黑素瘤 A375 细胞增殖和分泌 VECF 的影响[J]. 第三军医大学学报, 2012, 34(7): 602.

[12] 顾仁勇, 傅伟昌, 李佑稷, 等. 肉桂精油抑菌及抗氧化作用的研究[J]. 食品研究与开发, 2008, 29(10): 31-32.

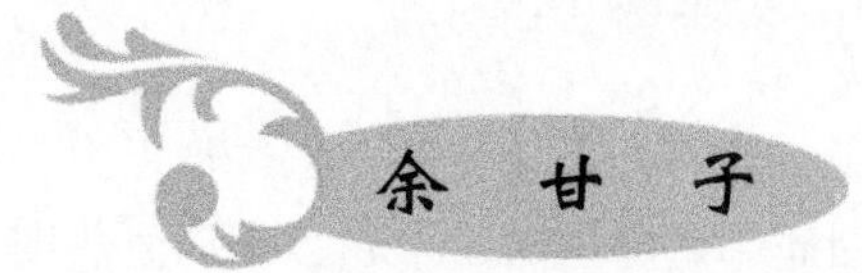

余 甘 子

余甘子，又名喉甘子、庵罗果、牛甘果、久如拉、鱼木果、橄榄子。其拉丁文名为 *Phyllanthi fructus*。《中国药典》2015 年版记载本品为大戟科植物余甘子的干燥成熟果实，采收于冬季至次春果实成熟时。果实酸中略带一丝苦涩，回味起来又是甘甜的，因而得名余甘子。余甘子是一味常用的藏药，具有清热凉血，消食健胃，生津止咳的作用。主治感冒发热，血热血瘀，消化不良，咳嗽喉痛，口干及维生素 C 缺乏症，在藏药中主治培根病、赤巴病、血病、高血压等。

【文献记载】

余甘子，性味：甘、酸、涩，凉。清热利咽，润肺化痰，消食健胃，生津止渴。

《新修本草》记载："主风虚热气"。

《本草拾遗》记载："主补益，强气力。取子压取汁和油涂头生发，去风痒，初涂发脱，后生如漆"。

《海药本草》记载："主丹石伤肺，上气咳嗽。久服轻身，延年长生"。

《本草衍义》记载："解金石毒，为末作汤点服"。

《绍兴本草》记载："作果实食之，以解酒毒"。

《本草纲目》记载："解硫黄毒"。

《南宁市药物志》曰："清凉解毒，治喉痹"。

《福建中草药》曰："消食化滞。治食积呕吐，腹痛，泄泻"。

【成分研究】

1. 有机酸　余甘子含约 26%的油脂，主要有亚麻酸、硬脂酸、肉豆酸、亚油

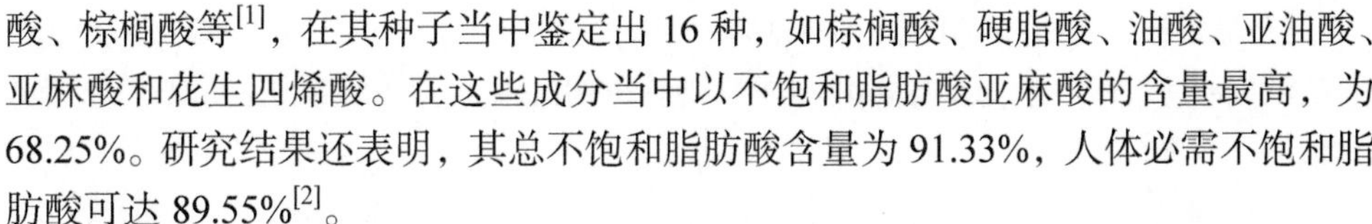

酸、棕榈酸等[1]，在其种子当中鉴定出 16 种，如棕榈酸、硬脂酸、油酸、亚油酸、亚麻酸和花生四烯酸。在这些成分当中以不饱和脂肪酸亚麻酸的含量最高，为 68.25%。研究结果还表明，其总不饱和脂肪酸含量为 91.33%，人体必需不饱和脂肪酸可达 89.55%[2]。

2. *酚类*　余甘子含有大量酚类成分，如没食子酸、鞣花酸、诃尼酸、诃子酸、3-乙基没食子酸、桂皮酸、5-羟甲基糠醛等。

3. *挥发油*　余甘子挥发油类成分亦较丰富，如含 β-波旁烯（30.15%）、二十四醇（14.42%）、二十四烷（9.67%）、丁香油酚（8.25%）、β-丁香烯（8.56%）[3]。

4. *矿物质与氨基酸*　余甘子中含 K、Ca、Me、Mn、Zn、Fe、Na、Se 等矿物质，以前三者含量最高。余甘子含有 18 种氨基酸，其中含有的 8 种人体必需氨基酸，含量高达 59.62mg/dL，占总氨基酸含量的 37. 9%，以苏氨酸含量最多，其次是组氨酸[4]。

5. *其他*　还有研究表明，余甘子中糖类、香豆素含量丰富，而且还含有维生素 C、维生素 E、超氧化物歧化酶等[5]。

【药理研究】

1. *保护肝脏作用*　余甘子可通过诱导毒物代谢，促进 RNA 胞质转运，减少炎症因子释放，减少氧自由基含量等多重途径，皆同起到保护肝脏的作用。药理学实验表明，余甘子可对抗由四氯化碳、D-半乳糖胺、对乙酰氨基酚、硫代乙酰胺所造成的急性肝损伤[6]。另外，余甘子的提取物还能降低体内碱性磷酸酶、丙二醛、谷草转氨酶等的含量和肝脏系数，增强血清 SOD 活性，改善肝脏组织病理损伤[7]。

2. *降低血脂、抗动脉粥样硬化作用*　余甘子对心血管系统有较大好处，如可降低实验动物体内总胆固醇含量、过氧化脂质水平，升高高密度脂蛋白胆固醇数量和过氧化物酶歧化酶的活性，显著延长实验小鼠心脏的耐缺氧能力[8]。家兔实验也证明，余甘子果汁能降低血脂三个重要指标，三酰甘油、总胆固醇和低密度脂蛋白胆固醇，并能够提高高密度脂蛋白胆固醇的含量，减少动脉粥样硬化斑块面积[9]。

3. *抗炎抗菌作用*　余甘子醇提物可抑制前列腺素和白三烯的合成而具有显著抗炎作用，并且可抑制表皮白色葡萄球菌、革兰阳性的金黄色葡萄球菌、革兰阴性的卡他球菌和八叠球菌。

4. *增强免疫力、抗肿瘤*　动物实验证明，余甘子可通过多种途径显著提高实验动物体内免疫功能，如血清溶血素含量、巨噬细胞吞噬功能、NK 细胞活性、T 淋巴细胞数量等。进一步研究表明，其可抑制腹水肿瘤，抑制骨髓细胞微核发生和丝裂霉素诱发的小鼠睾丸细胞染色体畸变，并且具有预防作用。

5. 抗衰老　研究表明，余甘子具有显著的抗衰老作用，口服余甘子后小鼠负重游泳时间显著增长，体内乳酸和尿素氮含量明显降低，肝糖原提高水平与灌胃剂量呈正比例关系。

6. 其他作用　余甘子除以上作用外，还可以降血糖、降血压，且其降糖效果显著。

【注意事项】

《本草省常》曰："同一切辣味食，令人患黄病"。

【参考文献】

[1] 赵苹, 刘凤书. 余甘子营养成分及果脯的加工研究[J]. 食品工业科技, 1997, (4): 71-72.

[2] 赵谋明, 刘晓丽, 罗维, 等. 超临界 CO_2 萃取余甘子籽油及其成分研究[J]. 林产化学与工业, 2007, 27(5): 107- 112.

[3] Liu XL, Zhao MM, Cui C, et al. A study of the composition of essential oils from emblica(Phyllanthus emblica L.)fruit by supercritical fluid extraction and their antioxidant activity[J]. 西南大学学报: 自然科学版, 2007, 29(5) : 122-127.

[4] 崔炳权, 林元藻. 余甘子果汁的营养成分分析[J]. 食品工业科技, 2007, 28(8): 222-223.

[5] 杨万政, 白音夫, 刘新帅. 中国余甘子果实化学成分初步研究(一)[J]. 中国民族医药杂志, 2007, 13(5): 37-38.

[6] 李萍, 谢金鲜, 林启云. 民族药余甘子的急性毒理与药效学研究[J]. 中国药学刊, 2002, 20(6): 852-853.

[7] 李萍, 谢金鲜, 林启云. 余甘子对D-半乳糖胺致小鼠急性肝损伤的影响[J]. 云南中医中药杂志, 2003, 24(1): 31-33.

[8] 郑宝东, 陈丽娇. 余甘汁的药效学研究[J]. 福建农业大学学报, 1995, 24(2): 223-226.

[9] 骆永珍, 朱征雄, 杨志英, 等. 余甘子果的抗菌作用的观察[J]. 成都中医学院学报, 1980, (4): 63.

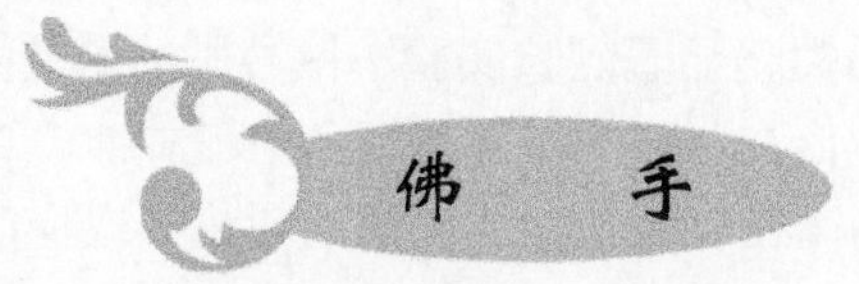

佛　手

佛手又名佛手柑、佛手香橼、蜜筩柑、蜜罗柑、福寿柑、五指柑。其拉丁文名为 *Citri sarcodactylis fructus*。《中国药典》2015 年版记载本品为芸香科柑橘属植物佛手的干燥果实，采收于秋季果实尚未变黄或变黄时。佛手柑分川佛手和广佛手。川佛手主产于四川，云南等地；广佛手主产于广东。习惯认为四川产的佛手品质最优。

【文献记载】

佛手，性味：辛、苦、酸，温。疏肝理气，和胃止痛，燥湿化痰。

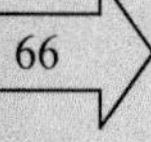

《本草纲目》中记载："枸橼产闽广间，木似朱栾而叶尖长，枝间有刺，植之

近水乃生，其实状如人手，有指，俗呼为佛手柑。”

《本草再新》中记载：“治气舒肝，和胃化痰，破积，治噎膈反胃，消症瘕瘰疬。”

《本经逢原》中说：“专破滞气。治痢下后重，取陈年者用之。”

《随息居饮食谱》也有记载：“醒胃豁痰，辟恶，解酲，消食止痛”。

《本草纲目》记载：“煮酒饮，治痰气咳嗽。煎汤，治心下气痛。”

【成分研究】

1. *挥发油* 采用 GC-MS 分析超临界萃取的佛手挥发油，研究人员共鉴定其含有 α-石竹烯、β-石竹烯、冰片酮、ν-松油烯、桉树脑等 54 种化合物[1]。

2. *黄酮类* 佛手中还含有香叶木苷、橙皮苷[2]、3, 5, 6 -三羟基- 3′, 4′, 7 -三甲氧基黄酮[3]、3, 5, 8 -三羟基-二甲氧基黄酮、胡萝卜苷[4]等黄酮类成分。

3. *糖类、氨基酸与矿物质* 佛手中含有多种多糖和鼠李糖、木糖、甘露糖、葡萄糖等单糖，缬氨酸、精氨酸、蛋氨酸、组氨酸、丝氨酸等 18 种氨基酸，铜、铁、锰、锌、硒等矿物质，其中前 4 种矿物质的含量较高。

4. *其他成分* 随着研究的深入，发现佛手中还存在香豆酸、柠檬油素、莨菪亭、柠檬苦素、诺米林、伞形花内酯、豆甾醇等成分。

【药理研究】

1. *止咳平喘祛痰* 佛手具有止咳、平喘、祛痰等治疗作用，其挥发油可显著延长枸橼酸所致豚鼠引咳潜伏期，组胺喷雾致喘的潜伏期，明显增加腹腔注射苯酚红溶液后小鼠气管酚红排泌量。

2. *免疫调节与抗肿瘤* 研究表明，佛手可显著提高小鼠免疫器官重量，增强抗疲劳和抗急性脑缺氧的能力，能够增强体质、免疫功能，有利于学习。另外，佛手所含有的挥发油成分具有一定的抑制肿瘤生长的作用。

3. *抗氧化* 佛手中所含多酚和黄酮类物质，具有一定的抗氧化活性，可清除体内自由基。

4. *抗炎、抑菌* 实验证实，佛手具有一定的抗炎镇痛的作用。另外，其挥发油对酵母菌、大肠杆菌、枯草杆菌有显著抑制作用，对金黄色葡萄球菌也有一定的抑制作用，但较弱[5]。

【食用方法】

（1）佛手茶

功效：理气舒肝，化痰破积。用于治疗胃痛、胁胀；呕吐、噎膈反胃；癥瘕瘰疬。

原料：佛手 5g，花茶 3g。

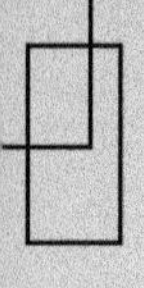

（2）玫瑰佛手茶

功效：疏肝理气，调经止痛。

原料：佛手 3g，花茶 3g，玫瑰花 1.5g。

（3）佛手酒

功效：疏肝理气，和脾温胃。适用于胃气虚寒，胃腹冷痛，慢性胃炎等症。

原料：佛手 30g，白酒 1000g。

【常用配伍】

佛手配香附、郁金，或青皮、川楝子，增强疏肝理气之功，用于肝郁气滞之胁痛、胸闷。

佛手配木香、陈皮、枳壳，用于肝胃不和，脾胃气滞之脘腹胀痛，呕恶，纳少。

佛手配砂仁、陈皮、白术，理气健脾，治疗脾虚气滞，腹部胀满而痛。

佛手配橘络、桔梗、丝瓜络，通络化痰、止咳，用于治疗久咳多痰，胸口疼痛。

【注意事项】

《四川中药志》曰："阴虚有火，无气滞者忌用"。

《本草便读》曰："阴血不足者，亦嫌其燥耳"。

《本经逢原》曰："痢久气虚，非其所宜"。

【参考文献】

[1] 马越, 王利明, 王晓杰, 等. 超临界 CO_2 萃取佛手挥发油的工艺研究及 GS-MS 分析[J]. 食品科学, 2009, 30(2): 221-223.

[2] 松野隆男. 柑橘类成分的研究[J]. 药学杂志(日), 1959, 79(4): 540.

[3] 王筠默, 张根水, 张爱中. 佛手甾醇甙对 β 肾上肾素受体的阻滞作用[J] . 中草药, 1982, 13(12): 24.

[4] 何海音, 凌罗庆. 中药佛手的化学成分的研究[J] . 中药通报, 1988, 13(6): 32

[5] 王建英, 施长春, 朱婉萍, 等. 金华佛手挥发油抗炎及急性毒性的实验研究[J]. 现代中药研究与实践, 2004, 18(2): 46-48.

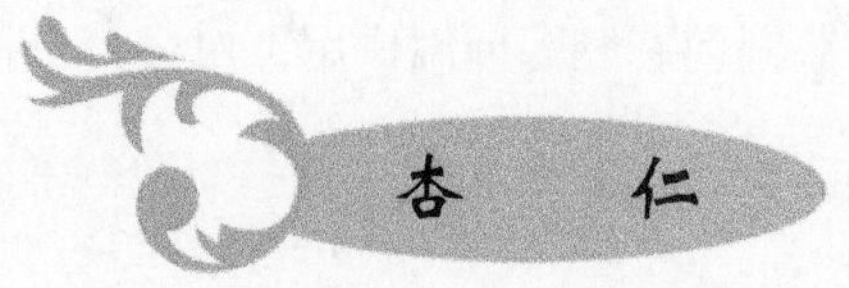

杏仁

杏仁又名杏、甜梅、杏核仁、杏子、木落子、苦杏仁、杏梅仁。南杏仁，北杏仁在中国统称之为杏仁。南杏仁也称甜杏仁，微甜，这也是区分南杏仁和北杏仁的一个方法。《中国药典》2015 年版收载的为苦杏仁，拉丁文名为 *Armeniacae semen amarum*。

【文献记载】

杏仁，性味：苦，微温。降气止咳平喘，润肠通便。

杏仁始载于《神农本草经》，称杏仁："主咳逆上气雷鸣，喉痹，下气，产乳金疮，寒心奔豚。"

《名医别录》上则称："主惊痫，心下烦热，风气去来，时行头痛，解肌，消心下急，杀狗毒。"

《药性论》曰："治腹痹不通，发汗，主温病。治心下急满痛，除心腹烦闷，疗肺气咳嗽，上气喘促。入天门冬煎，润心肺。可和酪作汤，益润声气。宿即动冷气。"

《本草纲目》曰："杏仁能散能降，故解肌、散风、降气、润燥、消积，治伤损药中用之。治疮杀虫，用其毒也。治风寒肺病药中，亦有连皮尖用者，取其发散也。"

《本草求真》曰："杏仁，既有发散风寒之能，复有下气除喘之力，缘辛则散邪，苦则下气，润则通秘，温则宣滞行痰。"

《养性要钞》有记载："治食杏仁中毒，下利烦苦，方以梅子汁解之。又方以蓝青汁服之。"

【成分研究】

1. *蛋白质*　杏仁中蛋白质含量可达 20%以上，含有丰富的氨基酸。

2. *杏仁油*　研究表明，杏仁中脂肪含量达约 40%，并且绝大多数为亚麻酸、亚油酸等不饱和脂肪酸。

3. *毒性成分*　虽然苦杏仁苷本身无毒，也是苦杏仁重要的药效成分之一，文献报道具有镇咳平喘、润肠通便、抗肿瘤等作用，但是其分解后可产生有剧毒的氢氰酸。苦杏仁苷属芳香族氰苷，在植物界中分布广泛，常见的杏、桃、李等蔷薇科植物种子中都有一定含量。

4. *挥发油*　实验测得苦杏仁含量为 4.5%的挥发油，经 GC-MS 分析鉴定了 47 种成分，确定其主要成分为油酸、亚油酸和 β-谷甾醇等。

5. *矿物质*　杏仁中含有锰、铁、锌、铜、钴、镁、钠等矿物质，另外，研究表明其硒含量在各类仁果中最高，高出核桃仁、花生仁接近 3 倍。

6. *其他*　杏仁含有丰富的维生素 A、维生素 B、维生素 C 和维生素 E 等，此外甜杏仁中还含有水苏糖、杏仁球蛋白等功能成分[1]。

【药理研究】

1. *抗氧化作用*　杏仁中的维生素 E、不饱和脂肪酸等都具有抗氧化作用。

2. *防治高血压*　杏仁蛋白中含有 ACE 抑制肽，可以有效抑制 ACE 酶活性，而降低原发性高血压。食源性 ACE 抑制肽具有安全性高，无不良反应，降压效果温和、持久等优点。

3. 镇咳、镇痛、抗凝血　临床上，苦杏仁常用来治疗咳喘疾病。研究证实，苦杏仁苷具有明确的镇咳平喘作用。另外，还有研究表明其镇痛作用、抗凝血作用，以及免疫调节方面的作用也较明显。

4. 抗血栓和降血脂　杏仁油含有的油脂类成分中 95%以上是不饱和脂肪酸，该类成分具有抗血栓、降血脂、预防癌变和抑制肿瘤细胞转移等多种作用。

5. 补脑、益智　杏仁中所含有的维生素、磷等成分对改善脑部营养有很大益处，具有补脑、益智的作用。

【食用方法】

1. 直接食用　炮制品，成人每日不超过 10g。

2. 食疗

（1）杏仁茶

功效：外感咳嗽、喘息，慢性支气管炎，便秘。

原料：杏仁 5g，花茶 3g。

（2）杏仁豆腐

功效：止咳定喘，润肠通便。适宜于急、慢性支气管炎，肺结核等患者食用。也可作为癌症患者的辅助食疗。

原料：甜杏仁 120g，大米 30g，白糖 240g。

（3）杏仁粥

功效：止咳平喘。适用于咳嗽、气喘者。健康人经常食用能防病强身。

原料：甜杏仁 10g，大米 50g。

【常用配伍】

杏仁配麻黄、甘草，宣肺平喘止咳，用以治疗外感风邪，鼻塞头痛，咳嗽多痰。

杏仁配桑叶、沙参、象贝，清宣温燥，治疗燥热咳嗽，干咳无痰。

杏仁配桑叶、菊花，疏风清热，治疗风热咳嗽。

杏仁配麻黄、石膏，清热宣肺平喘，治疗肺热咳喘，气急鼻煽。

杏仁配大黄、桃仁、当归尾，润肠通便，活血祛风，治疗风热内伏，血液瘀结大便秘涩。

【注意事项】

阴虚咳嗽及大便溏泻者忌服。

《本草经集注》曰："得火良。恶黄芪、黄芩、葛根。畏蘘草"。

《本草经疏》曰："阴虚咳嗽，肺家有虚热、热痰者忌之"。

《本草正》曰："元气虚陷者勿用，恐其沉降太泄"。
《本经逢原》曰："亡血家尤为切禁"。
《本草从新》曰："因虚而咳嗽便秘者忌之"。

【参考文献】

[1] 李淑芳, 陈晓明, 郭意如. 杏仁的营养成分与功能因子[J]. 农产品加工(上), 2004, (11): 23-24.

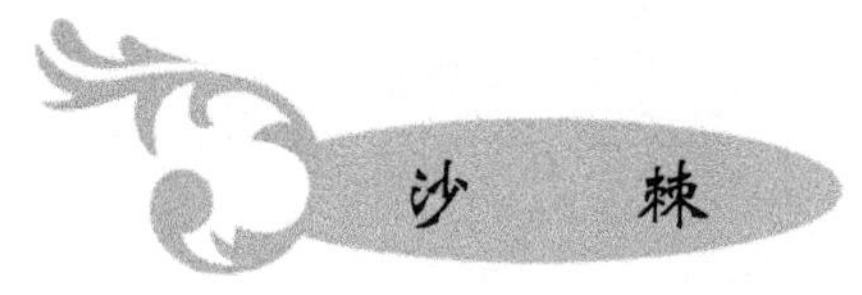

沙　棘

沙棘又名醋柳、酸刺子、酸柳柳、其察日嘎纳、酸刺、黑刺、黄酸刺、酸刺刺、达尔、沙枣、醋柳果、大尔卜兴。其拉丁文名为 *Hippophace fructus*。《中国药典》2015 年版记载本品系蒙古族、藏族习用药材，为胡颓子科沙棘的果实或果实熬浆。采收于秋、冬二季果实成熟或冻硬时。

【文献记载】

沙棘，性味：酸、涩，温。健脾消食，止咳祛痰，活血散瘀。

《西藏常用中草药》曰："活血散瘀，化痰宽胸，补脾健胃。治跌打损伤，瘀肿，咳嗽痰多，呼吸困难，消化不良。"

《内蒙古中草药》曰："止咳祛痰，通经。治肺脓肿，经闭"。

《青藏高原药物图鉴》曰："补肺，活血。治月经不调，子宫病，胃病，肺结核，胃酸过多，胃溃疡。"

【成分研究】

1. 维生素　沙棘中维生素含量极丰富，如维生素 A、维生素 C、维生素 B_1、维生素 B、维生素 B_{12}、维生素 E、维生素 F、维生素 K_1、维生素 P 等，其中以维生素 A、维生素 C 和维生素 E 含量最高，其每克果汁中维生素 C 含量可达 82.5～110mg，超出猕猴桃的 1～2 倍，因此被称之为"维生素 C 之王"。另外，沙棘中不含可以破坏维生素 C 的抗坏血酸氧化酶成分，因此其中的维生素 C 稳定性很好，有利于储存[1]。

2. 黄酮类　沙棘中含有槲皮素、山柰酚、异鼠李素、芦丁等黄酮类化合物。且其根、茎、叶、花也都含有该类成分，而且以叶中总黄酮含量最高[2, 3]。

3. 三萜类、甾体类　沙棘叶和果中含有各类三萜或甾体类化合物，如熊果酸、齐墩果酸、谷甾醇、豆甾醇、洋地黄苷、香树精等[4]。

4. 沙棘油和脂肪酸　沙棘中含有豆蔻酸、硬脂酸、油酸、亚麻油酸、亚油酸、棕榈烯酸、棕榈酸、花生酸等丰富的脂肪油。一般种子中含油 15%以上，果肉中为 6%左右[5]。

5. 蛋白质和氨基酸　沙棘含有 18 种氨基酸和钙、铁、锌、硒等 12 种人体必需的微量元素。

6. 有机酸、酚类　沙棘果实中含有 36%左右的苹果酸、柠檬酸、酒石酸、草酸等有机酸。另外，含有乌索酸、β_2-香豆素、香豆素、酚酸等多酚类化合物[6]。

7. 其他　除了以上成分，沙棘汁还含有烃类、醇、酚、醚类等 10 多种挥发性成分，如苯甲醇、苯乙醇、苯酚、异戊酸丙酯、异戊酸丁酯等[7]。此外，沙棘中含有天然香精、天然色素，以及大量的超氧化物歧化酶[8]和一些具有抗癌活性的物质。

【药理研究】

1. 对血液系统的影响　实验表明，沙棘油能够延迟血栓形成，具有一定抗凝作用。

2. 防治心、脑血管疾病　沙棘对很多心脑血管疾病都具有防治作用，如心力衰竭、心绞痛、心肌梗死、缺血性心血管病、心律失常、冠状动脉粥样硬化性心脏病等。而且还可以防治及缓解脑缺血、脑血栓、脑梗死、脑动脉硬化，以及由此引起的头痛、头晕、语言不清、手脚发麻，行动迟缓，四肢无力、僵硬等[9]。

3. 对消化系统的作用　沙棘有利于机体新陈代谢，可促进组织损伤或溃疡的恢复与愈合，研究发现其对胃溃疡治疗作用显著，并具有良好的镇痛作用。另外，对反流性食管炎、功能性消化不良等疾病，也有显著效果，且未见不良反应[10]。

4. 免疫协调与抗肿瘤作用　沙棘中含有的黄酮类成分等，对免疫系统具有不同程度的调节作用，可增强机体的抗病能力。临床药理研究证明，其对红细胞系统、粒细胞系统、血小板系统均有正向影响，并且能够增强血液免疫、抗辐射和抑制白血病细胞的作用[11]。药理学研究表明，沙棘所含白花青素、苦木素、香豆素、5-羟色胺等成分，抗癌活性及抗肿瘤作用十分显著，可明显延缓肿瘤的发生，延长成活时间，降低癌变范围。

5. 防治呼吸系统疾病　沙棘中含有的槲皮素具有显著的祛痰、止咳、平喘的作用。

6. 对肝脏等的保护作用　沙棘能够预防脂肪肝的形成，减少肝脏总脂质含量，还可以保护肝脏，促进细胞代谢，改善肝功能，并促进肝细胞恢复。

7. 抗氧化及延缓衰老作用　沙棘中氨基酸、维生素、微量元素和不饱和脂肪酸种类、含量都很丰富，十分有利于儿童的智力发育和身体生长。并且，沙棘中的油脂在延缓衰老、防止脂质过氧化方面的活性大于维生素 E。

【食用方法】

1. 直接食用　洗净，直接咀嚼，少量多次，每日3～10g。

2. 其他　沙棘果实除鲜食外，还可加工成果汁、果酒、果酱、果脯、果冻、饮料、保健品等。

【常用配伍】

1. 《四部医典》　与芫荽子、藏木香、余甘子等同用。可用于脾气虚弱或脾胃气阴两伤，食少纳差，消化不良，脘腹胀痛，体倦乏力者。

2. 《青海省用药标准》五味沙棘散　可与余甘子、白葡萄、甘草等配伍能止咳祛痰。

【注意事项】

体温热甚者不宜食用。

【药材真假伪鉴别】

市面上有时误把胡颓子科牛奶子当成沙棘。牛奶子的果实成熟后呈橘红色，由于含果糖多，所以味较甜；沙棘的果实却为橙黄色，由于含果酸多，所以味较酸。

【参考文献】

[1] 石文堂. 沙棘的营养与药用研究[J]. 科技情报开发与经济, 2003, 13(9): 166-167.
[2] 王军宪, 王启祥, 李星海, 等. 沙棘叶黄酮甙元类成分研究初报[J]. 沙棘, 1997, 10(3): 33-34.
[3] 吴素林. 反相 HPLC 法同时测定沙棘果肉异鼠李素、槲皮素及沙棘总黄酮的含量[J]. 沙棘, 1998, 11(4): 31-33.
[4] 梁德年, 范春生, 松居正己, 等. 中华沙棘油中成分分析的研究[J]. 中医药信息, 1988, 6(4): 42-44.
[5] 朱丹, 李霞冰, 孙西昌. 沙棘种子油和果肉油分析[J]. 国土与自然资源研究, 1988, (1): 74-76.
[6] 马志本, 崔砚生. 中国沙棘化学成分的分析[J]. 植物科学学报, 1987, 6(4): 798-802.
[7] 闫涛, 罗丽梅, 谢竹田, 等. 沙棘的化学成分及生物功能的研究进展[J]. 吉林医药学院学报, 2010, 31(1): 52-54.
[8] 马桔云, 程明, 战丹. 沙棘化学成分的研究进展[J]. 黑龙江医药, 2001, 14(3) : 208-209.
[9] Eccleston CY, Tahvonen B, Kallio R, et al. Effects of an antioxidant-rich juice (sea buckthorn) on risk factors forcoronary heart disease in humans[J]. Journal of Nutritional Biochemistry, 2002, 13(6): 346-354.
[10] 马瑜红. 沙棘的有效成分及药理研究进展[J]. 四川生理科学杂志, 2005, 21(2): 75-77.
[11] 刘天洁, 陈运贤, 钟雪云. 沙棘对血液系统的作用[J]. 中药材, 2001, 24(8): 610-612.

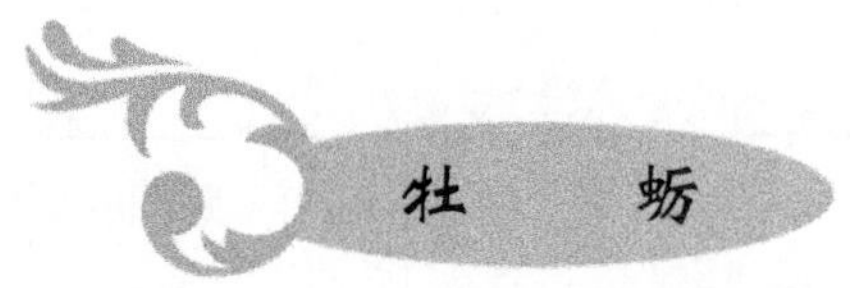

牡　蛎

牡蛎，拉丁文名为 *Ostreae concha*。《中国药典》2015 年版记载本品为牡蛎科动物长牡蛎（*Ostrea gigas* Thunberg）、大连湾牡蛎（*Ostrea talienwhanensis* Crosse）或近江牡蛎（*Ostrearivularis* Gould）的贝壳。全年均可采收。去肉，洗净，晒干。

【文献记载】

一、牡蛎

性味：咸，微寒。重镇安神，潜阳补阴，软坚散结。

《本草纲目》中记载："牡蛎补阴则生捣用，煅过则成灰，不能补阴"。

《神农本草经》中记载："主伤寒寒热，温疟洒洒，惊恚怒气，除拘缓鼠瘘，女子带下赤白，久服强骨节"。

《汤液本草》中记载牡蛎："入足少阴，咸为软坚之剂，以柴胡引之，故能去胁下之硬；以茶引之，能消结核；以大黄引之，能除股间肿；地黄为之使，能益精收涩、止小便，本肾经之药也"。

二、牡蛎肉

性味：甘、咸，性平。养血安神，软坚消肿。

《本草拾遗》记载："煮食，主虚损，妇人血气，调中，解丹毒"。

《医林纂要》记载："清肺补心，滋阴养血"。

【成分研究】

1. 氨基酸　牡蛎肉中氨基酸含量丰富，尤其是组氨酸、精氨酸等 8 种必需氨基酸的含量最高。此外，其牛磺酸含量也非常大，有利于大脑神经系统的发育。

2. 糖类　牡蛎中的单糖和二糖多与氨基酸、脂肪等以结合形式存在。

3. 维生素和胡萝卜素　牡蛎含有肌醇、维生素 H 及维生素 B_2、硫胺素、胆碱、维生素 B_{12} 等[1]。

4. 类脂化合物　牡蛎肉中脂肪含量少于 7%，其中不饱和脂肪酸 DHA 和 EPA 含量较高，占总脂肪的 28%左右[2]。

5. 甾体化合物　牡蛎中甾体化合物种类很多，其中以 C27 甾体化合物的含量种类最丰富。牡蛎中胆甾醇、菜油甾醇、谷甾醇和 24-亚甲基胆甾醇的含量分别为 42.7%、15.6%、5.3%、4.7%[3]。

6. 脂溶性有毒物质　从牡蛎体中检测出螺旋形亚胺（GYM）毒素成分。GYM

是一种腹泻性贝毒（DSP），可在贝等滤食性动物体内富集，危害食用者的健康[4]。

7. *矿物质* 牡蛎壳以碳酸钙为主要成分，占其质量的90%以上，还含有铁、锌、锰等20多种微量元素。

【药理研究】

1. *降血糖作用* 牡蛎提取物能够明显抑制四氧嘧啶所致的小鼠血糖升高，且对正常小鼠无明显不良影响。

2. *增强免疫力与抗肿瘤作用* 研究表明，牡蛎多肽能明显抑制人脐静脉内皮细胞的增殖，有效抑制胃癌细胞的增殖，诱导其凋亡。

3. *延缓衰老* 研究证实，牡蛎水提液可通过增强超氧化物歧化酶活性，使丙二醛含量降低，而显著延缓去卵巢大鼠脑衰老。

4. *保肝作用* 实验表明，牡蛎提取物对肝脏具有一定的保护作用，可减轻肝细胞损伤程度，可以抑制肝损伤引起的谷氨酸–丙酮酸转氨酶（GPT）和草酰乙酸转氨酶（GOT）水平的升高[5]。

5. *降血压与降血脂作用* 体外实验结果表明，牡蛎功能短肽可较好地抑制血管紧张素转化酶，从而起到调控血压的作用。另外，据文献报道，牡蛎提取物能够明显降低血浆三酰甘油、总胆固醇、低密度脂蛋白和载脂蛋白B的水平，而起到降血脂作用[6]。

6. *抗氧化特性* 实验研究发现，牡蛎蛋白的酶解物对羟基自由基和超氧阴离子均有较好的清除能力[7]。采用邻苯三酚自氧化法测太平洋牡蛎，发现其粗蛋白、原血浆、血浆纯化蛋白均具有不同程度的抗氧化效果[8]。

7. *抗疲劳作用* 牡蛎水解物中含有粗蛋白质、糖原、牛磺酸和矿物质锌等多种具有抗疲劳作用的营养成分[9]。以小鼠为实验对象，发现近江牡蛎肉水解物有较好的抗疲劳效果[10]。

【食用方法】

1. *直接食用* 牡蛎15g，水煎服，早晚各服一次，治盗汗。

2. *食疗*

（1）醉蛎黄

功能：增进肝脏功能，缓解视觉疲劳，延缓人体衰老。

原料：鲜净蛎肉500g，料酒、酱油、白糖、醋、姜葱末、胡椒粉、麻油适量。

（2）猪肝牡蛎汤

功能：宁心定志，补脑安神。

原料：鲜猪肝50g，鲜牡蛎肉60g，水发海带15g，葱花、精盐、水淀粉、姜末、料酒、植物油、味精、五香粉、麻油各适量。

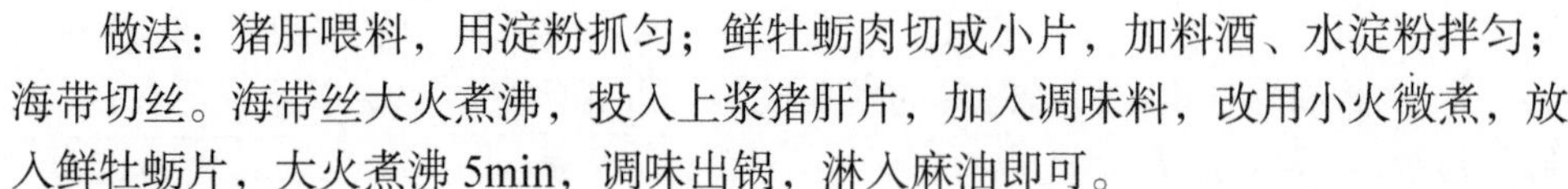

做法：猪肝喂料，用淀粉抓匀；鲜牡蛎肉切成小片，加料酒、水淀粉拌匀；海带切丝。海带丝大火煮沸，投入上浆猪肝片，加入调味料，改用小火微煮，放入鲜牡蛎片，大火煮沸 5min，调味出锅，淋入麻油即可。

【常用配伍】

牡蛎配鳖甲，滋阴潜阳、软坚散结之功效更著。

牡蛎配龟板、白芍，有滋阴平肝潜阳之功效。

牡蛎配伍天花粉，二者合用，共奏清热养阴泻火、化痰软坚散结之功效。

【注意事项】

牡蛎多服久服，易引起便秘和消化不良。

《本草经集注》曰：“贝母为之使；得甘草、牛膝、远志、蛇床良。恶麻黄、茱萸、辛夷”。

《本草经疏》曰：“凡病虚而多热者宜用，虚而有寒者忌之，肾虚无火，精寒自出者非宜”。

【药材真假伪鉴定】

正品牡蛎有三种，其特点为珍珠层呈不规则碎块，表面呈类多角形、方形或三角形。气微，味微咸。伪品为褶牡蛎，外壳较小，呈不规则的长卵圆形或类三角形等，壳薄而脆。壳面多为淡黄色，杂有紫褐色或黑色条纹，壳内面白色，微具光泽；气微，味淡微咸。

【参考文献】

[1] Zhang CH, Hong PZ, Deng SG, et al. Food chemical characteristic of two kinds of shellfish in South China Sea and its application for preparing aquatic hydrolyzed animal protein [A]//Food of 21st Century-Food and Resource Technology Environment [C]. 2000: 84-88.

[2] 汪何雅，杨瑞金，王璋，等. 牡蛎的营养成分及蛋白质的酶法水解[J]. 水产学报，2003, 27(2): 163-168.

[3] 王媛. 中药牡蛎的化学成分和药用机理的研究[D]. 合肥：中国科学技术大学, 2002.

[4] 刘仁沿，高春蕾，梁玉波，等. Gymnodimine, 首次在我国北海缘齿牡蛎中发现的一种腹泻性贝毒组分[J]. 海洋学报：中文版, 2008, 30(6): 171-176.

[5] 徐强，桑希生，梁伟，等. 牡蛎汤对四氯化碳所致实验性肝损伤的影响[J]. 中医药信息, 2007, 24(2): 57-58.

[6] 刘赛，仲伟珍，张健，等. 牡蛎提取物对鹌鹑实验性动脉粥样硬化的抑制作用及机制[J]. 中国动脉硬化杂志, 2002, 10(2): 97-100.

[7] 张泽，高淑悦，程继龙，等. 牡蛎血浆及其纯化蛋白抗氧化活性研究[J]. 食品科技，2012, 37(7): 88-91.

[8] 吉宏武，苗建银，邵海艳，等. 近江牡蛎肉水解物的营养成分及抗疲劳作用研究[J]. 食品科技, 2010, 35(2): 70-73.

[9] 罗齐军, 鲁顺保, 李红. 牡蛎多肽对长期大负荷训练大鼠血睾酮、LH 和 StARmRNA 表达的影响[J]. 江西师范大学学报: 自然科学版, 2013, 37(6): 611-616.
[10] 方富永, 苗艳丽, 劳秋燕, 等. 长牡蛎肉三酶水解工艺优化及水解物抗疲劳实验[J]. 中国药学杂志, 2011, 46(8): 579-584.

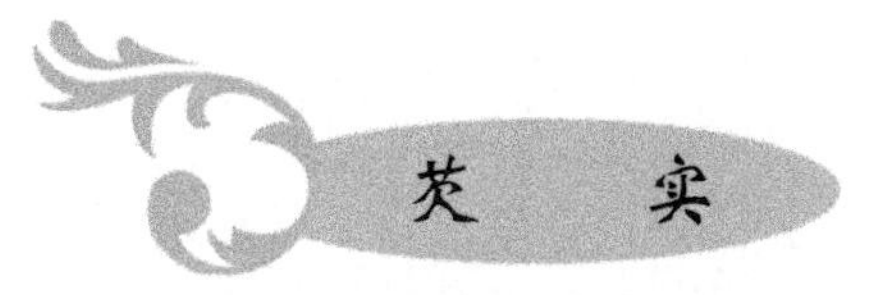

芡 实

芡实别名较多，如卯蔆、鸡瘫、鸡头实、雁喙实、鸡头、雁头、乌头、芳子、鸿头、水流黄、水鸡头、肇实、刺莲藕、刀芡实、鸡头果、苏黄、黄实、鸡咀莲、鸡头苞、刺莲蓬实，其拉丁文名为 *Euryales semen*。《中国药典》2015 年版记载本品为睡莲科植物芡的干燥成熟果仁，采收于秋末初冬果实成熟时。

【文献记载】

芡实，性味：甘，涩，平。益肾固精，健脾止泻，祛湿止带。

《雷公炮制药性解》记载：“入心、肾、脾、胃四经”。

《神农本草经》记载：“主湿痹腰脊膝痛，补中除暴疾，益精气，强志，令耳目聪明”。

《本草从新》记载：“补脾固肾，助气涩精。治梦遗滑精，解暑热酒毒，疗带浊泄泻，小便不禁”。

《本草新编》记载：“芡实，味甘，气平，无毒。入脾、肾二经。主湿痹，止腰膝疼痛，益精，令耳目聪明，强志补中，除暴疾，久食延龄益寿”“芡实不特益精，且能涩精补肾”。

《本草经百种录》记载：“鸡头实，甘淡，得土之正味，乃脾肾之药也”“脾恶湿而肾恶燥，鸡头实淡渗甘香，则不伤于湿，质粘味涩，而又滑泽肥润，则不伤干燥，凡脾肾之药，往往相反，而此则相成，故尤足贵也”。

《本草求真》记载：“芡实如何补脾，以其味甘之故；芡实如何固肾，以其味涩之故”“惟其味甘补脾，故能利湿，而泄泻腹痛可治；惟其味涩固肾，故能闭气，而使遗带小便不禁皆愈”。

《雷公炮制药性解》记载：“味甘，性平无毒，入心肾脾胃四经”“主安五脏，补脾胃，益精气，止遗泄，暖腰膝，去湿痹，明耳目，治健忘”。

《本草备要》记载：“甘涩。固肾益精，补脾去湿。治泄泻带浊，小便不禁，梦遗滑精（同金樱膏为丸，名水陆二仙丹），腰膝瘀痛（吴子野曰：人之食芡，必枚啮而细嚼之，使华液流通，转相灌溉，其功胜于乳石也”。

《经验后方》记载：“煮熟研膏，合粳米煮粥食，益精气”。

《本草乘雅半偈》记载："芡实，暇日记云：芡实一斗，以防风四两煎汤浸过，经久不坏"。

《得配本草》记载："芡实甘、平、涩。入足少阴、太阴经。补脾助气，固肾涩精。治遗浊滞下，小便不禁""得金樱子，涩精。配秋石、莲肉、大枣，为丸盐汤下，治便数精滑"。

《本草分经》记载："芡实甘平而涩，补脾固肾，助气涩精，又能解暑热"。

《本草便读》记载："芡实扶脾止泻，治水则同气相求，固肾益精，性味则甘平无毒，水属入肾，扶土利水，是其本功，毕竟称其能涩精固气"。

《本草经解》记载："气平涩，味甘，无毒，主湿痹，腰脊膝痛，补中，除暴疾，益精气，强志，令耳目聪明，久服轻身不饥，耐老神仙"。

《玉楸药解》记载："芡实味甘，性涩，入手太阴肺、足少阴肾经。止遗精，收带下。芡实固涩滑泄，治遗精失溺、白浊带下之病"。

《药笼小品》记载："扶脾益肾"。

【成分研究】

1. 碳水化合物、蛋白质与氨基酸等　芡实中含有淀粉、糖类和粗纤维等形式的碳水化合物。芡实中蛋白质含量为 9.0%左右，包括 18 种氨基酸，其中 1/4 为必需氨基酸。另外，还含有环二肽和环四肽类化合物。

2. 矿物质、维生素　芡实中含丰富的矿物质，如钾、钠、铁、锰、铜等，且铁的含量尤其高，可接近 1.0mg/g。芡实还含有较多的维生素 C 和维生素 E，其维生素 C 的含量可达 50mg/g 左右，此外 β-胡萝卜素、维生素 B 和维生素 E 含量也很高。

3. 甾醇类　芡实中含有的甾醇类成分主要有 2, 4-甲基胆甾醇-3β-O-葡萄苷、2, 4-乙基胆甾醇-3β-O-葡萄苷及豆甾醇-3β-O-葡萄糖苷。

4. 黄酮类　芡实含有 5, 7, 4′-三羟基–二氢黄酮、5, 7, 3, 4, 5′-五羟基二氢黄酮和 4′, 5, 7-三羟基黄酮等二氢黄酮类成分[1]。

5. 脑苷脂类　有研究报道称芡实种子中含有（2S,3R,4E,8E,2′R）-1-O-（β-glucopyranosyl）-N-（2′-hydroxydocosanoyl）-4, 8-sphingadienine 和（2S,3R,4E,8E,2′R）-1-O-（β-glucopyranosyl-N（2′-hydroxytetracosanoyl）-4, 8-sphingadienine 两种新脑苷[2]。

6. 其他化合物　另外，芡实中还含十六酸、亚油酸和角鲨烯等以不饱和脂肪酸为主的脂类成分，以及树脂、倍半萜、木脂内酯等。

【药理研究】

1. 抗氧化、延缓衰老、改善学习　实验表明，芡实的多糖成分、壳提取物等不同提取物具有不同强度的清除过氧化氢、超氧阴离子等自由基的作用。其提取物还对亚急性衰老小鼠具有延缓衰老、改善学习记忆能力的作用。

2. 抗心肌缺血　芡实水提取物对离体心脏灌注模型具有改善作用，可能通过诱导 TRP-32 和硫氧还蛋白-1 的表达而减少心脏损伤。

3. 抗疲劳　芡实能改善机体的能量代谢，具有明显的抗疲劳作用，可延长小鼠负重游泳时间，加速肝糖原的分解供能。

4. 抗癌　“抗癌素”——硒在芡实中含量较高，它可参与辅酶 A、辅酶 Q 的合成，具有抵抗某些化学致癌物质的作用。

5. 降血糖　研究表明，芡实可在一定程度上抑制酪氨酸磷酸脂酶 1B 表达，进而改善胰岛素信号转导，并且提高胰岛素受体底物-1 的表达水平。

6. 抑菌　芡实所含多糖成分可显著抑制金黄色葡萄球菌、酵母菌、枯草芽孢杆菌和大肠杆菌，尤其对金黄色葡萄球菌的抑制效果最佳；当加大其浓度时，抑菌效果也进一步增强。

【食用方法】

（1）萝卜莲子芡实猪舌汤

功效：清润滋补、宽中下气，可除春寒祛湿困。

原料：萝卜、莲子、芡实、蜜枣、猪舌。

（2）人参芡实羊肉汤

功效：补气养血、固摄乳汁。

【常用配伍】

芡实配莲子，芡实甘平，益肾固精摄尿，扶脾止泻，固涩止带，偏于补肾涩精。莲子生之水，淡渗甘香，而不助湿，质黏味涩，体滑滋润，则不致于燥，相反相成，集于一身。

芡实配山药，健脾益肾。

芡实配金樱子，益肾敛精，固涩下元，可用于脾肾亏虚，下元不足之遗精滑泄，小便失禁，白浊白带，久泻不止等。

芡实配黄柏，温煦脾阴，益涩肾精，脾肾同治。

芡实配杜仲，脾肾同治，温补固涩力增，可用于脾肾两虚，命火不足之腰膝酸软，遗精滑泄等证。

芡实配菟丝子，温煦脾阴，益肾涩精，脾肾同治，可治各种阳虚泄泻。

【注意事项】

《本草撮要》曰：“大小便不利者勿服”。

《神农本草经》曰：“所主皆脾肾之病，遗精浊带，小便不禁者宜之”。

《本草从新》曰：“大小便不利者勿服，小儿不宜多食，甚难消化”。

《药笼小品》曰：“性涩，精不禁者宜之”。

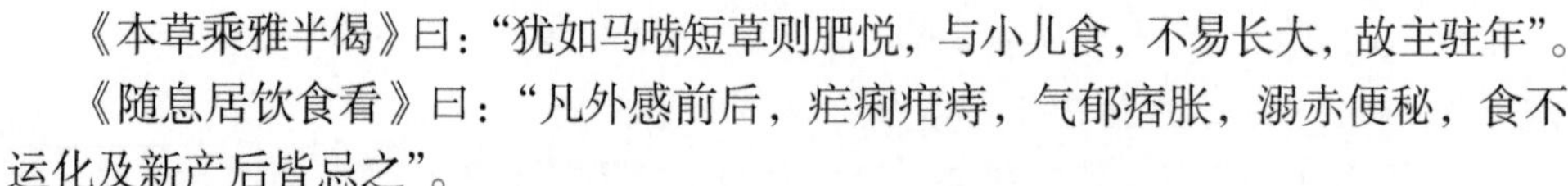

《本草乘雅半偈》曰：“犹如马啮短草则肥悦，与小儿食，不易长大，故主驻年”。

《随息居饮食看》曰：“凡外感前后，疟痢疳痔，气郁痞胀，溺赤便秘，食不运化及新产后皆忌之”。

【参考文献】

[1] 李美红, 李璠, 太志刚, 等. 芡实中的三个环二肽[J]. 昆明学院学报, 2009, 31(3) : 39-41.

[2] Song CW, Wang SM, Zhou LL, et al. Isolation and identification of compounds responsible for antioxidant capacity of Euryale ferox seeds[J]. Journal of Agricultural & Food Chemistry, 2011, 59(4): 1199.

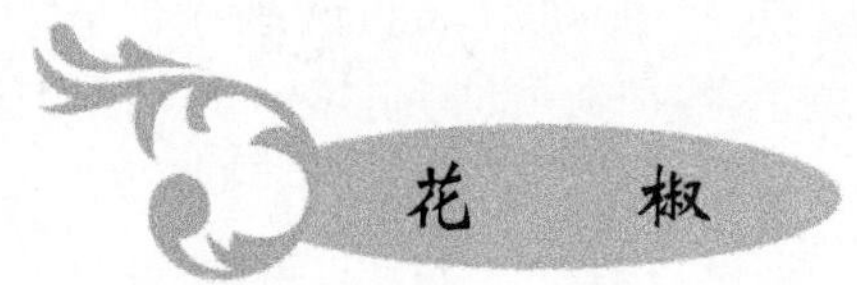

花　椒

花椒又名椒、大椒、秦椒、蜀椒、南椒、巴椒、蘑藙、陆拨、汉椒、点椒。其拉丁文名为 *Zanthoxyli pericarpium*。《中国药典》2015 年版记载本品为芸香科植物青椒或花椒的干燥成熟果皮，采收于秋季果实成熟时。

【文献记载】

花椒，性味：辛，温，小毒。温中止痛，除湿止泻，杀虫止痒。

花椒以椒、大椒之名始载于《尔雅》。

《神农本草经》收载“秦椒”为中品，“蜀椒”为下品。

《子计然》中说：“蜀椒，出武都，赤色者善。秦椒，出陇西天水，细者善。”

《神农本草经》中记载：“秦椒，主风邪气，温中，除寒痹，坚齿发，明目。久服轻身，好颜色，耐老，增年通神”“蜀椒，主邪气咳逆，温中，逐骨节皮肤死肌，寒湿痹痛，下气。久服之，头不白，轻身增年”。

《名医别录》上则：“秦椒，疗喉痹，吐逆，疝瘕；去老血，产后余疾腹痛；出汗，利五脏”“蜀椒，除六腑寒冷，伤寒，温疟，大风，汗不出，心腹留饮，宿食，肠澼下痢，泄精，女子字乳余疾。散风邪，瘕结，水肿，黄疸，鬼疰，蛊毒。杀虫、鱼毒，开腠理，通血脉，坚齿发，调关节，耐寒暑，可作膏药”。

《本草纲目》记载：“散寒除湿，解郁结，消宿食，通三焦，温脾胃，补右肾命门，杀蛔虫，止泄泻。……入右肾补火，治阳衰溲数，足弱，久痢诸证。”

【成分研究】

1. *挥发油类*　花椒中所含挥发油由 100 多种化合物组成，其中已鉴定 52 种，研究表明其绝大多数具有萜类结构。花椒中挥发油较易挥发，储存过程中易产生变化，不同品种、产地及储存条件等的差异会较对其化学组分及比例造成较大影响。

2. 生物碱类　花椒中含有喹啉衍生物类、苯并菲啶衍生物类、异喹啉衍生物类，以及喹诺酮衍生物类四大类生物碱类物质。

3. 酰胺类　花椒含有以链状不饱和脂肪结构为主的酰胺，如山椒素类，是其产生麻味的主要物质。

4. 香豆素类　花椒含有香柑内酯、脱肠草素、东莨菪内酯、异东莨菪内酯、香柑内酯等香豆素类成分，可分为简单香豆素和吡喃香豆素两大类。

5. 木脂素类　花椒中含有芝麻素、丁香树脂二甲醚、细辛素等木脂素，多数为游离型木质素，也有与糖结合以苷的形式存在的，如胡椒树脂醇-4′-O-β-D-吡喃葡萄糖苷等。

6. 其他成分　花椒中还含有黄酮苷类、甾醇、烃类、棕榈酸、三萜、亚麻酸、油酸等成分，如薇甘菊素、金丝桃苷等，以及一些营养物质，如微量元素等。

【药理研究】

1. 抗肿瘤作用　体外 MTT 和 SRB 法实验证实，花椒挥发油具有较广的抗肿瘤作用，可杀灭多种癌细胞，如嗜铬细胞瘤细胞等[1]。

2. 麻醉作用　花椒挥发油和水溶物可以可逆地阻断神经冲动传导，并降低其兴奋性，而产生局部麻醉作用。花椒稀醇提取液也具有一定麻醉作用，且作用优于普鲁卡因。产生麻醉作用的机制可能是由于其水溶性生物碱成分的肌肉松弛作用[2]。

3. 镇痛作用　实验证明，花椒挥发油镇痛作用良好，对腰部扭伤、风湿性关节炎等都有一定作用[3]。

4. 抗菌杀虫作用　花椒对诸多细菌具有显著的抑制作用，如炭疽、大肠、白喉、肺炎双球菌、白色葡萄球菌、溶血性链球菌、金黄色葡萄球菌、霍乱弧菌等。另外，花椒挥发油对玉米象、赤拟谷盗具有较强的驱虫、杀虫活性[4]。

5. 抗氧化作用　实验证明，花椒所含有的多酚类成分还原性较强，具有抗氧化作用，且与剂量呈相关性[5]。

【食用方法】

姜枣花椒汤

功效：温中止痛。适用于寒性痛经。

原料：生姜 24g，大枣 30g，花椒 9g。

【常用配伍】

花椒配干姜、人参，温阳补虚，散寒止痛，用治中气虚寒证，腹痛呕吐。

花椒配附子、胡椒，温散下焦之寒邪，治下焦虚寒，脐腹冷痛。

花椒配杏仁，能温肺散寒，止咳平喘。

花椒配款冬花，能增强化痰止咳之功。

花椒配桑白皮、葶苈子，以泻肺平喘，治喘不得卧。

花椒配露蜂房，祛风止痛，治风牙、虫牙疼痛。

【注意事项】

阴虚火旺者禁服，孕妇慎服。

《本草经集注》曰："杏仁为之使。畏款冬。恶枯楼、防葵。畏雌黄"。

《名医别录》曰："多食令人乏气，口闭者杀人"。

《千金翼方·食治》曰："久食令人乏气失明"。

【参考文献】

[1] 黄海潮, 王如意, 周伟民, 等. 花椒挥发油对嗜铬细胞瘤细胞的杀伤作用[J]. 黑龙江医药, 2010, 23(4) : 514-515.

[2] 祝丹, 郑桐, 陈玉, 等. 野花椒化学成分研究[J]. 华中师范大学学报: 自然科学版, 2009, 43(3) : 424-427.

[3] 王朝晖. 花椒挥发油镇痛作用的实验研究[J]. 中国药房, 2011, 22(3): 218-219.

[4] 郭红祥, 郭爱芳, 陈毓荃, 等. 超临界 CO_2 萃取花椒挥发油杀虫活性研究[J]. 河南农业大学学报, 2005, (1): 79-92.

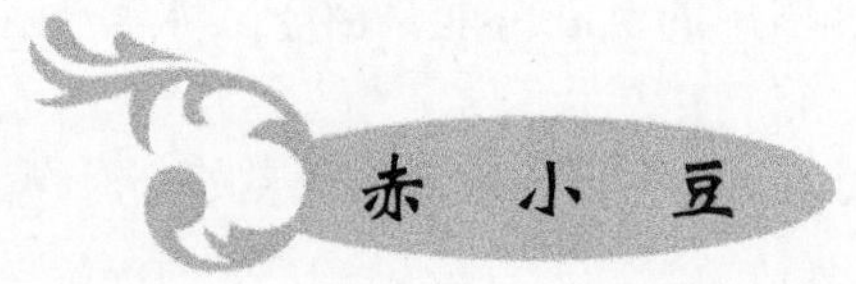

赤小豆

赤小豆，除了赤豆、红小豆、饭豆等别名，又称为红豆。其拉丁文名为 *Vignae semen*。《中国药典》2015 年版记载本品为豆科植物赤小豆的干燥成熟种子。在外形上，赤小豆和红豆两种色泽接近易生混淆，赤小豆呈细长形，稍扁，颗粒比红豆小；红豆比较圆，表面为暗棕红色。赤小豆具有利水消肿，解毒排脓的功能。主治水肿胀满，脚气浮肿，黄疸尿赤，风湿热痹，痈肿疮毒。

【文献记载】

赤小豆，性味：甘、酸，微寒。利水消肿退黄，清热解毒消痈。

《神农本草经》中记载"赤小豆主下水，排痈肿脓血"。

《肘后方》记载："辟温病。取小豆，新布囊盛之，置井中，三日出。举家服，男十枚，女二十枚""治肠痔，大便常血。小豆一升，苦酒五升，煮豆熟，出干，复内法酒中，候酒尽止，末，酒服方寸匕，日三度""产后心闷目不开。生赤小豆杵末，东流水服方寸匕。不差再服"。

《备急千金要方》记载："治金疮烦满方：赤小豆一升，以苦酒浸之，熬燥复浸之，满三度，色黑，冶服方寸匕，日三"。

《图经衍义本草》记载："赤、白豆合鱼鲊食之成消渴，小豆酱合鱼鲊食成口疮"。

《本草纲目》记载："赤小豆以紧小而赤黯色者入药，其稍大而鲜红、淡红色者，并不治病"，宜选粒小色暗红者为佳。

【成分研究】

关于赤小豆的成分研究较少，其营养成分主要含有蛋白质、脂肪、碳水化合物、粗纤维、钙、铁、磷、维生素 B_1、维生素 B_2、烟酸等。

可能具有治疗活性的成分主要有刺五加苷 D、白藜芦醇、麦芽酚，以及 2β，15α-二羟基–贝壳杉-16-烯-18，19-二羧酸、2β-O-β-D-葡萄吡喃糖-15α-羟基–贝壳杉-16-烯-18，19-二羧酸、2β-（O-β-D-葡萄吡喃糖）atractyligenin、3R-O-[β-L-阿拉伯吡喃糖基-（1→6）-β-D-葡萄吡喃糖]辛-1-烯-3-醇、（6S，7E，9R）-6，9-二羟基 megastigman-4，7-二烯-3-酮-9-O-β-D-葡萄吡喃糖苷[1]。

【药理作用】

中医认为赤小豆可健脾胃、通便、利尿和消肿，因此常吃赤小豆，可以清血、消除内脏疲劳，特别有益于心脏和肾脏疾病患者。此豆还有"久食瘦人"的说法，对老年性肥胖症，有一定的减肥效用。

【食用方法】

赤小豆比较难煮不烂，一般适合煮汤。中医入药用赤小豆，而红豆更适于食用。

赤小豆与鲤鱼、鲫鱼、黄雄鸡一同煮食，能利水消肿。

赤小豆冬瓜糖水，可驱暑健脾，适用于儿童。

【注意事项】

尿多之人不宜食用。身体比较消瘦人群，不宜过于食用。

【药材真假伪鉴别】

赤小豆正品呈长圆形而稍扁，长 5～8mm，直径 3～5mm。表面紫红色，无光泽或微有光泽；一侧有线形突起的种脐，偏向一端，白色，约为全长 2/3，中间凹陷成纵沟；另侧有 1 条不明显的棱脊。质硬，不易破碎。子叶 2，乳白色。气微，味微甘。其伪品呈短圆柱形，两端较平截或钝圆，直径 4～6mm。表面暗棕红色，有光泽，种脐不突起。

【参考文献】

[1] 宁颖，孙建，吕海宁，等. 赤小豆的化学成分研究[J]. 中国中药杂志，2013，38(12)：1938-1941.

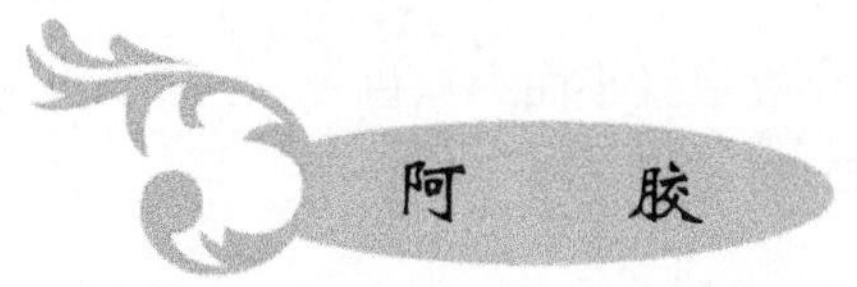

阿 胶

阿胶，拉丁文名为 *Asini corii colla*。本品为马科动物驴的皮去毛后蒸制出来的胶块，原产于山东东阿县，所以山东东阿胶是最正宗地道的阿胶。阿胶始于秦汉，至今已拥有 2000 多年的悠久历史，和人参、鹿茸并称为“滋补三宝”。李时珍在《本草纲目》中更是称之为“补血圣药”。

【文献记载】

阿胶，性味：甘，平。滋阴补血，润燥止血。

《神农本草经》中记载：“出东阿，故曰阿胶”“主心腹内崩，劳及洒洒如疟状，腰腹痛，四肢酸疼，女子下血。安胎。久服轻身益气”。

《伤寒论》中记载：“同书炙甘草汤，治气虚血少以致心动悸，脉结代，舌光少苔者，全方益心气，养心血”。

《别录》中记载：“（主）丈夫小腹痛，虚劳羸瘦，阴气不足，脚酸不能久立，养肝气”。

《食疗本草》中记载：“治一切风毒骨节痛，呻吟不止者，消和酒服”。

《本草蒙筌》中记载：“治风淫木旺，遍疼延肢体；火盛金衰，久嗽唾脓血”。

《本草纲目》中记载：“疗吐血衄血，血淋尿血，肠风下痢。女人血痛，血枯，经水不调，无子，崩中，带下，胎前产后诸疾。男子一切风病，骨节疼痛，水气浮肿，虚劳咳嗽喘急，肺痿唾脓血及痈疽肿毒”。

《纲目拾遗》中记载：“治内伤腰痛，强力伸筋，添精固肾”。

《本草求真》中记载：“既入肝经养血复入肾经滋水。水补而热自制，故风自尔不生”。

【成分研究】

1. *蛋白质与氨基酸* 阿胶的成分主要为骨胶原，水解得到明胶、蛋白质和氨基酸，其中蛋白质含量为 80 %左右。氨基酸种类达到 18 种之多[1]，其中包含了 7 种人体必需氨基酸，占其总氨基酸含量的 15.98%～20.22%，当中以赖氨酸和精氨酸为主，分别占总含量的 4.29%～5.20%和 7.15%～10.06%。所有氨基酸中，甘氨酸、脯氨酸、丙氨酸、谷氨酸和精氨酸的含量最多，达到了总含量的 7%以上[2]。

2. *矿物质* 阿胶中含有 27 种矿物质，其中必需微量元素有 Fe、Cu、Zn、Cr、Mn、Co、Ni、V、Sr 9 种，以 Fe、Cu、Zn、Mn、Co 这 5 种微量元素含量最丰富[3]。用石墨炉原子吸收分光光度计测定了阿胶中其中 6 种微量元素的含量依次为

Se（0.577μg/g）、Pr（0.249μg/g）、Cr（1.25μg/g）、Hg（0.002μg/g）、Cd（0.133μg/g）、Cu（4.72μg/g），均低于国家标准规定的限量[4]。

3. 硫酸皮肤素　是一类天然而结构复杂的糖胺聚糖（GAGs），平均分子质量为35700Da。驴皮中的硫酸皮肤素含量为1.5mg/g左右。

【药理研究】

1. 增强免疫力　阿胶能明显提高小鼠耐寒和抗疲劳能力，增重小鼠脾脏，提高其腹腔巨噬细胞的吞噬能力，增强免疫力[5]，并且促进小鼠脾淋巴细胞转化增殖，能增加小鼠血清溶血素滴度水平和促进小鼠脾细胞抗体生成[6]。

2. 对血液系统的作用　实验表明，阿胶可增加实验小鼠骨髓细胞指数和造血干细胞比例，减少二者凋亡[7]，还能升高 5-氟尿嘧啶所致贫血模型小鼠的血白、红细胞数，增加骨髓和脾造血干/祖细胞集落，降低负效应因子表达，刺激肝和肾相关正向因子的表达，而起到刺激造血作用[8]，其作用较铁剂效果好[9]。此外，阿胶还有显著的促凝血作用[10]。

3. 抗癌抗肿瘤作用　阿胶可在一定程度上抑制肿瘤增长，实验中能延长一半以上实验动物的生存时间。阿胶可减弱癌症和治疗过程中对免疫系统产生的不良影响，而使免疫细胞对肿瘤的应答得到增强，从而产生一定的辅助抗肿瘤作用[11]。

4. 其他作用　阿胶对钙、磷代谢具有调节最用，对骨质疏松有良好的预防和治疗作用[12]。阿胶还能提高促排卵大鼠模型子宫内膜的ER、VEGF的表达，从而改善子宫内膜血流，利于激素发挥生理作用，从而改善子宫内膜的容受性[13]。

【食用方法】

1. 烊化法　将阿胶砸碎后取 5g 左右放入杯中，加冰糖少许，用沸水或药汁适量冲服。

2. 食疗

（1）首乌阿胶蛋汤

功效：滋阴补血，润肠通便，适用于产后便秘。

原料：何首乌10g，鸡蛋2个，阿胶10g。

（2）阿胶鸡

功效：滋阴补血，增强体质。

原料：阿胶30g，母鸡1只。

（3）阿胶莲米糯米饭

功效：补肾安胎。

原料：阿胶、莲米、糯米各15g。

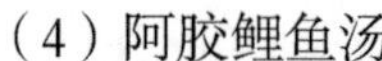

（4）阿胶鲤鱼汤

功效：益气养血、安胎通乳。

原料：鲤鱼，阿胶 10g，糯米 50g，陈皮少许，生姜 3 片。

（5）墨鱼甲鱼鸡

功效：养肝益肾。

原料：墨鱼、甲鱼、乌骨鸡各适量，山药 50g，阿胶 5g，枸杞子 10g。

【常用配伍】

阿胶配蒲黄、生地，滋阴凉血止血，治阴虚有热之血、咳血、吐血、尿血。

阿胶配黄芩，清热凉血止血，治便血及痔血。

阿胶配黄连、干姜、当归，和血止痢，治冷热不调，或热伤营络，下痢脓血，腹痛难忍。

阿胶配生地、白芍、钩藤、鸡子黄等，滋液熄风，治阴伤液涸，虚风内动，筋脉拘急，手足抽搐。

阿胶配桑叶、麦冬、枇杷叶，清燥润肺，治肺燥咳嗽，干咳少痰，气逆而喘。

阿胶配牛蒡子、杏仁、马兜铃，清肺化痰止咳，治肺虚有热之咳嗽气喘，咽喉干燥，咯痰不爽，或痰中带血。

【注意事项】

《本草经集注》曰："畏大黄"。

《本草经疏》曰："性粘腻，胃弱作呕吐者勿服，食不消者亦忌之"。

《本草汇言》曰："胃有寒痰留饮者当忌之"。

《本草崇原》曰："忌烧酒"。

《本草备要》曰："泻者忌用"。

《得配本草》曰："肺气下陷、食积呕吐、脾胃虚弱三者禁用"。

【参考文献】

[1] 王若光, 尤昭玲, 刘小丽, 等. 基于激光解析/离子化–飞行时间质谱技术的中药阿胶蛋白质组分析[J]. 中国组织工程研究与临床康复, 2007, 11(13): 2518-2521.

[2] 霍光华. 阿胶氨基酸矿物成分分析与评价[J]. 氨基酸和生物资源, 1996, 18(4): 22-24.

[3] 杨福安, 王京娥. 山东阿胶中微量元素的研究[J]. 微量元素, 1989(4): 38.

[4] 董自亮, 徐瑞超, 原欢欢, 等. 微波消解–石墨炉原子吸收法测定阿胶中 6 种微量元素含量[J]. 中药与临床, 2015, 6(6): 4-6.

[5] 李宗泽, 李天新, 李宗铭, 等. 阿胶的药理作用[J]. 河南中医, 1989, 1(6): 28-29.

[6] 李志, 陈壁锋, 黄俊明, 等. 阿胶口服液对小鼠细胞免疫和体液免疫功能的影响[J]. 中国卫生检查杂志, 2008, 18(7): 1426-1428.

[7] 郑筱祥, 杨勇, 叶剑锋, 等. 东阿阿胶的升白作用及机制研究[J]. 中国现代应用药学杂志,

2005, 22(2): 102-105.
[8] 吴宏忠, 杨帆, 崔书亚, 等. 阿胶酶解成分对贫血小鼠造血系统的保护机制[J]. 华东理工大学学报: 自然科学版, 2008, 1(34): 47-52.
[9] 李宗锋. 阿胶的药理作用[J]. 中草药, 1990, 2(2): 27-28.
[10] 姜恩魁. 升板胶对骨髓的影响[J]. 锦州医学院学报, 1991, 12(5): 304.
[11] 郑筱祥, 李小龙, 王彦刈, 等. 东阿阿胶对体外培养的癌症放疗病人外周血淋巴细胞的影响[J]. 中国现代应用药学杂志, 2005, 22(4): 267-270.
[12] 贾玉民, 向楠. 阿胶补肾健骨方治疗去卵巢大鼠骨质疏松症的作用机制研究[J]. 中医药导报, 2013, 19(9): 66-68.
[13] 温勤坚. 阿胶对正常大鼠及超促排卵大鼠子宫内膜的作用[D]. 东莞: 广东医学院, 2009.

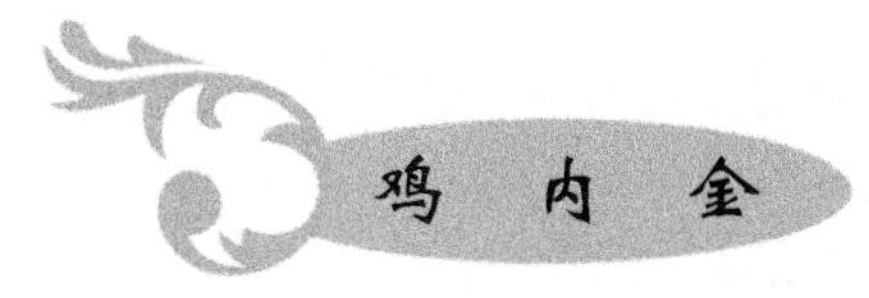

鸡 内 金

鸡内金，别名鸡肫皮、鸡中金、化石胆、化骨胆。其拉丁文名为 *Galli gigerii endothelium*。《中国药典》2015 年版记载本品来源于雉科动物家鸡 *Gallus gallus domesticus Brisson* 的干燥沙囊内壁。杀鸡后，取出鸡肫，趁热剥下内壁，洗净，干燥。

【文献记载】

鸡内金，性味：甘，平。消积滞，健脾胃。

鸡内金首载于《神农本草经》的丹雄鸡项下。

《本草经疏》曰："肫是鸡之脾，乃消化水谷之所。其气通达大肠、膀胱二经。有热则泄痢遗溺，得微寒之气则热除，而泄痢遗溺自愈矣。烦因热而生，热去故烦自止也。今世又以之治诸疳疮多效。"

《要药分剂》曰："小儿疳积病，乃肝脾二经受伤，以致积热为患。鸡肫皮能入肝而除肝热，入脾而消脾积，故后世以此治疳病也。"

《名医别录》曰："主小便利，遗溺，除热止烦"。

《滇南本草》曰："宽中健脾，消食磨胃。治小儿乳食结滞，肚大筋青，痞积疳积"。

《本草纲目》曰："治小儿食疟，疗大人（小便）淋漓、反胃，消酒积，主喉闭、乳蛾，一切口疮，牙疳诸疮。"

《本草述》曰："治消瘅"。

《本草再新》曰："化痰，理气，利湿"。

【成分研究】

1. 蛋白质　是鸡内金的主要成分之一，鸡内金的碱提取物中蛋白质含量约为

60%，其中呈氨基糖阳性反应的约占 10%[1]。

2. 氨基酸　鸡内金富含多种氨基酸，尤以谷氨酸和天冬氨酸含量最高[2, 3]。

3. 矿物质　鸡内金中含有多种丰富的矿物质，其中铁的含量最高[3]。

【药理研究】

1. 调节胃肠蠕动　实验表明，鸡内金可使小鼠胃排空速率减缓，缩短小鼠首次排便时间，增加排便量[4, 5]。

2. 调节消化液的分泌提高消化酶活性　鸡内金对大鼠的胃液分泌量、胃液中的总酸量及胆汁分泌无明显影响，但能显著促进大鼠胰液的分泌，增强胃蛋白酶活性和胰脂酶活性[4]。

3. 对血糖、血脂及血液流变学的影响　研究发现，鸡内金进行适当配伍，如与金樱子合用，可降低家兔体内血糖、三酰甘油含量，并减少肝及肠系膜中脂肪堆积，而且还可以改善血液流变学性质[5-7]。

【食用方法】

1. 内服　煎汤，3～10g；研末，每次 1.5～3g；或入丸、散。

2. 外用　适量，研末调敷或生贴。

3. 食疗

（1）黄芪内金粥

功效：用于慢性肾炎所致浮肿。

原料：生黄芪、生薏苡仁、糯米、赤小豆、鸡内金。

（2）鸡内金菠菜饮

功效：滋阴润燥、消积止渴。

原料：鸡内金、菠菜。

制法：将鸡内金研成粉末备用，用菠菜汤冲服鸡内金粉。

（3）红枣益脾糕

功效：健脾消食，适用于食欲不振、食后腹痛、肠鸣腹泻。

原料：红枣，白术、鸡内金、生姜、面粉、糖。

制法：红枣、白术、鸡内金、生姜煎煮后取汁，加糖、发酵粉等和面做成糕后蒸熟食用。

【常用配伍】

鸡内金配金钱草：有消石排石、运脾利水之功效。

【注意事项】

脾虚无积者慎服。

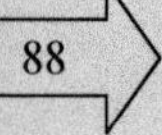

【药材真伪鉴定】

鸡内金呈不规则皱缩的囊片状，完整时长约3.5cm，宽约3.0cm，厚度为0.5～1.0mm，表面黄色、黄绿色或黄褐色，有多条棱状周围，呈波浪形。较脆，易碎，断面角质样有光泽。

有的地区以鸭的沙囊内壁作为鸡内金的替代品。该品多呈碎片，较鸡内金厚，可达1.5mm，棱沟皱纹少。外表面颜色较深，呈暗绿色，灰黑色或黄棕色，内表皮黄白色。应注意加以区别。

【参考文献】

[1] 刘其凤, 任慧霞. 鸡内金蛋白质类成分的提取与测定[J]. 华西药学杂志, 2004, 19(4): 281-282.

[2] 李泽鸿, 陈丹, 李振华. 鸡内金中氨基酸及营养元素含量的测定[J]. 氨基酸和生物资源, 2002, 24(4): 20-21.

[3] 李卫先, 李达, 李辉, 等. 鸡内金不同工艺炮制品的氨基酸含量与酶活性测定[J]. 湖南中医杂志, 2008, 24(4): 100-101.

[4] 谭毓治, 胡因铭, 赵诗云, 等. 鸡、鸭内金对消化系统的药理作用研究[J]. 中药材, 1993, 16(4): 33.

[5] 迟玉森, 马成印, 邵允琪, 等. 鸡内金有效成分的提取及其改善肠道保健功能的研究[J]. 食品工业科技, 1999, 20(4): 21-22.

[6] 马云, 董小英, 刘四春, 等. 金樱子和鸡内金对饲高糖高脂兔腹部脂肪及血糖血脂的影响[J]. 现代中西医结合杂志, 2003, 12(16): 1703-1707.

[7] 郭晓军, 冯继光, 胡克杰, 等. 鸡内金降脂、抗凝及改善血液流变学作用的实验研究[J]. 医药信息, 2000, 42(4): 68-69.

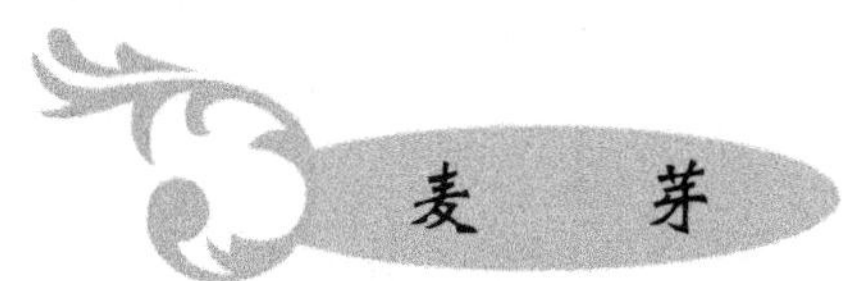

麦　芽

麦芽多生长在北方区域，又名大麦蘖、麦蘖、大麦毛、大麦芽。其拉丁文名为 *Hordei fructus germinatus*。《中国药典》2015年版记载本品为禾本科植物大麦的成熟果实经发芽干燥的炮制加工品。将麦粒用水浸泡后，保持适宜温、湿度，待幼芽长至约5mm时，晒干或低温干燥。麦芽可治疗食积不消，脘腹胀痛，脾虚食少，乳汁瘀积，乳房胀痛，妇女断乳，肝郁胁痛，肝胃气痛。

【文献记载】

麦芽，性味：甘，平。行气消食，健脾开胃，回乳消胀。

《本草纲目》中记载："麦蘖、谷芽、粟蘖，皆能消导米面诸果食积。观造饧者用之，可以类推。但有积者能消化，无积而久服，则消人元气也，不可不知。

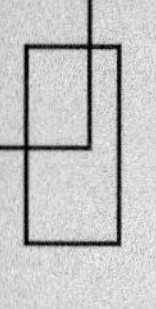

若久服者，须同白术诸药兼用，则无害。”

《药性论》记载，麦芽可“消化宿食，破冷气，去心腹胀满”。

《备急千金方·食治》称麦芽：“消食和中。熬末令赤黑，捣作麨，止泄利，和清酢浆服之，日三夜一服。”

《日华子本草》记载：“麦芽可温中，下气，开胃，止霍乱，除烦，消痰，破症结，能催生落胎。”

《医学启源》记载：“麦芽补脾胃虚，宽肠胃，捣细炒黄色，取面用之”。

《滇南本草》记载麦芽可以“宽中，下气，止呕吐，消宿食，止吞酸吐酸，止泻，消胃宽膈，并治妇人奶乳不收，乳汁不止”。

《本草经疏》中记载“麦糵，功用与米糵相同，而此消化之力更紧，其发生之气，又能助胃气上升，行阳道而资健运，故主开胃补脾，消化水谷及一切结积冷气胀满”。

【成分研究】

1. 糖类　麦芽中含糖总量约为80%，包括约60%的淀粉、1.5%的蔗糖，以及碱溶性多糖、水溶性多糖、纤维素和β-葡聚糖。

2. 脂肪和蛋白质　麦芽中含脂质和蛋白质，各占2%～3%和10%～12%。其蛋白质成分包括球蛋白、醇溶性蛋白、清蛋白、谷蛋白等[1]。

3. 酶类　麦芽中含α-淀粉酶、β-淀粉酶、过氧化异构酶、转化糖酶、催化酶（catalyticase）等[2]。

4. 生物碱类　含有大麦芽碱（hordenine），胆碱（choline），甜菜碱，腺嘌呤（adenine），大麦芽胍碱（hordatine）A、B，麦芽毒素即白栝楼碱（candicine）。

5. 氨基酸　总含量为8.69%，其中人体必需的8种氨基酸占氨基酸总量的3.29%，亮氨酸，苯丙氨酸含量相对较高[1]。

6. 矿物质　K、Ca、Fe、Zn、Mg含量较高，分别为1813mg/100g、240mg/100g、38.3mg/100g、8.9mg/100g、720mg/100g[1]。

7. 其他成分　α-科醌，维生素B、维生素D、维生素E，细胞色素（cytochrome）C，α-生育三烯酚等[2]。

【药理研究】

1. 助消化作用　麦芽内含有α淀粉酶与β淀粉酶，可使淀粉分解成葡萄糖短直链缩合的糊精，并与糖淀粉一起完全水解成麦芽糖。因此麦芽具有帮助淀粉和糖类消化的作用。

2. 降血糖作用　麦芽口服可使正常人血糖降低。水提醇沉浸膏经过精制，注射给药后，可使家兔血糖降低40%以上，并且该作用可维持7h。

3. 对哺乳期乳腺分泌的作用　实验证明，麦芽口服可显著提高母鼠血清催乳素水平，在组织形态学上，母鼠乳腺泡扩张和乳汁充盈程度也更佳，这些都表明麦芽具有催乳作用，但生麦芽效果更好。但需要注意的是，动物实验也表明，麦芽小剂量使用具有催乳作用，而大剂量服用具有抑乳作用。一般临床上麦芽大剂量指的是 30g 以上。

4. 抗氧化作用　麦芽中的麦芽醇具有一定清除氧自由基的作用，可增强抗氧化酶活性，并增高谷胱甘肽含量。

5. 对糖脂代谢的影响　动物实验结果表明，麦芽大剂量使用具有调整血糖、血脂水平的作用，可显著降低血浆游离脂肪酸，升高血清瘦素水平[3]。

【食用方法】

（1）麦芽茶

功效：消食健脾，利湿止痢。

原料：炒麦芽 30g，茶叶 8g。

（2）麦芽山楂茶

功效：消食化滞。

原料：炒麦芽 10g，炒山楂片 3g，红糖适量。

按语：该方适用于饮食失节，食滞停积而致的呕吐。因食积中焦，使脾胃运化功能失常，中焦气机受阻，胃气上逆，食随气上，故呕吐酸腐，甚至吐出不化宿食。因中焦气机不畅，故脘腹胀满。其应治以消食化滞为主，食消滞化则呕吐自愈，方中炒麦芽消食和中下气。山楂消积散瘀。麦芽偏于消面食之积，山楂善消肉食之积。

（3）麦芽谷芽牛肚汤

功效：健胃益脾、消食化滞，温补而不滞。

原料：谷芽、麦芽、淮山药各 50g，陈皮 1/4 个，八角 5g，红枣 6 个，生姜 3 片，牛肚一个。

制法：各料备净，加入清水 3000mL（约 12 碗水量），武火煲沸后改文火煲约 3h，调入适量食盐和生油便可。

（4）麦芽回乳汤

功效：回乳消胀，对乳房胀痛、乳汁难回有疗效。

原料：大麦芽 100g。

制法：麦芽洗净，加水大火煮沸，改用小火煮 30min，取汁。

用法：每天早、晚分饮。

【常用配伍】

配山楂，消导开胃力增，常用于消化不良，饮食停滞所致腹满，嗳气及不思饮食等症。

配神曲，一偏于消食走胃，一偏于消胀运脾，脾胃同治，表里互补，常用治食积不消，脘腹胀闷，回乳等。

配干姜，一偏于开胃消食，一长于温中散寒，合则温胃消食力增，常用于脾胃虚寒，饮食不化。

配谷芽，两者均有运脾宽中和胃消积之功，相须为用，麦芽力猛，消食力强，偏消面食之积，谷芽力缓，和养功胜，偏消米食之积，合而治食积不消，脘腹胀满，吐泻及不思饮食等症。

配鸡内金，启脾之力倍增，以生发胃气，舒调肝气，开胃口，增食欲。

【注意事项】

《食性本草》曰："久食消肾，不可多食"。

《汤液本草》曰："豆蔻、缩砂、木瓜、芍药、五味子、乌梅为之使"。

《本草经疏》曰："无积滞，脾胃虚者不宜用"。

《本草正》曰："妇有胎妊者不宜多服"。

《药品化义》曰："凡痰火哮喘及孕妇，切不可用"。

【参考文献】

[1] 韩丽, 贠建民, 温科. 麦芽根营养成分分析[J]. 甘肃农业大学学报, 2008, 43(2): 136-138.

[2] 赵洪进. 富硒麦芽对二乙基亚硝胺诱发大鼠肝癌肝细胞超微结构变化的影响[J]. 上海畜牧兽医通讯, 2015(1): 4-5.

[3] 夏雷, 张奇志, 张海蓉. 麦芽对肥胖大鼠瘦素及糖脂代谢的影响[J]. 医学研究杂志, 2014, 43(1): 47-49.

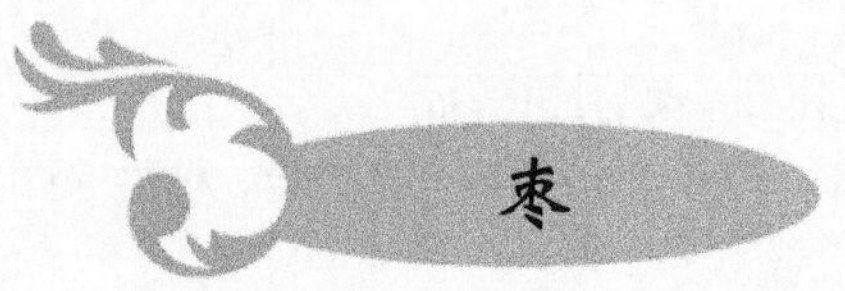

枣

枣类药材包括大枣、酸枣、黑枣等品种，其中大枣应用广泛，具有补中益气、养血安神的功能。

大枣又名壶、木蜜、干枣、美枣、良枣、红枣、干赤枣、胶枣、南枣、白蒲枣、半官枣、刺枣。其拉丁文名为 *Jujubae fructus*。《中国药典》2015 年版记载本品为鼠李科植物枣的干燥成熟果实，采收于秋季果实成熟时。我国是大枣资源最丰富的国家，现有大枣品种 704 个，化学成分复杂，含有 90 余种成分。

【文献记载】

大枣，性味：甘，温。补中益气，养血安神。

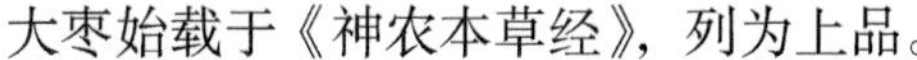

大枣始载于《神农本草经》，列为上品。

《本经逢原》中记载："古方中用大枣，皆是红枣，取生能散表也。入补脾药，宜用南枣，取甘能益津也。"

《注解伤寒论》中记载："茯苓桂枝甘草大枣汤，大枣之甘，滋助脾土，以平肾气。十枣汤，益土而胜水。"

【成分研究】

1. 生物碱类化合物　大枣中含有巴婆碱、无刺枣碱 A、小檗碱、千金藤碱、普罗托品等大量生物碱类成分。

2. 黄酮类化合物　黄酮类成分在大枣中含量不高，主要有槲皮素、芦丁、棘苷等。

3. 有机酸类化合物　大枣含有羽扇豆烷型、齐墩果烷型和乌苏烷型等机酸类化合物[1]。

4. 糖类化合物　糖类在大枣中含量较高，鲜大枣糖含量为 40%以上，干品糖含量可达 80%以上。大枣中多糖含量高于单糖[2]。

5. 香豆素类化合物　大枣含东莨菪内酯、无刺枣苄苷Ⅰ和Ⅱ、Zizyvoside Ⅰ、Roseoside 等香豆素类成分。

6. 其他化合物　大枣中还含有神经酰胺基脑苷脂类成分和谷甾醇、豆甾醇、胡萝卜苷等甾体类化合物。此外，还含有环磷酸腺苷、维生素 C、维生素 E，以及多种矿物质和蛋白质、氨基酸等。

【药理研究】

1. 对免疫系统的作用　大枣中含有的大量的多糖成分，能够显著提高机体免疫力。

2. 抗肿瘤、抗氧化作用　大枣多糖注射给予荷瘤裸鼠，发现其具有一定杀伤肿瘤细胞的作用，并呈剂量依赖性[3]。还有体外实验及 DNA 片段分析证明，大枣多糖可诱发宫颈癌细胞、白血病 T 细胞凋亡[4, 5]。大枣多糖具有一定的清除自由基的能力。

3. 降血脂、造血作用　实验表明，大枣汁可显著降低实验中大鼠体内血脂[6-8]。另外，大枣补血生气作用显著，可明显改善模型小鼠气血两虚的症状[9]。

4. 修复肝损伤、抗疲劳　实验表明，大枣对对乙酰氨基酚、CCl_4 等引起的小鼠急性肝损伤具有保护作用，同时还具有抗疲劳作用，可显著延长小鼠负重游泳时间。

5. 抗缺氧作用　大枣发酵液可通过增加体内血红蛋白含量等作用，显著延长密闭缺氧和亚硝酸钠中毒缺氧小鼠的存活时间。

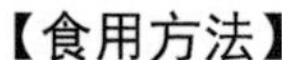

【食用方法】

1. 直接食用　洗净，直接咀嚼，6～15g。

2. 食疗

（1）大枣茶

功效：温补脾胃，生津。脾胃虚弱者宜饮。

原料：大枣 5 枚，红茶 3g，红糖 5g。

（2）大枣甘茶

功效：益胃生津，解毒。气阴不足，营卫不和，心悸怔仲、口干渴及妇女脏躁者宜饮。

原料：大枣 5 枚，甘草 3g，绿茶 3g，冰糖 10g。

（3）大枣粥

功效：健脾益气。适用于脾胃虚弱，血小板减少，贫血，胃虚食少等症。

原料：大枣 20 枚，粳米 60g，冰糖适量。

【常用配伍】

大枣配阿胶：养血、补气、止血，用于治疗气血不足之出血证。

大枣配伍浮小麦、甘草：益气养心健脾、养血安神，用于治疗忧思过度、心脾两虚所致之心神恍惚、睡眠不安等。

大枣配生姜、甘草：调和脾胃，治疗脾胃不和，干呕恶心，腹胀食少。

大枣配甘草、小麦：润养脏阴，治疗情志抑郁，思虑过度，脏阴暗耗。

大枣配生姜、桂枝、白芍：调和营卫，治疗营卫不和，头痛发热，汗出恶风。

【注意事项】

《医学入门》曰："心下痞，中满呕吐者忌之。多食动风，脾反受病"。

《本草经疏》曰："小儿疳病不宜食，患痰热者不宜食"。

《本草汇言》曰："胃痛气闭者，蛔结腹痛及一切诸虫为病者，咸忌之"。

《随息居饮食谱》曰："多食患胀泄热渴，最不益人。凡小儿、产后及温热、暑湿诸病前后，黄疸、肿胀长并忌之"。

《名医别录》曰："生枣，多食令人多寒热，羸瘦者不可食"。

【药材真假未伪鉴别】

1. 看色泽　干枣应为紫红色，有光泽，皮上皱纹少而浅，不掉皮硝。如果皮色不鲜亮，无光泽或呈暗红色，表面有微霜，有软烂硬斑现象的红枣皆为次品。

2. 观果形　金丝小枣的果形完整，颗粒均匀。无损伤和霉烂为优良品。观果形应注意枣蒂，有虫眼和咖啡色粉末的枣为次品。

3. 检验干湿度　枣的干湿度与质量密切相关，检验方法是手捏枣，松开时枣能复原，手感坚实的质量为佳。如果金丝小枣外表湿软皮黏，表面返潮，极易变形的为质次品，有苦涩味且核大的大枣为质次品。

【参考文献】

[1] 陈静, 唐荣. 大枣齐墩果酸含量测定[J]. 实用中西医结合临床, 2004, 4(1): 68-69.

[2] 杨云, 李振国, 孟江, 等. 大枣多糖的分离, 纯化及分子量的测定[J]. 世界科学技术: 中医药现代化, 2003, 5(3): 53-55.

[3] 张仙土, 付承林, 陈灵斌, 等. 大枣多糖对 S-180 瘤细胞杀伤性实验研究[J]. 中国现代医生, 2012, 50(12): 20-21.

[4] Vahedi F, Najafi M F, Bozari K. Evaluation of inhibitory effect and apoptosis induction of Zyzyphus jujube on tumor cell lines, an in vitro preliminary study[J]. Cytotechnology, 2008, 56(2): 105-111.

[5] 罗莉, 玉崧成, 王金水, 等. 大枣多糖结构及药理活性的研究进展[J]. 安徽农业科学, 2010, 38(30): 16860-16861.

[6] 张雅利, 陈锦屏, 李建科. 红枣汁对小鼠高血脂症的影响[J]. 河南农业大学学报, 2004, 38(1): 116-118.

[7] 张清安, 陈锦屏, 李建科, 等. 红枣汁降血脂保健作用研究[J]. 食品科学, 2003, 24(4): 138-140.

[8] 张清安, 范学辉, 陈锦屏. 红枣汁对小鼠血脂水平影响的研究[J]. 陕西师范大学学报: 自然科学版, 2004, 32(2): 77-79.

[9] 郭乃丽, 苗明三. 大枣多糖对气血双虚模型小鼠全血细胞和血清粒-巨噬细胞集落刺激因子水平的影响[J]. 中国临床康复, 2006, 10(15): 146-147.

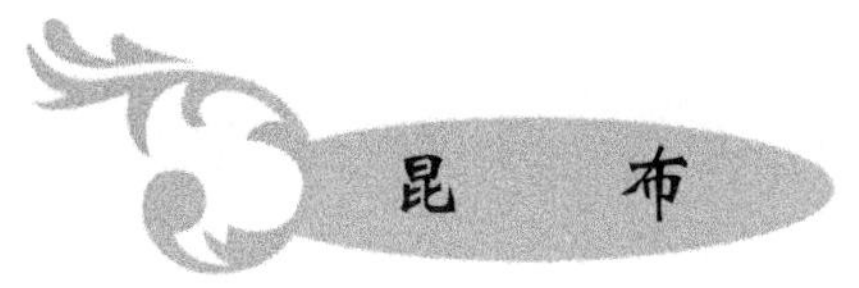

昆　布

昆布，又名淡昆布、海带、纶布（《吴普本草》）、海昆布（《山东中药》）、黑菜、鹅掌菜、五掌菜、面其菜、黑昆布、裙带菜、姚可成（《食物本草》）等。其拉丁文名为 *Laminariae thallus*。《中国药典》2015 年版记载本品为昆布科植物（海带）或翅藻科植物鹅掌菜等的叶状体，采捞于夏、秋二季，晒干。昆布素有“长寿菜”“海上之蔬菜”“含碘冠军”的美誉，药食两用。药用具有清热化痰、软坚散结的功效，主治瘰疬、瘿瘤。同时昆布也是一种营养价值很高的蔬菜，与菠菜、油菜相比，除维生素 C 以外，其粗蛋白、钙、糖等的含量均高出几倍、几十倍。

【文献记载】

昆布，性味：咸，寒。归肝、胃、肾经。软坚散结，消痰利水。

《药性论》曰：“利水道，去面肿，去恶疮鼠瘘”。

《新修本草》记载：“味咸，寒，无毒。主十二种水肿，瘿瘤聚结气，瘘。生

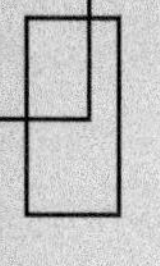

东海。今惟出高丽。绳把索之如卷麻，作黄黑色，柔韧可食”。

《尔雅》云：“纶似纶，组似组，东海有之。今青苔、紫菜皆似纶，此昆布亦似组，恐即是也。凡海中菜，皆疗瘿瘤结气。青苔、紫菜辈亦然，干苔性热，柔苔甚冷也”。

《本草备要》云：“功同海藻而少滑，性雄。治水肿瘿瘤，阴膈噎（含之咽汁）。出登莱者，搓如绳索；出闽越者，大叶如菜。洗去咸味用”。

《医学入门》云：“昆布咸酸性冷寒，能消水肿利漩难，瘿瘤结硬真良剂，阴煮汁咽之安”。

《本草逢原》记载：“咸能软坚，故瘿坚如石者，非此不能除。能破阳邪水肿，与海藻同功。然此物下气，久服瘦人，海岛人常食之，水土不同故耳。凡海中菜皆损人，不独昆布、海藻为然”。

【成分研究】

1. 多糖类成分　昆布中含有海藻酸（alginate）、褐藻糖胶（fucoidan）、昆布多糖（laminarin）等大量多糖类成分[1]。其中，昆布多糖又称为褐藻淀粉，为翅藻科植物昆布或海带科植物海带中的主要多糖成分。除此之外，昆布中还含有约25.6%的藻胶酸，以及岩藻依多糖、海带淀粉、脂多糖等成分。

2. 氨基酸成分　昆布中含有海带氨酸、组氨酸、脯氨酸、谷氨酸、蛋氨酸、色氨酸等氨基酸类成分，含量较为丰富。

3. 其他成分　除以上成分外，昆布中还含有胡萝卜素、维生素 B_1、维生素 B_2、维生素 C 等维生素和铁、锰、钼、碘、铝、钾、镁、钙、磷、硫等矿物质，以及油酸、亚油酸、γ-亚麻酸、牛磺酸、甘露醇、岩藻甾醇、二十碳五烯酸、棕榈酸、十八碳四烯酸等。

【药理研究】

1. 对甲状腺的作用　昆布中约有 0.5%的碘，含量较高。研究证实，昆布可补充体内碘含量，改善因碘缺乏所致的甲状腺肿大，但若碘摄入量过多，则可诱发自身免疫性甲状腺疾病（AITD）和甲状腺功能亢进，并使具有遗传倾向人群的AITD 由隐性转化为显性[2]。动物实验证明，昆布提取液对甲硫氧嘧啶引起的大鼠甲状腺肿大具有一定的保护作用[3]。

2. 降压作用　昆布中所含的非蛋白质氨基酸——昆布氨酸具有降血压的活性，此外具有降血脂，降胆固醇，抗血小板凝聚，防止血管粥样硬化等多种功能，可预防脑出血和高血压，效果显著。实验与临床研究表明，昆布氨酸单枸橼酸盐可显著降低自发性高血压大鼠和高血压患者的收缩压和舒张压，具有辅助降压作用。

3. 降血糖作用　昆布中的褐藻淀粉是其降血糖作用的主要药效成分，实验表明，其可以使糖尿病小鼠的血糖和尿素氮显著降低，血清钙和血清胰岛素含量升高[4]，作用较昆布粗多糖明显。

4. 降血脂和抗凝作用　实验表明，昆布多糖具有减肥作用，可能通过增强LPL、LCAT、PL酶的活性，降低肥胖大鼠的总胆固醇含量，改善血清HDL-C水平，与降脂药洛伐他汀效果相同。昆布可使实验组大鼠体内脂质过氧化物含量显著降低，胆固醇消除加速，调节血脂代谢。另外，海带多糖在体内外均有抗凝血作用，其中藻胶酸磺酸化后也具有抗凝作用，其作用与肝素类似，且加热不会被破坏。

5. 抗放射作用　研究表明，昆布中的活性成分褐藻胶[5]、海带淀粉[6]具有较好的抗辐射作用。另一种生理性多糖盐藻糖胶腹腔注射给药对外周血白细胞、淋巴细胞具有明显的保护作用。显示其具有很好的抗辐射作用[7]。体外实验表明，褐藻糖胶可显著抑制 ^{60}Co-γ 射线诱发淋巴细胞微核的作用，对小鼠造血系统具有显著防护作用，且与剂量无关[8]。

6. 抗肿瘤作用　现代研究证实：褐藻糖胶通过增强机体免疫活性实现其抗肿瘤活性。动物实验表明，腹腔注射海带多糖14天，可抑制小鼠S180肿瘤，且增加脾脏重量，还可诱导诱导结肠癌、K562、HL-60、MCF-7、HepG2、Hela、Jurkat、U937等多种癌细胞的凋亡[9]。

7. 抗病毒作用　褐藻糖胶给予病毒感染模型小鼠后，发现实验小鼠的巨噬细胞和B细胞吞噬作用增强， 同时NK细胞活性也同时增加，中性抗体显著增强，表明其抗病毒作用明显。另外，还有实验表明其也可在一定程度上通过阻断HIV与靶细胞上的受体CD4的连接而起到抑制HIV感染作用[10]。

8. 抑制哮喘作用　研究表明，昆布多糖能够通过减少哮喘小鼠肺泡灌洗液及肺组织中白细胞介素、肝素表皮生长因子的表达，发挥免疫抑制功能而起到治疗哮喘的作用[11]。

【食用方法】

夏、秋季采收，晒干备用。用时以温水浸泡使软，洗净。

（1）牛蒡山药昆布汤

功效：可治高血压，冠心病，肥胖病，高血脂，并且具有辅助抗癌作用。

原料：牛蒡半根，铁棍山药1根，昆布1片，木鱼花一大把，姜3片，水1000mL（2人份）。

（2）小麦煮昆布

功效：用于胸中气噎，难以下食，喉中如有肉块。

原料：昆布100g，小麦50g。

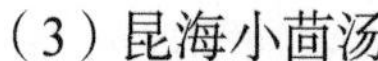

（3）昆海小茴汤

功效：理气活血，软坚散结，用于疝气肿痛，或睾丸肿大。

原料：昆布、海藻、山楂各 15g，小茴香 10g。

（4）海带煮豆腐

功效：食补、益寿。

原料：干海带 60g，水豆腐 250g。

（5）糖渍昆布

功效：软坚散结，可治慢性咽炎。

原料：昆布 2 份，白糖 1 份。

（6）昆布粥

功效：软坚散结，降压利尿，适用于高血压，动脉硬化及慢性支气管炎咳喘等症。

原料：昆布 10～15g，粳米 100g，猪瘦肉适量，食盐适量。

【注意事项】

《食疗本草》曰："下气，久服瘦人。无此疾者，不可食"。

《品汇精要》曰："妊娠亦不可服"。

《医学入门》曰："胃虚者慎服"。

《本草择要纲目》曰："大抵海中菜皆能损人，不可多食"。

《医学入门》曰："久服令人腹痛，发气吐沫，以热醋少饮解之。凡海菜寒中，有小螺者尤损人，胃虚者慎服"。

【参考文献】

[1] Rioux LE, Turgeon SL, Beaulieu M. Characterization of polysaccharides extracted from brown seaweeds[J]. Carbohydr Polym, 2007, 69: 530-537.

[2] 孙勤国, 陈如泉. 含碘中药对甲状腺机能亢进症影响的研究进展[J]. 湖北中医杂志, 2000, 22(5): 52-53.

[3] 付彦君, 王卉, 韩兆丰, 等. 昆布提取液对实验性大鼠甲状腺肿的影响[J]. 新中医, 2013, 8: 197-199.

[4] 王廷欣, 赵文, 蒋东升, 等. 海带多糖对小鼠血糖调节的作用[J]. 营养学报, 2001, 23(2): 137-139.

[5] 范曼芳, 陈琼华. 褐藻酸钠的提取、分析和生物活性[J]. 中国药科大学学报, 1988, 19(4): 279-281.

[6] 邓槐春. 海带多糖的抗辐射作用及毒性观察[J]. 中华放射医学与防护杂志, 1987, (7): 49-50.

[7] 李德远, 徐战, 王海滨. 海带岩藻糖胶及褐藻胶抗辐射效应研究[J]. 武汉食品工业学报, 1999, (2): 18-22.

[8] 陈乾. 褐藻糖胶对 ^{60}Co-γ 射线辐射防护作用的研究[D]. 合肥: 安徽医科大学, 2012: 9-10.

[9] 徐戎, 张悦, 王倩, 等. 昆布有效成分岩藻黄质对人体 7 种肿瘤细胞增殖与凋亡的影响[J]. 中药药理与临床, 2009,(4): 21-24.
[10] Romanosmt, ANDR AD A-SERPA MJ, MOUR AOPA, et al. A sulphated fucan from the Laminaria abyssalis inhib its the human T cell lym-photropic virus type 1-induced syncytium formation in HeLa cells[J]. Antivir Chem Chemother, 2002, 13(4): 219-221.
[11] 孟彦. 昆布多糖对哮喘小鼠肺泡灌洗液和肺组织细胞因子表达的影现状[D]. 青岛: 青岛大学, 2014: 20-22.

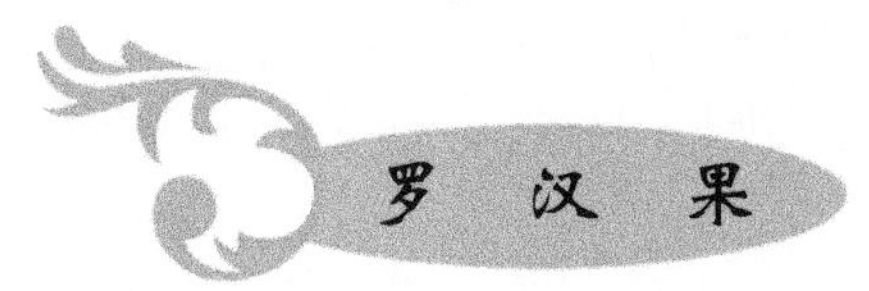

罗 汉 果

罗汉果又名假苦瓜、拉汉果、光果木鳖、拉汗果、金不换、罗汉表、裸龟巴。其拉丁文名为 *Siraitiae fructus*。《中国药典》2015 年版记载本品为葫芦科植物罗汉果的干燥果实，采收于秋季果实由嫩绿色变深绿色时。罗汉果具有清热润肺，利咽开音，滑肠通便的功能。主治肺热燥咳，咽痛失音，肠燥便秘。

【文献记载】

罗汉果，性味：甘，凉。清肺润肠。

罗汉果最早记载于清光绪十一年编的《重刊永宁州志》“罗汉果大如柿，椭圆中空，味甜性凉，治劳嗽”。

《岭南采药录》记载：“理痰火咳嗽，和猪精肉煎汤服之”。

【成分研究】

1. *葫芦烷型三萜类* 罗汉果中含有罗汉果苷Ⅳ、罗汉果ⅡE、罗汉果苷Ⅴ、罗汉果皂苷ⅣA、罗汉果二醇Ⅰ、苯甲酸酝罗汉果苷 A 等多种三萜类成分，总含量约为 3.8%，是罗汉果具有甜味的主要成分。在这些成分中不乏堪比糖精等甜味剂的物质，如甜度为蔗糖的 256～344 倍的罗汉果苷Ⅴ，以及 563 倍的赛门苷Ⅰ。罗汉果根中含有罗汉果酸甲和罗汉果酸乙等葫芦烷结构成分[1]。

2. *黄酮类* 罗汉果中黄酮多以苷元的形式存在，其基本单元或主要成分以槲皮素和山柰酚为主[2]。

3. *油脂类* 罗汉果种仁中含有亚油酸、油酸、棕榈酸等人体必需脂肪酸，以及法尼醇、癸醛、戊醛等脂肪醛类物质，各类油脂类总含量约为 30%。

4. *其他* 除以上各类成分外，罗汉果中蛋白质、氨基酸也很丰富，其中有人体必需的 8 种氨基酸。另外，罗汉果还含有 26 种微量元素，单糖、多糖等糖类成分。

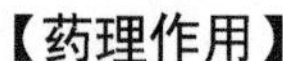

【药理作用】

1. 镇咳平喘　动物实验表明，罗汉果水提物可使枸橼酸或辣椒素所致咳嗽次数显著减少，并抑制由机械刺激所致的咳嗽次数。

2. 抗糖尿病　罗汉果苷具备三萜皂苷结构，研究表明三萜皂苷具备降血糖作用[3]。

3. 抗氧化　罗汉果提取物可能通过诱导体内谷光甘过氧化物酶、超氧化物歧化酶等的生成，直接或间接地实现抗氧化作用。

4. 对肝脏作用　罗汉果提取液对运动造成的肝组织及其膜性结构损伤有明显的保护作用[4]。

5. 对免疫系统的调节作用　动物实验表明，罗汉果中多糖成分可使小鼠胸腺、脾脏等免疫器官的重量增加，同时增加小鼠腹腔巨噬细胞吞噬指数等，提高血清溶血素水平，增加淋巴细胞转化率，提高免疫功能[5]。

【食用方法】

1. 泡茶饮　罗汉果单味即可当茶饮，也可与桂圆、菊花、甘蔗、秋梨等配成茶。

2. 煲汤　配其他食材煲汤，如罗汉果百合鸡汤、罗汉果淮山药排骨汤、罗汉果杏仁猪肺汤等。

【常用配伍】

罗汉果化痰散结凉茶：罗汉果 1 个，夏枯草 150g，冰糖 150g 和鹿含草 40g。

罗汉果减肥茶：罗汉果 10g，蜂蜜适量，山楂片 10g，净水 250g。

【注意事项】

梦遗、夜尿及虚寒体质者慎用。

罗汉果太甜，长期食用会伤脾胃。

【参考文献】

[1] 王雪芬, 卢文杰, 陈家源, 等. 罗汉果根化学成分的研究[J]. 中草药, 1996, 27(9): 515-518.

[2] 斯建勇, 陈迪华, 常琪, 等. 鲜罗汉果中黄酮甙的分离及结构测定[J]. 药学学报, 1994, (2): 158-160.

[3] Suzuki YA, Tomoda M, Murata Y, et al. Antidiabetic effectof long-term supplementation with Siraitia grosvenori on the spontaneously diabetic Goto-Kakizaki rat [J]. British Journal of Nutrition, 2007, 97(4): 770-775.

[4] 姚绩伟, 唐晖, 周亮, 等. 罗汉果提取液对小鼠运动耐力及肝组织抗氧化损伤的影响[J]. 中国运动医学杂志, 2008, 27(2): 221-223.

[5] 李俊, 黄艳, 廖日权, 等. 罗汉果多糖对小鼠免疫功能的影响[J]. 中国药理学通报, 2008, 24(9): 1237-1240.

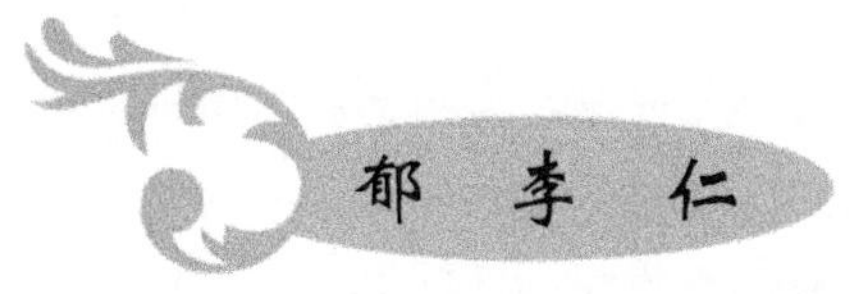

郁李仁

郁李仁别名郁子、郁里仁、李仁肉，其拉丁文名为 *Pruni semen*。《中国药典》2015 年版记载本品为蔷薇科植物欧李、郁李或长柄扁桃的干燥成熟种子，采收于夏、秋两季果实成熟时，取种仁晒干而得。郁李主产于华北、河南、山西、广东。欧李主要产于辽宁、黑龙江、河北、山东等省份。长柄扁桃主产于内蒙古自治区等。前两种习称“小李仁”，后一种习称“大李仁”。

【文献记载】

郁李仁，性味：苦、甘，平。润肺通肠，下气利水。

《神农本草经》中记载：“主大腹水肿，面目、四肢浮肿，利小便水道”。

《本草纲目》中记载：“甘苦而润，其性降，故能下气利水。……目系内连肝胆，恐则气结，郁李去结，随酒入胆，结去，目则能瞑矣。”

《本草经疏》有记载：“主大腹水肿，面目四肢浮肿者……性专降下，善导大肠燥结，利周身水气，然而下后多令人津液亏损，燥结愈甚，乃治标救急之药。”

《本草新编》中记载：“入肝、胆二经，去头风之痛。又入肺，止鼻渊之流涕。消浮肿，利小便，通关格，破血润燥，又其余技。……郁李仁善入肝，以调逆气，故能达上下，不可不备也。”

《本草求真》记载：“……多合胡麻同用……可以相须为用”。

《食疗本草》中记载：“破癖气，下四肢水”。

【成分研究】

1. 脂肪油　郁李仁含有 40% 的油脂，其中不饱和脂肪酸占 90%以上，主要成分是油酸和亚油酸，此外还有一定量棕榈油酸、顺-11-二十碳一烯酸、α-亚麻酸等[1]。

2. 苦杏仁苷　苦杏仁苷为郁李仁的主要成分之一，含量为 2%～5%，具有止咳祛痰等功效[1]。

3. 蛋白质　欧李仁中蛋白质含量在 30% 左右，其氨基酸组成与大豆蛋白和花生蛋白相近，但谷氨酸含量远高于大豆蛋白和花生蛋白[2]。

4. 其他成分　郁李仁中还含有挥发性有机酸、纤维素、淀粉、植物甾醇、维生素 B_1 等[1-3]。

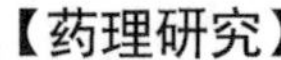

【药理研究】

1. 促进小肠蠕动　研究表明，郁李仁水提取物及其脂肪油有显著的促进小肠运动的作用。采用碳末标记法观测小肠蠕动，研究 6 种郁李仁对小鼠小肠蠕动的影响，发现欧李郁李仁对小肠蠕动的推进作用最强，其中水提物最为显著，脂肪油次之。此外，郁李仁种子提取液能显著促使燥结型便秘模型小鼠排便，并增加排便次数[4]。

2. 抗炎、镇痛　实验证实，静脉给予小鼠郁李仁蛋白类成分 IR-A 和 IR-B 具有显著抗炎和镇痛作用。化学刺激炎症模型实验表明，静脉注射提取蛋白后，IR-A 和 IR-B 的 ED_{50} 分别为 14.8mg/kg 和 0.7mg/kg。此外，小鼠扭体法实验表明以 5mg/kg 的剂量静脉注射时，IR-A 和 IR-B 都具有明显的镇痛作用[5]。

3. 对呼吸系统的作用　郁李仁所含的苦杏仁苷可在胃酸作用下分解产生氢氰酸，少量的氢氰酸对呼吸中枢有镇静作用，可达到镇咳平喘的功能[5]。

【食用方法】

1. 内服　煎汤，或入丸、散。

2. 食疗

（1）郁李仁做粥

功效：健脾益气。适用于习惯性便秘、水肿腹满等。

原料：粳米、郁李仁、蜂蜜、姜汁。

（2）郁李仁、槟榔糯米粥

功效：理气，润肠，通便。适用于胸膈满闷、大便秘结。

原料：糯米、郁李仁、槟榔、火麻仁。

【常用配伍】

郁李仁配胡麻仁：二者相须为用，一为缓泻，一为滋养，具有补虚润肠通便作用，适用于津枯血燥之大便秘结。

郁李仁配火麻仁、瓜蒌仁：主滋阴补虚，润肠通便，治体虚肠燥便秘。

郁李仁配槟榔：可治水气浮肿，脚气等症。

郁李仁配生薏苡仁、冬瓜皮：可用于水肿腹满、二便不利。

【注意事项】

郁李仁中含有苦杏仁酶等内源性酶可以将苦杏仁苷水解产生氢氰酸，经过适当的炮制处理（如蒸、煮等）可以使苦杏仁酶失活，从而保证苦杏仁苷只有在胃酸的作用下缓慢水解释放微量的氢氰酸发挥作用。服用未经处理或大剂量的郁李仁，可能引起中毒。

阴虚液亏及孕妇慎服。

《本草经疏》曰："津液不足者，慎勿轻用"。

《得配本草》曰："大便不实者禁用"。

【药材真伪鉴定】

小李仁呈卵形，长 5～8mm，直径 3～5mm，表面黄白色或浅棕色。大李仁长 6～10mm，直径 5～7mm，表面黄棕色。除了《中国药典》收录的上述三种植物外，各地有将同属多种植物的种仁作为"郁李仁"用，使用时应加以鉴别。

【参考文献】

[1] 高友君, 任清. 人工栽培欧李仁油的提取、成分分析及抗氧化性[J]. 食品科学, 2015, 36(4): 80-85.

[2] 刘淑琴, 常虹, 周家华, 等. 我国欧李的开发应用研究现状[J]. 食品研究与开发, 2009, 30(12): 167-170.

[3] 穆霄鹏, 杜俊杰, 杜俊民. 钙果种仁油的提取及成分分析[J]. 食品科技, 2012, 12: 140-143.

[4] 元艺兰. 郁李仁的药理作用与临床应用[J]. 现代医药卫生, 2007, 23(13): 1987-1988.

[5] 永本典生, 野口秀人, 樊爱国. 杏仁、郁李仁、杏子中具有抗炎和镇痛作用的活性成分摘要[J]. 江西中医学院学报, 1991, 2: 52.

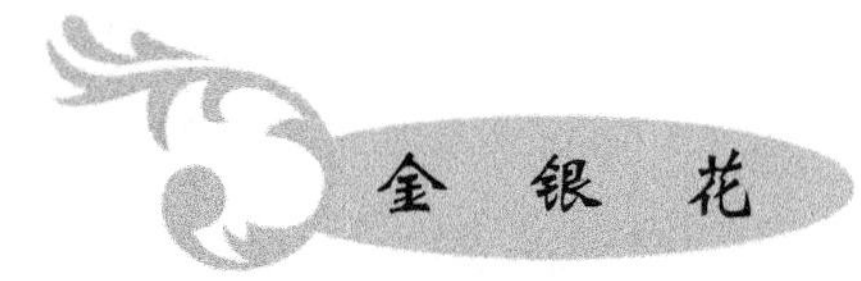

金银花，又名银花、鹭鸶花、忍冬花、二宝花。其拉丁文名为 *Lonicerae japonicae flos*。《中国药典》2015 年版记载本品为忍冬科植物忍冬的干燥花蕾或待初开的花，采收于夏初花开放前。金银花具有清热解毒，疏散风热的作用。主治痈肿疔疮，喉痹，丹毒，热毒血痢，风热感冒，温病发热。

【文献记载】

金银花，性味：甘，性寒。归肺、心、胃经。清热解毒、疏散风热。

《神农本草经》把它列为上品，曰其"久服轻身"。

《名医别录》记载："忍冬……寒热邪肿……暑热身肿"。

《滇南本草》记载："清热，解诸疮，痈疽发背，丹流瘰疬"。

《本草纲目》中记载："一切风湿气，及诸肿毒，清热解毒"，并有"久服轻身，长年益寿"的结论。

《重庆堂随笔》曰："清络中风火湿热，解温疫秽恶浊邪……治痉厥癫痫诸症"。

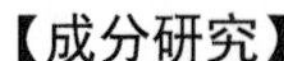

【成分研究】

1. *有机酸* 金银花中含有绿原酸、咖啡酸、棕榈酸、4-羟基桂皮酸、阿魏酸、原儿茶酸等有机酸类物质。

2. *黄酮类* 金银花中含有金丝桃苷、Corymbosin、5-羟基 7，4-二甲氧基黄酮、木犀草素-7-O-β-D-半乳糖苷、槲皮素-3-O-β-D 等多种黄酮类化合物。

3. *三萜皂苷类* 金银花中存在三萜皂苷类成分，是我国学者首先发现的，如双咖啡酰基奎尼酸酯化合物。

4. *挥发油* 采用 GC-MS 技术分析鉴定出金银花挥发油中含有 50 种成分，主要为酸类化合物（59.76%）、酮类化合物（15.58%）、醇类化合物（12.85%），以及烷烃类化合物（7.18%）。

5. *微量元素* 金银花中含有 Fe、Mn、Cu、Zn、Ti、Mo、Ba 等 15 种微量元素[1]。

【药理研究】

1. *抑菌、抗病毒作用* 实验证实，金银花提取物可显著抑制枯草杆菌、黄曲霉菌、青霉菌和黑曲霉菌的繁殖，对金黄色葡萄球菌等球菌、大肠弧菌等近 10 种致病菌也有较好的抑制作用。经分析，其所含绿原酸抑菌、抗菌功能显著，对人体内与体外多种疾病菌都有效[2, 3]。

2. *解热、抗炎作用* 实验表明，金银花所含的忍冬糖苷 A、马钱素、忍冬苷等，与阿司匹林具有类似的抗炎作用。另外，金银花还具有解热，防止体温升高的作用，并且呈现一定的量效关系[4]。

3. *抗氧化作用* 金银花水提物在体外可直接清除 H_2O_2，体内实验表明，其可以升高大鼠血清中 T-AOC、GSH-PX、GSH 和 SOD 含量，降低 MDA 含量，因此，证明金银花具有明显的抗氧化活性[5, 6]。

4. *利胆、保肝作用* 文献报道，金银花所含三萜皂苷类成分具有显著的保肝作用。从金银花中提取出的总皂苷对 CCl_4 所致肝损伤有较强抑制作用，可降低患者肝脏损伤程度，从而大幅度减轻肝脏坏死率[7]。

5. *提高免疫力、抗肿瘤作用* 金银花可通过增强白细胞吞噬功能，降低 T 细胞 α-醋酸萘酯酶百分率等作用，提高机体免疫力。金银花提取物在低浓度下能够促进乳酸杆菌、双歧杆菌的生长，浓度效应现象显著，有调节平衡肠道菌群和增强免疫的作用。其所含的绿原酸还可预防及抑制胃癌、结肠癌。

6. *降血脂、降血糖作用* 实验表明，绿原酸静脉给药后，能够使大鼠血浆中胆固醇、三酰甘油含量显著降低，肝脏中的三酰甘油水平也有明显下降[8]。另有研究结果表明，金银花提取物可能通过抑制肠道 α-葡萄糖苷酶活性，或拮抗自由基、保护胰腺 B 细胞等，实现降低血糖作用[9]。

7. 抗血小板凝集作用　金银花中有机酸等化合物，可抑制血小板聚集。

【食用方法】

1. 泡茶　金银花同野菊花、麦冬共泡代茶或制成青梅保健茶。具有清热解毒、消暑生津的功效，用于治疗急慢性咽炎、扁桃体炎。

2. 食用　制成软糖、饮料等食品。

【常用配伍】

配伍黄芪，具有扶正托脓生肌、清热解毒消肿之效。

配伍大青叶，用于热毒所致疔疮、喉痹、丹毒、感染性高热。

配伍菊花，用于治疗多种急性炎性眼病，疖疮肿毒及风温初起。

配伍蒲公英，用于治疗热毒疮痈、红肿热痛症。

【药材真假伪鉴别】

本品呈棒状，上粗下细，略弯曲，长 2～3cm，上部直径约 3mm，下部直径约 1.5mm。表面黄白色或绿白色（储久色渐深），密被短柔毛。偶见叶状苞片。气清香，味淡、微苦。

【注意事项】

阴证疮疡、脾胃虚寒、气虚体弱的人及月经期女性不能服用。

【参考文献】

[1] 吴二喜. 忍冬与灰毡毛忍冬微量元素的分析[J]. 中草药, 1998, 19(6): 45-47.

[2] 赵良忠, 蒋贤育, 段林东, 等. 金银花水溶性抗菌物质的提取及其抑菌效果研究[J]. 中国生物制品学杂志, 2006, 19(2): 201-203.

[3] 潘清平, 雷志君, 周日宝, 等. 灰毡毛忍冬与正品金银花抑菌作用的比较研究[J]. 中医药学刊, 2004, 22(2): 243.

[4] 宋建华. 金银花解热抗炎作用的实验研究[J]. 重庆医学, 2011, 40(25): 2552-2553.

[5] 宫璀璀, 郑玉霞, 郑乃刚, 等. 金银花在体内抗氧化作用的实验研究[J]. 实用医药杂志, 2006, 23(5): 584-585.

[6] 谢学明, 钟远声, 李熙灿, 等. 22 种华南地产药材的抗氧化活性研究[J]. 中药药理与临床, 2006, 22(1): 48-50.

[7] 陈明光, 刘倩. 中药金银花的药用成分和药理作用[J]. 北方药学, 2013, 10(10): 29.

[8] Andrad-Cetto A, Wiedenfeld H. Hypoglycemic effect of Ce-cropiaobtusifoliaon streptococcus diabetic rats[J]. J Ethnopharmacol, 2001, 78(2-3): 145-149.

[9] 王强, 陈东辉, 邓文龙. 金银花提取物对血脂与血糖的影响[J]. 中药药理与临床, 2007, 23(3): 40-42.

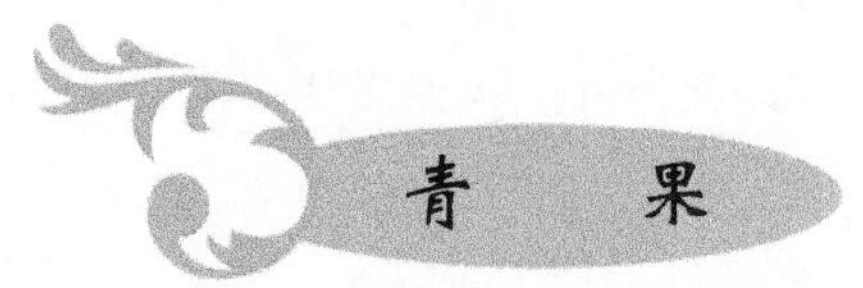

青　果

青果，又名青橄榄、橄榄、谏果、青子、忠果、黄榔果、吉祥果、诃梨子等。其拉丁文名为 *Canarii fructus*。《中国药典》2015 年版记载本品为橄榄科植物橄榄的干燥成熟果实，采收于秋季果实成熟时，干燥而得。青果气微，果肉味涩，久嚼微甜。

【文献记载】

青果，性味：甘、涩、酸，平。清热解毒、利咽生津。

其始载于唐代《本草拾遗》。

《本草纲目》记载："青果，此果虽然，其色亦青故俗呼青果，八有色黄者不堪，病物也""青果其子生食甚佳，密渍盐藏皆可致远""青果，盐过不苦涩，同栗子食甚香"，可"开胃下气、止泻，生津液，止烦渴，治咽喉痛，咀嚼咽汁能解一切鱼鳖毒"。

《开宝本草》记载："青果，其树似木梭子树而高，端直，其形似生诃子无棱瓣。生岭南，八月、九月采。"

《滇南本草》中记载："治一切喉火上炎，大头瘟症"。

《本草再新》中记载："平肝开胃、润肺滋阴、消痰理气，治咳嗽"。

《本草备要》中记载："肝胃之果"。

【成分研究】

1. 多酚类　是青果的主要生物活性物质，含量达 1.5%，主要为含苯甲酰结构的酚酸类，主要有没食子酸和鞣花酸，分别占总酚含量的 38.8%和 14.3% [1]。

2. 黄酮类化合物　由于材料和提取方法不同，文献报道橄榄果实中的黄酮含量有所差异。研究发现"檀香"橄榄中黄酮含量最高，可达 4.0%，其次为"甜长营"和"黄长营"，均为 3.0% [2, 3]。

3. 挥发性物质　橄榄果实中挥发性物质主要有石竹烯，不同品种所含挥发性成分的种类及含量有所差异，例如，"长营"橄榄挥发物中的石竹烯相对含量为 42.40%，其次是古巴烯（8.98%），而"冬节圆"橄榄的反式–石竹烯相对含量为 42.23%，其次是α-蒎烯（7.62%）[4]。

4. 三萜类　目前已从橄榄干燥果实中分离得到 5 个三萜类化合物，分别为α-香树脂醇，β-香树脂醇，α-香树脂醇乙酸酯，齐墩果酸，β-香树脂酮[5]。

5. 其他成分　青果果肉中脂肪含量大约为 1.1%[3]，主要有棕榈酸（26.67%）、油酸（35.03%）和亚油酸（24.92%）[6, 7]。青果果实含有 18 种氨基酸，氨基酸总量为 4.45 mg/g[8]；蛋白质含量为 15g/kg 左右；总糖含量为 6.1%，以蔗糖和果糖为主[9-11]。

【药理研究】

1. *解酒保肝作用* 采用大鼠模型，每天两次以白酒灌胃，连续 5 天后取肝组织切片检查，发现“橄榄解酒饮”可显著降低细胞凋亡指数、减轻肝组织损伤[12]。

此外研究还发现橄榄汁能激活乙醇脱氢酶，并可显著降低小鼠血清 LPO 含量，提高超氧化物歧化酶（SOD）活性。进一步研究表明黄酮类物质是橄榄中具有解酒保肝活性的主要成分[13]。

2. *抗菌消炎作用* 采用纸片扩散法和二倍稀释法测定橄榄总黄酮对食品储存过程中常见腐败菌种的最低抑菌浓度（MIC），结果发现橄榄总黄酮对金黄色葡萄球菌、枯草杆菌、大肠杆菌、变形杆菌、痢疾杆菌、黑曲霉和青霉菌的繁殖均有抑制作用，其中对大肠杆菌和变形杆菌最低抑菌浓度均为 0.25 mg/mL；对枯草杆菌、青霉和黑曲霉的最低抑菌浓度为 0.13 mg/mL，对痢疾杆菌和金黄色葡萄球菌的最低抑菌浓度均为 0.06 mg/mL[14]。

通过琼脂稀释法和微量液体稀释法测定橄榄多酚对口腔颌面部感染常见病原菌的 MIC，结果发现橄榄多酚对金黄色葡萄球菌、变形链球菌、表皮葡萄球菌临床株、大肠埃希菌等临床株均有一定的抑制作用[15]。

此外，还有报道橄榄利咽含片可明显对抗二甲苯致小鼠耳郭肿胀、角叉菜胶所致大鼠足跖肿胀和棉球肉芽肿的增生，提高小鼠热板痛阈值。临床研究观察发现含青果的中成药青果片、青果丸和青果利咽含片对急慢性咽喉炎、慢性支气管炎、支气管扩张等症均有较好的疗效[16]。

3. *抗氧化作用* 研究发现橄榄的多酚提取物和总黄酮提取物对羟基自由基和 1, 1-二苯基-2-苦苯肼基自由基（DPPH）及超氧阴离子等均具有较强的清除能力[17, 18]。

4. *抗肿瘤作用* 此外有文献报道青果多酚提取物对 Hela 细胞增殖具有明显的抑制作用，并存在时间和剂量依赖性，其可能是通过激活 Caspase-3 促进肿瘤细胞的凋亡[19]。

【食用方法】

1. *直接食用* 果肉微涩，久嚼微甜。或用盐水浸泡后食用。对慢性咽炎有一定疗效。

2. *泡水* 青果甘草茶：青果 10g，绿茶 5g，甘草 2g。清热、解渴、化痰。

3. *食疗*

（1）青果膏

功效：清咽止渴，主治咽喉肿痛，失音声哑，口燥舌干。

原料：鲜青果 5kg，胖大海 120g，锦灯笼 60g，山豆根 30g，天花粉 120g，麦冬 120g，诃子肉 120g。

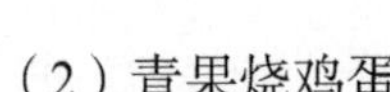

（2）青果烧鸡蛋

功效：可破血散瘀，适用于肝癌痛、腹水明显者。

原料：青果 20g，鸡蛋 1 只。

（3）酸梅青果饮

功效：养阴清热、生津润燥，适用于感冒、急性咽炎、扁桃体炎者。

原料：酸梅 15g，青果 10 颗。

（4）青果梨羹

功效：生津止渴，润燥化痰，清热解毒。

主料：青果 250g，梨 300g。

调料：白糖、水豆粉各适量。

（5）青果玉竹百合汤

功效：清热解毒，生津止渴，滋阴润肺，利咽止咳。

主料：青果 230g。

辅料：干百合 15g，玉竹 9g。

调料：白糖适量。

（6）青果拌麒麟菜

功效：清热化痰、解毒、开胃。

主料：青果 200g。

辅料：干麒麟菜 25g，葱丝 10g。

调料：香油、白糖、醋、川盐、味精各适量。

【常用配伍】

青果配阿胶：补血滋阴。

青果配桔梗：宣肺利咽。

青果配黄连：燥湿清热。

【注意事项】

不宜多服，脾胃虚寒及大便秘结者慎服。

【参考文献】

[1] 何志勇，夏文水．橄榄果实中酚类化合物的分析研究[J]．安徽农业科学，2008，36(26)：11406-11407.

[2] 李张伟，刘宇辉，张珠珠．橄榄黄酮的提取及其抗氧化作用的研究[J]．广东化工，2007，34(12)：37-40.

[3] 林健．橄榄总黄酮的提取及其对大鼠脑缺血再灌注损伤的保护作用的研究[D]．福州：福建医科大学，2008.

[4] 常强，苏明华，陈清西．橄榄化学成分与药理活性研究进展[J]．热带作物学报，2013，34(8)：

1610-1616.
[5] Tamai M, Watanabe N, Someya M, et al. New hepatoprotective triterpenes from Canarium album[J]. Planta Medica, 1989, 55(1): 44-47.
[6] 张鑫, 陈楚城, 孔庚星, 等. 青果脂肪油的超临界 CO_2 萃取及其 GC-MS 测定[J]. 中药材, 1996, 8: 408-409.
[7] Monta OA, Snchez A, Casado F, et al. Chemical profile of industrially fermented green olives of different varieties[J]. Food Chemistry, 2003, 82(2): 297-302.
[8] 段文军, 孔庚星, 陈楚城. 青果中氨基酸成分的测定[J]. 解放军广州医高专学报, 1999, 19(2): 84-85.
[9] 何志勇. 橄榄果肉营养成分的分析[J]. 食品工业科技, 2008, 12: 224-226.
[10] 陈军金, 张金文, 张志鸿, 等. 橄榄生产发展存在的问题与对策[J]. 湿地科学与管理, 2001, 1: 26-27.
[11] 戴延荣. 生嚼橄榄甘草治疗咽喉疼痛[J]. 医药与保健, 2001, 8: 20.
[12] 朱平生, 王宇亮, 彭成, 等. 橄榄解酒饮对急性酒精性肝损伤大鼠细胞凋亡及 Bcl-2 蛋白表达的影响[J]. 上海中医药杂志, 2006, 40(5): 58-59.
[13] 李铃望. 橄榄解酒护肝功能学研究及功效成分的分离与鉴定[D]. 福州: 福建农林大学, 2006.
[14] 曲中堂, 项昭保, 赵志强. 橄榄总黄酮抑菌作用研究[J]. 中国酿造, 2010, 29(4): 62-64.
[15] 王瑶, 惠曦, 田吉. 橄榄多酚对口腔致病菌的体外抑菌实验研究[J]. 泸州医学院学报, 2008, 31(6): 613-616.
[16] 贾敏, 姚秀娟. 青橄榄利咽含片的抗炎镇痛及抑菌作用[J]. 西北药学杂志, 2001, 16(4): 162-164.
[17] 陈岗, 蒋和体, 唐春红. 橄榄多酚的保健功效及其应用[J]. 中国食品添加剂, 2009, 1: 138-141.
[18] 田应娟, 朱良, 陈健, 等. 超声强化提取橄榄黄酮类物质及其抗氧化活性研究[J]. 食品研究与开发, 2011, 32(1): 17-22.
[19] Liu HY, Qiu NX, Huang H, et al. Polyphenols contents and antioxidant capacity of 68 Chinese herbals suitable for medical or food uses[J]. Food Research International, 2008, 41(4): 363-370.

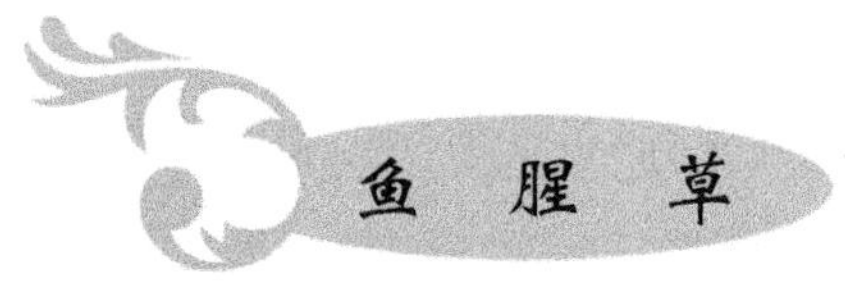

鱼 腥 草

鱼腥草（英文名：Herba houttuyniae）是中国药典收录的草药，草药来源为三白草科植物蕺菜（拉丁学名：*Houttuynia cordata* Thunb.）的干燥地上部分。夏季茎叶茂盛花穗多时采割，除去杂质，晒干。鱼腥草又名侧耳根、猪鼻孔、臭草、鱼鳞草。鱼腥草原名蕺菜，因它的新鲜净叶中有一股浓烈的鱼腥气，不耐久闻，故以气味而得名。一般人在未使用它的时候，往往顾名思义，以为此药气腥味劣，难以下咽。这是未经实践的缘故。其实，此药阴干后，不但没有腥气，而且微有芳香，在加水煎汁时，则挥发出一种类似肉桂的香气；它煎出的汁如淡的红茶汁，仔细口尝，也有类似红茶的味道，芳香而稍有涩味，毫无苦味，且无腥臭，对胃也无刺激性。鱼腥草具有良好的清热解毒作用，故前人用以治肺痈（肺脓疡）的要药。鱼腥草被收录载入《中国药典》2015 年版的药材与饮片中。

【文献记载】

鱼腥草，性味：辛，寒。清热解毒，利尿消肿。

陶弘景曰："蕺，不利人脚，恐由闭气故也。今小儿食之便觉脚痛。"

《本草纲目》记载："其叶腥气，故俗呼为鱼腥草。……鱼腥草即紫蕺，叶似荇，其状三角，一边红，一边青，可以养猪。又有五蕺，即五毒草，花叶相似，但根似狗脊。"

【成分研究】

1. 挥发性油　鱼腥草鲜草含有甲基正壬酮、月桂醛，以及带有腥味的鱼腥草素（decanoylacetal dehyde），挥发油总含量约为 0.05%。

2. 黄酮类　鱼腥草茎与叶总黄酮的含量相差较大，分别为 18.75mg/g 和 59.38mg/g[1]。

3. 有机酸、氨基酸　鱼腥草中有机酸含量丰富，主要包括绿原酸、亚油酸、癸酸等。同时，鱼腥草还含有 16 种氨基酸，如亮氨酸、组氨酸、天冬氨酸、异亮氨酸等。

4. 生物碱　鱼腥草中还含生物碱类成分，如蕺菜碱、阿朴啡类等[2]。

5. 维生素与矿物质　鱼腥草中含有丰富的维生素 E、维生素 C，少量维生素 D_3、维生素 K_1、烟酸。另外，其含矿物质种类也很多，如铁、钠、钙、铜、磷、锌、镁、铯等。

6. 其他　鱼腥草还含有豆甾烷-4-烯-3-酮、N-苯乙基–苯酰胺、豆甾烷-3, 6-二酮等成分，以及蛋白质、碳水化合物等。

【药理研究】

1. 解热作用　鱼腥草注射给药后，可通过抑制下丘脑中 cAMP 含量升高，促使腹中隔区 AVP 的释放，而实现体温调节，达到解热的效果[3]。

2. 抗炎作用　实验表明，鱼腥草可抑制小鼠多种不同炎症反应，并且对化学刺激所产生的疼痛具有显著阵痛效果，并且延长物理致痛的潜伏期[4]。

3. 抗菌作用　鱼腥草所含有的癸酰乙醛可显著抑制卡他球菌、溶血性链球菌、流感杆菌、肺炎双球菌和金黄色葡萄球菌生存，并且对大肠杆菌、痢疾杆菌、伤寒杆菌及孢子丝菌等也有一定抑制作用[5]。

4. 抗病毒作用　实验证明，鱼腥草可以抗流感病毒，发挥预防和直接治疗作用，显著降低病毒的感染力 [6]。

5. 增强机体免疫功能　鱼腥草水提液和其所含鱼腥草素，均可使白细胞吞噬作用增强。

6. 抗过敏、镇咳作用　实验结果证明，鱼腥草油能够显著抑制实验动物的回肠痉挛性收缩，并且可对抗组胺，具有明显的抗过敏作用。还有实验表明，鱼腥草油可抑制乙酰胆碱对呼吸道平滑肌的作用[7]。

7. 抗抑郁作用　细胞实验表明，鱼腥草黄酮可显著保护实验中的模拟脑细胞；动物实验中，鱼腥草黄酮可明显使小鼠不动时间缩短，且其抗抑郁作用比氯丙咪嗪好。

8. 改善胰岛素抵抗、降糖作用　鱼腥草蒸馏液可改善糖尿病大鼠胰岛素抵抗和尿白蛋白及尿蛋白的作用。

9. 改善心室重构　动物实验表明，鱼腥草降血压效果明显，且可抑制神经内分泌系统过度激活，具有防治心室重构的作用。

【食用方法】

（1）凉拌鱼腥草

摘掉鱼腥草叶的胡须，剩余部分用清水冲洗干净、滤干水分，加入盐、鸡精、辣椒油、醋、香油搅拌均匀即可。

（2）鱼腥草三吃法

先将鱼腥草去掉根须，掰成寸段。泡入盐水中 5min，清洗干净。鱼腥草中调入醋，适量糖，盐，麻油，蒜泥。大火烧热锅内的油，放入红辣椒炝一下，等油温稍降后倒入鱼腥草中，拌均匀即可。

（3）鱼腥草红枣汤

鱼腥草和红枣洗净后用砂锅煮开，转小火继续煮 20min，每天当茶喝即可。

（4）鱼腥草水鸭汤

鸭肉斩断后，焯水，沥干水后，锅里面放油，把鸭肉放入炒至变色。倒入姜酒，大火将鸭子炒干，趁势倒入一大碗水煮开，小火煮 10min。把鱼腥草捆扎成一小把，待鸭汤煮 10 min 后，放入汤内继续小火熬煮 30min。

【常用配伍】

鱼腥草配天花粉、侧柏叶等份，煎汤服之，治肺痈吐脓吐血（《滇南本草》）。

鱼腥草八钱至一两，水煎服，治热淋、白浊、白带（《江西民间草药》）。

鱼腥草配皱面草、槐树叶、草决明，以处杵烂敷之，治恶蛇虫伤(《救急易方》)。

【药材真假伪鉴定】

鱼腥草茎扁圆形，皱缩而弯曲，通常长 20～30cm；表面黄棕色，具纵棱，节明显，下部节处有须根残存；质脆，易折断。叶互生。展平后心形，长 3～5cm，宽 3～4.5cm；上面暗绿或黄绿色，下面绿褐色或灰棕色；叶柄细长，基部与托叶合成鞘状。穗状花序项生。搓碎有鱼腥气，味微涩。以叶多、色绿、有花穗及鱼腥气浓者为佳。

显微鉴别叶片表面观；上、下表皮细胞多角形，有较密的波状纹理，气孔不定式，副卫细胞 4～5 个；油细胞散在，类圆形，周围 7～8 个表皮细胞呈放射状排列。腺毛无柄，头部 3～4 个细胞内含淡棕色物，顶部细胞常已无分泌物、或皱缩。非腺毛（叶脉处）2～4 个细胞，长 180～200μm，基部直径约 40μm，表面有条状纹理。下表皮气孔、非腺毛较多。叶肉组织中有小簇晶微在，直径 6～10μm。

【注意事项】

鱼腥草毒性甚小，口服后有鱼腥臭味，肌内注射时局部可出现疼痛；对阴道黏膜有一定的刺激性。鱼腥草注射液可引起过敏反应，表现有药物性皮炎、末梢神经炎、过敏性紫癜等。严重者可引起过敏性休克，乃至死亡，应引起足够的重视。

鱼腥草毒性很低，小鼠皮下注射的 LD_{50} 是（1.6±0.081）g/kg，给体重 17～20g 的小鼠静脉注射 1.5mg 的鱼腥草素（相当于人体注射剂量的 200 倍左右），观察 1 周无死亡现象，且 90%体重增加，经解剖亦未见病变发生。对犬静脉滴注 38～47mg/kg 不致引起死亡，剂量增至 61～64mg/kg 则可引起死亡，解剖可见肺部有严重出血和血栓。给犬皮下注射每日 80～160mg/kg，连续 1 个月，可见有大量的流涎，早期常出现呕吐，对食欲、血常规及肝肾功能等均无明显的影响。给犬灌胃，每日 80～160mg/kg，连续 1 个月，可见有大量流涎现象，早期常出现呕吐，此外则未见异常。另外，鱼腥草含有马兜铃内酰胺，会对肾脏造成不可逆损伤和导致上尿路上皮癌，故不长期食用。

【参考文献】

[1] 谭萍, 李煜. 黔产野生鱼腥草总黄酮含量的测定[J]. 中药方剂, 2005, 26(4): 40.

[2] 马林, 吴丰, 陈若芸, 等. 三白草科植物化学及生物活性研究进展[J]. 中国中药杂志, 2003, 28(3): 196-198.

[3] 王慧玲, 崔伟, 秦鑫, 等. 鱼腥草对致热大鼠下丘脑 cAMP 和腹中隔区精氨酸加压素含量的影响[J]. 中国临床药理学与治疗学, 2007, 12(1): 78-81.

[4] 顾静蓉, 冯莉莉, 罗建伟, 等. 鱼腥草的药理作用及临床应用新进展[J]. 海峡药学, 2006, 18(14): 121-123.

[5] 江苏新医学院. 中药大辞典[M]. 上海: 上海人民出版社, 1977: 1439.

[6] 莫冰, 余克花. 板蓝根和鱼腥草抗流感病毒研究[J]. 江西医学院学报, 2008, 48(4): 44-46.

[7] 李爽, 于庆海. 鱼腥草有效成分、药理作用及临床应用的研究进展[J]. 沈阳药科大学学报, 1997, 14(2): 144-146.

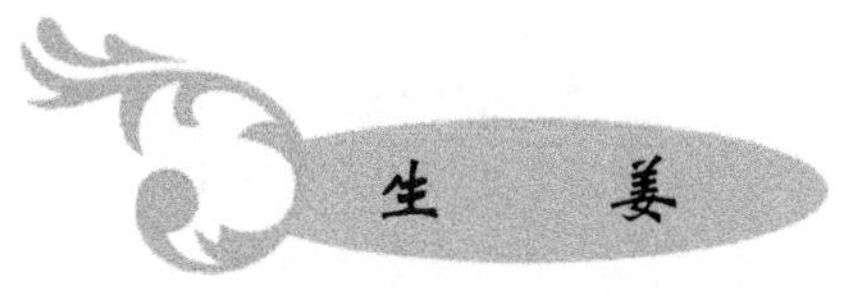

生　姜

生姜别名姜皮、姜、姜根、百辣云，系指姜科姜属多年生草本植物姜（*Zingiber officinale* Rosc.）的新鲜根茎，高 40～100cm，收录于《中国药典》2015 年版。其性温，特有的"姜辣素"能刺激胃肠黏膜，使胃肠道充血，消化能力增强，能有效地治疗吃寒凉食物过多而引起的腹胀、腹痛、腹泻、呕吐等。吃过生姜后，人会有身体发热的感觉，这是因为它能使血管扩张，血液循环加快，促使身上的毛孔张开，这样不但能把多余的热带走，同时还把体内的病菌、寒气一同带出。当身体吃了寒凉之物，受了雨淋或在空调房间里待久后，吃生姜就能及时消除因肌体寒重造成的各种不适。

【文献记载】

生姜，性味：辛，微温。发汗解表，温中止呕，温肺止咳，解鱼蟹毒，解药毒。

《神农本草经》中记载："去臭气，通神明"。

《本草纲目》中记载："生用发散，熟用和中，解食野禽中毒成喉痹；浸汁点赤眼；捣汁和黄明胶熬，贴风湿痛。"

【成分研究】

1. *挥发油类*　生姜所含挥发油成分以萜类及其含氧衍生物为主，大多具有较强的香气和生物活性。

2. *姜辣素化合物*　生姜中含有的姜辣素（Gingerol）具有辣味，是一类成分的总称，其共有结构为 3-甲氧基-4-羟基苯基官能团，具体包括姜酚类、姜酮类、副姜油酮类、姜辣二醇类、姜烯酚类等。

3. *二苯基庚烷类*　本品中还含有二苯基庚烷类化合物。

【药理研究】

1. *抗氧化作用*　生姜可通过多种途径对机体产生抗氧化作用，清除各类自由基[1]。

2. *改善脂质代谢，降血脂*　生姜能够改善脂质代谢，具有较好的降血脂作用，并且可以使肝脂酶、脂蛋白脂酶等脂肪代谢相关酶活性提高，可减轻肝脏的脂质沉积。

3. *改善心脑血管系统功能*　姜辣素具有很强的强心作用[2]。

4. *防辐射作用*　研究表明，生姜提取物具有显著抗辐射损伤作用[3]。

5. *抗炎作用*　生姜醇提物可显著抑制某些化学刺激所引起的肿胀等炎症反

应，但是对 P 物质或缓激肽所致反应无作用。

6. 抗微生物作用　实验表明，生姜乙醇提取物可对红色毛癣菌、犬小孢子菌、须癣毛癣菌、絮状表皮癣菌等皮肤癣菌有极其显著的抑制和杀灭作用。

7. 抗肿瘤作用　生姜乙醇提取物，能明显改善动物因荷瘤而导致的非特异性和特异性免疫功能低下的状况，有防治肿瘤的作用。

8. 降血糖作用　研究表明，生姜汁可能通过阻断 5-HT 受体，而抑制实验中大鼠的血糖升高，显著升高动物体内胰岛素水平，并同时降低血清胆固醇、TG 和血压。

9. 其他作用　除以上作用外，生姜还可抗运动病，可用于由于妊娠、恶性肿瘤化疗引起的呕吐等[4, 5]。另外，还有报道称其可诱导人 T 淋巴细胞凋亡[6]等。

【食用方法】

红糖姜汤

功效：散寒解表。

原料：干姜、赤砂糖适量。

【常用配伍】

生姜配伍麻黄，相须为用，能加强发汗解表之功，并可温肺平喘而止咳。

【药材真假伪鉴定】

性状鉴别，根茎呈不规则块状，略扁，具指状分枝，长 4～18cm，厚 1～3cm。表面黄褐色或灰棕色，有环节，分枝顶端有茎痕或芽。质脆，晚折断，断面浅黄色，内皮层环纹明显，维管束散在，气香，特异味，辛辣。

显微鉴别根茎横切面：木柱层为多列扁平木柱细胞。皮层散列多数叶迹维管束；内皮层明显，可见凯氏带。中柱占根茎的大部分，散列多数外韧型维管束，近中往鞘处维管束形小，排列较紧密，木质部内侧或周围有非木化的纤维束。本品薄壁组织中散有油细胞。薄壁细胞含淀粉粒。

【参考文献】

[1] He X, Bernart MW, Lian L, et al. High-performance liquid chromatography－electrospray mass spectrometric analysis of pungent constituents of ginger [J]. Journal of Chromatography A, 1998, 796(2): 327-334.

[2] 卢传坚，欧明，王宁生. 姜对心脑血管系统的药理作用[M]. 中药新药与临床药理，2003, 14(5): 356-360.

[3] 陶育晖. 生姜提取物对辐射损伤保护作用的研究[D]. 吉林：吉林大学, 2004.

[4] Sripramote M, Lekhyananda N. A randomized comparison of ginger and vitamin B6 in the treatment of nausea and vomiting of pregnancy [J]. Journal of the Medical Association of Thailand= Chotmaihet thangphaet, 2003, 86(9): 846-853.

[5] Sharma SS, Gupta YK. Reversal of cisplatin-induced delay in gastric emptying in rats by ginger

(Zingiber officinale) [J]. Ethopharmcol, 1998, 62(1): 49-55.
[6] Miyoshi N, Nakamura Y, Ueda Y, etal. Dietary ginger constituents, galanals A and B, are potent apoptosis inducers in Human T lymphoma Jurkat cells [J]. Cancer Lett, 2003, 199(2): 113-119.

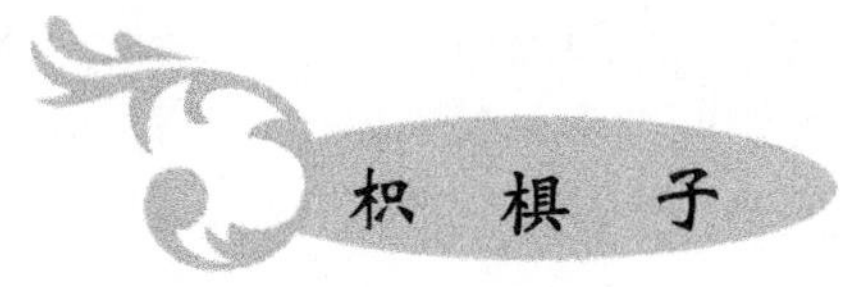

枳 椇 子

枳椇子为鼠李科枳椇属植物枳椇的干燥种子，于10～11月果实成熟时连肉质花序轴一并摘下，晒干，取出种子。我国各地区根据方言特征及使用习惯，对枳椇子也有不同的称谓，如《陕西中草药》称为“拐枣”，《福建药物志》称为“钩子梨、鸡爪梨、万字梨”，《中药材手册》称为“拐枣子、鸡距子、金钩子”等。主治解酒毒，止渴除烦，止呕，利大小便；主醉酒，烦渴，呕吐，二便不利。

【文献记载】

枳椇子，性味：甘，平。清热利尿、止咳除烦、解酒毒。

《千金翼方》记载：“枳椇……以为木屋，屋中酒则味薄”。

《食疗本草》记载：“枳椇，能败酒味……昔有南人修舍用此木，误落一片入酒瓮中，酒化为水”。

《新修本草》记载：“其树经尺，木名白石……其子作房似珊瑚，核在其端人皆食之”。

《新修本草》记载：“味甘，平，无毒……温，无毒。主五痔，和五脏”。

《本草纲目》记载：“扭曲，开作二三歧，俨如鸡之足……内有扁核赤色，如酸枣仁”。

【成分研究】

1. 黄酮类　枳椇子中含有杨梅素、山柰酚、没食子儿茶素、槲皮素、5，7-二羟基3′4′5-三甲氧基黄酮、柚皮素、圣草酸等大量黄酮类成分。

2. 三萜皂苷类　枳椇子含有枳椇皂苷C、D、G、G′、H（hovenoside C、D、G、G′、H），枳椇皂苷D、G相应的苷元为酸枣苷元。

3. 生物碱类　枳椇子中含有异欧鼠李碱、枳椇碱A、枳椇碱B、黑麦草碱等生物碱[1]。

4. 有机酸类　枳椇子中含有3-甲氧基-羟基-苯甲酸、色氨酸、五倍子酸等有机酸成分。

【药理研究】

1. 解酒作用　研究发现，枳椇子可拮抗乙醇所导致的乙醇脱氢酶活性的下降，抑制乙醇引起的丙二醛升高，增强超氧化物歧化酶活性，防止肝细胞膜脂质的过氧化作用，保护肝脏免受自由基毒害。

2. 保肝作用　实验结果表明，枳椇子水提取液能显著提高肝细胞存活率和增殖率，促进肝细胞的生长，活性呈剂量依赖性。在（142.86～2285.71）μg 生药/mL浓度范围内，枳椇子水提取液对肝细胞无明显损害。此外，还有不少研究表明枳椇子显著抑制乙醇所致的胆固醇、三油酸甘油酯升高，对大鼠酒精性脂肪肝有预防和治疗作用。

3. 抗氧化作用　实验发现，40%枳椇子匀浆灌胃，能增强肝、肾，以及脑组织当中超氧化物歧化酶的活性，并使得小鼠血清、肝、脑组织中丙二醛的含量降低，从而减轻自由基对细胞的伤害。

4. 抗肿瘤作用　细胞实验中，枳椇子水提物可显著抑制人肝癌 Bel-7402 细胞的生长，动物实验也表明，其有明显的抗肿瘤作用[2]。研究发现，枳椇子水提取物在体外显示细胞毒作用，在体内实验具有抑瘤作用，说明枳椇子可用于防癌或用于癌症早期治疗[3]。

5. 抗致突变作用　实验表明，枳椇子水提物在体外显示细胞毒作用，在体内实验有抑瘤作用[3]。

6. 抗疲劳作用　研究发现，枳椇子乙酸乙酯萃取物对跑台运动大鼠具有显著的抗疲劳作用[4]。

【食用方法】

（1）发酵成果醋

其对小鼠急性酒精中毒具有良好的预防和治疗作用。

（2）功能型饮料

功效：解酒、清凉下火、增强免疫力等。

原料：枳椇子、薄荷、葛根、白砂糖等。

（3）解酒食品

功效：防醉解酒。

原料：桑椹、枳椇子。

【常用配伍】

枳椇子与决明子配伍，在降低肝脏指数、减轻肝脏脂肪变性程度、减轻肝内炎症和氧化应激反应等方面均有不同程度的作用[5]。

枳椇子与葛花不同比例配伍，对酒精性肝损伤大鼠肝脏具有一定的保护作用[6]。

【药材真假伪鉴别】

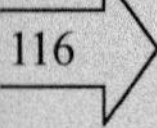

本品种子扁平圆形，呈暗褐色或黑紫色。表面红棕、黑棕或绿棕色，有光泽，

放大镜下可见凹点，基部凹陷处有点状淡色种脐，顶端有微凸的合点，腹面有纵行隆起的种脊。种皮坚硬，胚乳白色，子叶淡黄色，均富油质。气微，味微涩。

【注意事项】

脾胃虚寒者禁用。

【参考文献】

[1] 金宝渊, 朴万基, 朴政一. 枳椇子生物碱成分的研究[J]. 中草药, 1994, 25(3): 161.

[2] 嵇扬, 狄亚敏, 陶胜源, 等. 枳椇子水提物细胞毒作用与抑瘤功效的实验研究[J]. 中国中医药科技, 2003, 21(4): 538-539.

[3] 王裕生. 中药药理与应用[M]. 北京: 人民卫生出版社, 1998: 736-739, 1136-1140.

[4] 郑悦, 嵇扬. 枳椇子提取物对大鼠抗疲劳作用的比较[J]. 解放军药学学报, 2012, 28(2): 141-144.

[5] 朱小区, 戴海东, 吴春明, 等. 枳椇子和决明子不同比例配伍预防酒精性脂肪肝实验研究[J]. 新中医, 2014, 46(1): 181-183.

[6] 柳海艳, 钟赣生, 李怡文, 等. 醇提和水提葛花枳椇子及其配伍对酒精性肝损伤大鼠肝脏抗氧化功能的影响[J]. 中华中医药杂志, 2012, 27(4): 1181-1184.

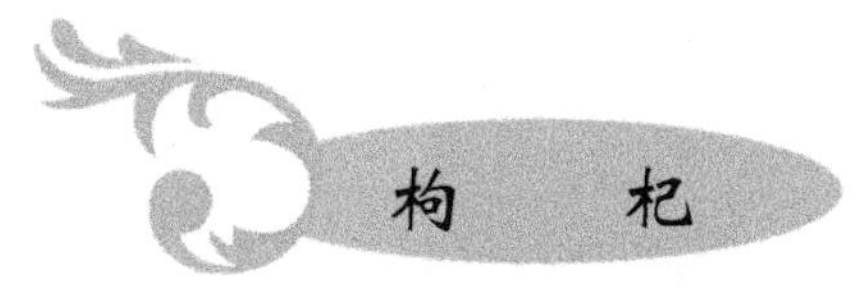

枸　杞

枸杞又名苟起子、枸杞红实、甜菜子、西枸杞、狗奶子、红青椒、枸蹄子、枸杞果、地骨子、枸茄茄、红耳坠、血枸子、枸地芽子、枸杞豆、血杞子、津枸杞，为人们对商品枸杞子、宁夏枸杞、中华枸杞等枸杞属下物种的统称。其拉丁文名为 *Lycii fructus*。人们日常食用和药用的枸杞多为宁夏枸杞的果实“枸杞子”，而且宁夏枸杞是唯一载入《中国药典》2015 年版的品种。其中记载本品为茄科植物宁夏枸杞的干燥成熟果实，采收于夏、秋二季果实呈红色时，热风烘干，除去果梗，或晾至皮皱后，晒干，除去果梗。本品具有滋补肝肾，益精明目的作用。主治虚劳精亏，腰膝酸痛，眩晕耳鸣，阳痿遗精，内热消渴，血虚萎黄，目昏不明。

【文献记载】

枸杞子，性味：甘，平。滋补肝肾，益精明目。

枸杞名称始见于《诗经》：“陟彼北山，言采其杞”。

《神农本草经》记载：“枸杞久服能坚筋骨、耐寒暑，轻身不老，乃中药中之上品”。

《千金翼方》中称枸杞以“甘州（今甘肃张掖）者为真，叶厚大者是”。

《梦溪笔谈》中记载：“枸杞，陕西极边生者，高丈余，甘美异于他处者”。

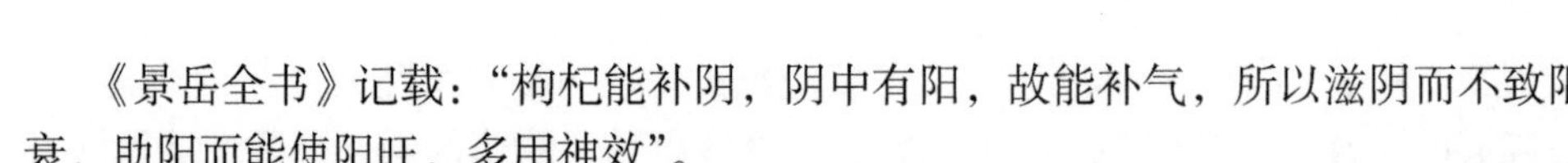

《景岳全书》记载：“枸杞能补阴，阴中有阳，故能补气，所以滋阴而不致阳衰，助阳而能使阳旺，多用神效”。

《本草纲目》记载：“枸杞子甘平而润，性滋补……能补肾、润肺、生精、益气，此乃平补之药”。

【成分研究】

1. *糖类* 枸杞含糖量为40%～50%，主要活性成分为枸杞多糖，所占比例为总多糖的10%左右。

2. *氨基酸* 枸杞中含有丝氨酸、缬氨酸等19种氨基酸，其中包括8种人体必需氨基酸，另外，还含有0.5%左右的牛磺酸。

3. *维生素与矿物质* 枸杞中含有大量B族维生素、维生素C、维生素D、维生素E、胡萝卜素等维生素，以及硫胺素、核黄素、烟酸烟酰胺等，另外还含有锌、铁、铜、锗、锰、镁、钙、钾、锌等矿物质。

4. *超氧化物歧化酶* 枸杞果实中含有具有抗氧化作用的超氧化物歧化酶。

5. *生物碱类* 枸杞中生物碱成分主要为甘氨酸甜菜碱（0.1%）、颠茄碱（0.95%）、天仙子胺（0.29%）、莨菪亭、异莨菪亭等[1]。

6. *脂肪酸* 枸杞果实中含亚油酸、亚麻酸、蜂花酸等脂肪酸类成分，其中不饱和脂肪酸占60%以上。

7. *其他成分* 枸杞子中还含有谷醇、豆醇、硝酸盐、岩蓝茄酮、L-1，2-去氢香附酮、1，2-脱氢-2-莎卓酮、七叶内酯、原儿茶酸、二氢异阿魏酸等成分。

【药理研究】

1. *保肝护肝作用* 研究表明，枸杞可显著减轻 CCl_4 所致肝细胞损伤。实验中，枸杞多糖缩小了小鼠肝小叶损伤区域，并且使肝细胞中脂滴减少，细胞核增大，SDH、G-6-Pase活性等指标都具有显著正向变化。另外，研究还证实，枸杞对大剂量饮酒所造成的肝损伤也具有较好的保护作用。

2. *抗疲劳、耐缺氧功能* 低温环境耐寒实验结果显示，枸杞可显著延长实验动物游泳时间，并明显提高抗疲劳能力，延长耐缺氧时间。

3. *增强免疫力、抗肿瘤作用* 研究表明，口服枸杞多糖后，正常小鼠胸腺和脾脏的重量均增加，红细胞SOD和GS-Px活性都增高，单核–巨噬细胞的吞噬指数显著增加，表明枸杞具有增强免疫力的作用。

动物实验表明，枸杞多糖可能通过解除机体的免疫抑制状态，恢复淋巴细胞数量，而明显抑制荷瘤小鼠肿瘤的生长[2]。另外，还有报道称枸杞多糖的抗肿瘤机制可能为提高T淋巴细胞转化能力和NK细胞活力[3]。

4. *抗衰老* 体外实验表明，枸杞多糖能够直接清除羟自由基，并抑制脂质过氧化反应。在体实验也证明了其清除过量自由基的作用。因此，枸杞多糖具有延缓衰老的作用[4]。

5. 降血脂、降血糖　枸杞多糖能够显著降低肥胖小鼠的体重和脂肪指数，优化剂量能显著降低血清 TC 和 TG 含量，使 HDL-C 含量提高[5]。对糖尿病小鼠而言，枸杞多糖能够明显降低小鼠血糖，并增加血清胰岛素含量[6]。

6. 保护生殖系统　枸杞中所含多糖可通过"下丘脑–垂体–性腺"轴，保护已损伤的生殖系统[7]。研究已经证明，枸杞多糖对 H_2O_2 导致的精囊细胞 DNA 损伤具有明显的抑制作用，且呈剂量相关[8]。

【食用方法】

1. 直接食用　洗净，直接咀嚼，少量多次，成人每日不超过 10g。

2. 枸杞泡水　枸杞茶：抗衰老、滋补肝肾、养肝明目。

3. 食疗

（1）砂锅枸杞乌鸡

功效：补肾、养阴、退热。可气血双补、乌发、滋阴、产后调理，适用于治疗肾阴虚型咳喘。

原料：乌骨鸡 1000g，枸杞子 5g。

（2）党参枸杞红枣汤

功效：滋肾固精，可治疗阳痿、早泄、滑精等不禁之症，对于休虚滑脱等症状疗效显著。党参可以补中益气、和脾胃，补血，降压，对于各种原因引起的衰弱症、缺铁性贫血、营养不良性贫血等症有显著疗效。此外，党参还可以用于肾炎，可减轻尿蛋白排出。

原料：红枣 12g，白糖适量（或盐，据个人口味调整），党参 20g，枸杞 12g。

【常用配伍】

枸杞配何首乌，平补肝肾，益精补血，乌发强筋。

枸杞配麦冬，用于热病伤阴，阴虚肺燥，消渴瘅中之候，有协调作用。

枸杞配黄精，可滋阴补血，助黄精养阴润肺，黄精助枸杞滋补阴血，相须为用。

枸杞配北沙参，用于肺胃阴伤之咳嗽咽干，阴虚肺痨，消渴瘅中，热病伤阴之候。

枸杞配女贞子，用于肝肾精血不足之头昏目眩，视物不清，目生云翳或暴盲，须发早白，腰膝酸软等候，相须为用。

枸杞配菟丝子，合用于治肾精不足，肝血亏损之两目昏花，视瞻昏渺，遗精早泄，头昏耳鸣，腰痛。

枸杞配菊花，共用于肝肾虚损之目昏瞻视，目生云翳，有明目之功。

枸杞配熟地黄，相须为用，共用于肝肾阴亏之腰膝酸软，月经不调，遗精，早衰之候，亦可用于肝肾精血不足之头晕，耳鸣，两目昏花等候。

枸杞配人参，既入气分，亦入阴分，则精生而气旺，气旺而神昌，且无偏胜之忧。

【注意事项】

《本草经疏》曰："脾胃薄弱，时时泄泻者勿入"。

《本草汇言》曰："脾胃有寒痰冷癖者勿入"。

《本经逢原》曰："元阳气衰，阴虚精滑之人慎用"。

【参考文献】

[1] 冯美玲, 王书芳, 张兴贤. 枸杞子的化学成分研究[J]. 中草药, 2013, 44(3): 265-268.

[2] 何彦丽, 应逸, 许艳丽, 等. 枸杞多糖对荷瘤小鼠肿瘤微环境 T 淋巴细胞亚群及树突状细胞的影响[J]. 中西医结合学报, 2005, 3(5): 374.

[3] 朱彩平, 张声华. 枸杞多糖对肝癌 H22 荷瘤鼠的抑瘤和免疫增强作用[J]. 营养学报, 2006, 28(2): 182.

[4] 王建华, 王汉中, 张民, 等. 枸杞多糖延缓衰老的作用[J]. 营养学报, 2002, 24(2): 189-190.

[5] 张民, 肖军霞, 施春雷, 等. 枸杞多糖-4 对下丘脑损伤性肥胖小鼠减肥作用的探讨 CJ3[J]. 营养学报, 2003, 25(2): 196-199.

[6] 张民, 朱彩平. 枸杞多糖-4 的提取、分离及其对雌性下丘脑损伤性肥胖小鼠的减肥作用[J]. 食品科学, 2003, 24(3): 114-117.

[7] 古丽热·玉苏甫. 枸杞子提取物对四氧嘧啶诱发的小鼠糖尿病模型的影响[J]. 中国临床医药研究杂志, 2007, 175: 1-2.

[8] Huang XL , Yan J , Wu XM, et al. The effects of Lycium barbarum polysaccharides on the damage inhibition of germ cell in miceinduced by H_2O_2[J]. Food Sci, 2003, 24(12): 116-118.

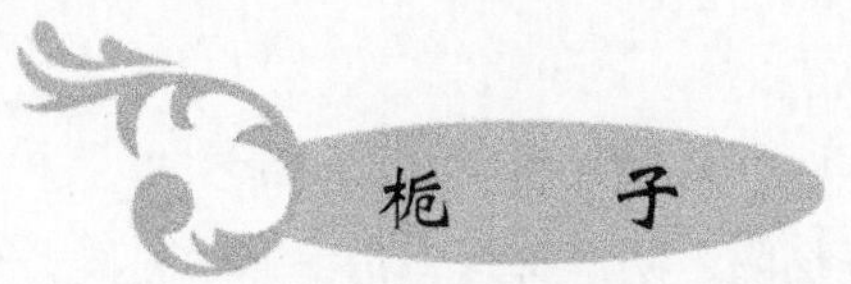

栀　子

栀子，又名山栀子、黄栀子、黄果树、红栀子等，拉丁文名为 *Gardeniae fructus*。《中国药典》2015 年版记载本品为茜草科植物栀子的干燥成熟果实，采收于 9～11 月果实成熟呈黄色时，除去果梗和杂质，蒸至上气或置沸水中略烫，取出，干燥。

【文献记载】

栀子，性味：苦，寒。归心、肺、三焦经。泻火除烦，清热利湿，凉血解毒。

栀子始载于《神农本草经》，列为中品，为临床常用中药。

《药性论》曰："杀䗪虫毒，去热毒风，利五淋，主中恶，通小便，解五种黄病，明目，治时疾，除热及消渴口干，目赤肿病”。

《本草蒙筌》曰：“去赤目作障，止霍乱转筋”。

《本草纲目》曰：“治吐血衄，血痢下血……伤及寒劳复，热厥头痛，汤火伤”。

《医宗必读》记载：“大苦大寒，能损胃伐气，虚者禁之”。

《本草新编》曰：“止心胁疼痛，泄上焦火邪，祛湿中之热”。

【成分研究】

1. 环稀醚萜类　主要有栀子苷、去羟栀子苷、1-β-龙胆苷、异羟栀子苷、栀子酸、山栀子苷、车叶草苷、去乙酰车叶草苷酸甲酯、栀子酮苷、鸡矢藤次苷甲酯、10-乙酰京尼平苷、6″-O-E 香豆酰基京尼平龙胆双糖苷等[1]。

2. 二萜类　栀子中包括藏红花酸、藏红花素-2-β-D-龙胆二糖苷、新西红花苷 A 等二萜类成分[2]。

3. 三萜类　主要有棉根皂苷元酸、斯皮诺素酸、泰国树脂酸、齐墩果酸、常春藤皂苷元、3-表-泰国树脂酸、栀子花酸、栀子花酸甲和 3-表-齐墩果酸、oleanolic acid、hedrag enin、栀子花酸乙、9，19-环木萝烷-3，2，4 二酮、9，19-环羊毛甾-24-烯-3，23-二酮、4-去甲-9，19-环羊毛甾-24-烯-3，23-二酮等[1]。

4. 有机酸酯类　主要有绿原酸、3，4-2-O-咖啡酞基奎宁酸、3-O-咖啡酰基-4-O-芥子酰基奎宁酸、3，5-2-O-咖啡酞基-4-O-（3-羟基-3-甲基）戊二酰基奎宁酸、3，4-二咖啡酰基-5-（3-羟基-3-甲基戊二酰基）奎宁酸等[3]。

5. 栀子黄色素　栀子中还有藏红花素、藏红花酸、绿原酸、京尼平苷酸等栀子黄色素[4]。

【药理作用】

1. 保肝作用　栀子所含栀子苷能够显著抑制小鼠血清中天冬氨酸氨基转移酶和丙氨酸氨基转移酶的活性，增加 CYP450 2E1 药物代谢酶、肝内谷胱甘肽-S-转移酶、谷胱甘肽还原酶的活性，以及谷胱甘肽的含量，具有保肝作用[5]。

2. 抗炎作用　栀子所含京尼平苷可使小胶质细胞活性受到显著抑制，具有抗脑部炎症作用[6]。

3. 抗氧化作用　经研究发现，栀子苷可对机体中不同自由基显现出一定的清除能力，从而显现抗氧化能力[7]。

4. 降压、降脂、降血糖作用　栀子苷可使糖尿病大鼠的血糖、胰岛素和三酰甘油水平显著降低[8]，同时使 mRNA 中糖原磷酸化酶和葡萄糖-6-磷酸酶的表达及免疫反应蛋白水平和酶活性降低[9]。

5. 对神经系统的作用　实验证明，栀子的主要药效成分之一栀子苷，能够抑制致炎因子 TNF-α、IL-1β，以及血浆中血管性假血友病因子的表达，保护神经系统[10]。

6. 毒性作用　栀子苷是栀子引起肝毒性的主要物质基础，作为栀子的主要成分，对肝肾均有明显的毒性。

【食用方法】

栀子中蓝色素用于偏酸性的食品、饮料、硬糖、饼干、松蛋糕、冰淇淋、乳制品、蔬菜青豆等罐头、饮料、果汁中。用量宜慎。

【常用配伍】

配伍牛黄，对大鼠神经功能缺损症状有显著作用。

配伍枸杞子、葛根、茯苓等，用于保肝和免疫调节。

配伍黄柏、甘草等，抑制肝脏纤维化的进展，减轻肝脏的损伤。

【药材真假伪鉴别】

本品呈长卵圆形或椭圆形，长 1.5～3.5cm，直径 1～1.5cm。表面棕红色或红黄色，具 6 条翅状纵棱，棱间常有 1 条明显的纵脉纹，且有分枝。顶端残存萼片，基部稍尖，有残留果梗。果皮薄而脆，略有光泽；种子多数，扁卵圆形，集结成团，红黄色或深红色，表面密具细小疣状突起。气微，味微酸而苦[2]。

【注意事项】

旧有微溏者，勿用。

【参考文献】

[1] 牧丹, 苏日那, 格根塔娜, 等. 栀子的化学成分与药理作用研究[J]. 中国中国疗养医学疗养医学, 2015, 24(1): 34-35.

[2] Uekusa Y, Sugimoto N, Sato K, et al. Neocrocin A : a novel crocetin glycoside with a unique system for binding sugars isolated from gardenia yellow[J]. Chem Pharm Bull, 2007, 55(11): 1643-1646.

[3] Hyoung JK, Eun JK, Yong SP, et al. Vanillic acid glycoside and Quinic acid derivatives from Gardeniae Fructus[J]. J Nat Prod, 2006, 69(4): 600-603.

[4] Carmona M, Zalacain A, Sanchez AM, et al. Crocetin esters, picro-crocin and its related compounds present in Crocus sativus stigmasand Gardenia jasminoides fruit. Tentative identification of seven new compounds by LC-ESI-MS[J]. J Agric Food Chem, 2006, 54(3): 973-979.

[5] 张立明, 何开泽, 任治军, 等. 栀子中京尼平甙对 CCl_4 急性小鼠肝损伤保护作用的生化机理研究[J]. 应用与环境生物学报, 2005, 11(6): 669-672.

[6] 张学兰, 孙秀梅, 曲福生, 等. 炮制对栀子部分药效的影响中药材[J]. 1994, 17(4): 24-26.

[7] 苏伟, 赵利, 刘建涛, 等. 栀子总皂苷抗氧化能力的研究[J]. 食品科学, 2009, 30(15): 75-77.

[8] 谢文利, 李宏捷, 晋玉章. 京尼平苷的降血糖作用研究[J]. 武警医学院学报, 2008, 17(7):

580-581.
[9] 付红蕾, 梁华正, 廖夫生, 等. 栀子中京尼平苷的研究现状和应用前景[J]. 时珍国医国药, 2005, 16(1): 54-56.
[10] 朱晓磊, 张娜, 李澎涛, 等. 栀子苷阻抑脑缺血损伤级联反应的作用环节探讨[J]. 中国中药杂志, 2004, 29(11): 1065-1068.

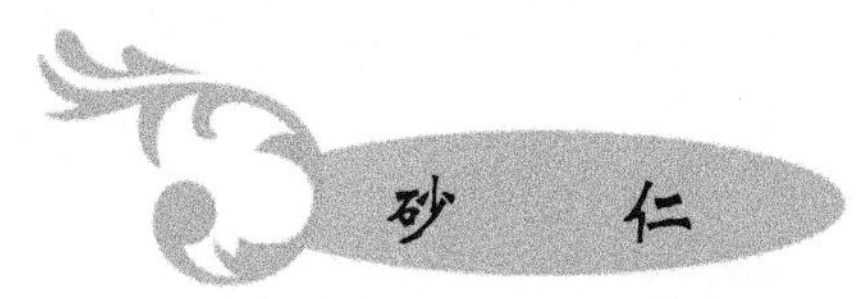

砂　仁

砂仁，最早记载见于唐代《药性论》，被称为缩砂蜜[1]。其拉丁文名为 *Amomi fructus*。《中国药典》2015 年版记载本品为姜科植物阳春砂、绿壳砂或海南砂的干燥成熟果实[2]，采收于夏、秋二季果实成熟时，晒干或低温干燥。砂仁具有化湿开胃，温脾止泻，理气安胎的功能。主治湿浊中阻，脘痞不饥，脾胃虚寒，呕吐泄泻，妊娠恶阻，胎动不安。

【文献记载】

砂仁，性味：辛，温。归脾、胃、肾经。化湿开胃，温脾止泻，理气安胎。

《本草拾遗》曰："主上气咳嗽，惊痫邪气"。

《开宝本草》谓："主虚劳冷泻，宿食不消，赤白泄痢，腹中虚痛，下气"。

《本草图经》曰："三月及四月开花在根下，五六月成实……外有刺，黄赤色"，且"皮间细子一团……微黑色"。

《本草纲目》谓："补肺醒脾，养胃益肾……散寒饮胀痞，噎隔呕吐"，且"补肺醒脾，养胃益肾……除咽喉口齿浮热，化铜铁骨哽"。

【成分研究】

1. *挥发油类*　采用 GC-MS 方法，鉴定挥发油中含有乙酸龙脑酯、莰烯、α-蒎烯、樟脑、龙脑、β-蒎烯及α-柯巴烯等 138 种成分[2]。

2. *黄酮苷类*　研究表明[3]能从阳春砂仁水溶性成分中主要分离得到槲皮苷和异槲皮苷。

3. *矿物质*　主要有锌、锰、钴、硼、银、钾、镁、磷、铁、镍、铜、氮、铅、钴[4]等。其中锌和锰的含量最高。

4. *有机酸类*　主要有香草酸、硬脂酸、棕榈酸等[5]。

【药理作用】

1. *对消化系统的作用*　研究发现砂仁通过扩张胃部血管，增加胃黏膜的血液

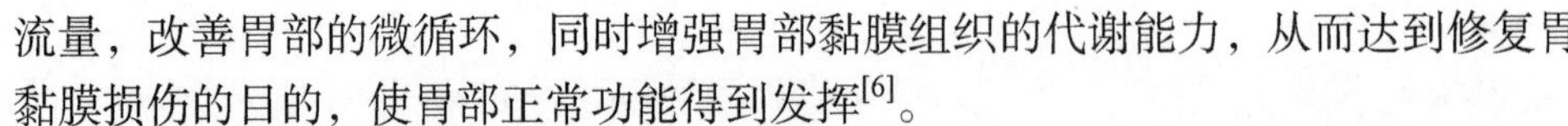

流量，改善胃部的微循环，同时增强胃部黏膜组织的代谢能力，从而达到修复胃黏膜损伤的目的，使胃部正常功能得到发挥[6]。

2. *影响血小板聚集功能* 研究发现砂仁对于由 ADP 导致的血小板聚集有显著的抑制作用，从而表明砂仁具有抑制血小板聚集的作用[7]。

3. *抗胃溃疡* 黄国栋等研究发现砂仁挥发油可通过提高 SP 的表达影响胃黏膜氨基己糖及磷脂含量，进而影响胃黏膜疏水性，加强黏液凝胶层的稳定性，从而防止溃疡的复发和产生[8, 9]。

4. *利胆作用* 研究发现砂仁的醇提物具有一定的利胆作用，并且胆汁分泌量与给药量呈现一定剂量依赖性[10]。

5. *抗炎作用* 研究发现[11]砂仁挥发油中的主要成分——乙酸龙脑酯有较强的抗炎作用。

【食用方法】

经加工粉碎后制成砂仁粉作为调味剂，有补肺醒脾、养胃益肾的功效。

用砂仁烹制的春砂肉、砂仁肚条、砂仁粳米粥，治食欲不振，食少腹胀[12]。

用量宜慎。

【常用配伍】

配伍檀香等，用以温中阳，行气滞，止痹痛。

配伍党参、白术等，可温脾止泻。

配伍黄芩等，用于胎热上冲所致的胎动不安[13]。

【药材真假伪鉴别】

阳春砂、绿壳砂：外观呈现长椭圆形或者卵圆形，其三棱并不明显。其表面颜色为棕褐色，并且具有密生刺状的突起，顶端有花被残基，基部有果梗。果皮薄及软。种子集结成团，具有三钝棱，中间有白色的隔膜，种子团分为 3 瓣，每瓣有种子 5～26 粒。种子呈不规则多面体，直径 2～3mm；表面暗褐色或棕红色，有细皱纹；质硬，胚乳灰白色。气芳香、浓烈，味辛凉、微苦。

海南砂：呈长卵圆形或椭圆形，有明显的三棱。表面被片状、分枝的软刺，基部具有果梗痕。果皮硬且厚，种子团小，每瓣有种子 3～24 粒；种子直径 1.5～2mm。气味稍淡[14]。

【注意事项】

阴虚血燥者慎用[1]。

【参考文献】

[1] 柯斌, 师林. 砂仁临床功效探究[J]. 中华中医药杂志, 2012, 27(1): 128-129.

[2] 张生潭, 王兆玉, 汪铁山, 等. 中药砂仁挥发油化学成分及其抗菌活性[J]. 天然产物研究与开发, 2011, 23(3): 464-472.
[3] 孙兰, 余竞光, 周立东, 等. 中药砂仁中的黄酮苷化合物[J]. 中国中药杂志, 2002, 27(1): 36-38.
[4] 吴忠, 林敬明, 黄镇光, 等. 砂仁及其混伪品宏量与微量元素特征的模糊聚类分析[J]. 中药材, 2000, 23(4): 208-210.
[5] 胡玉兰, 张忠义, 林敬明. 中药砂仁的化学成分和药理活性研究进展[J]. 中药材, 2005, 28(1): 72-74.
[6] 邱赛红, 陈立峰, 柳克玲, 等. 芳香化湿药开胃作用机理的实验研究[J]. 中药药理与临床, 1995, 11(4): 24-27.
[7] 吴师竹. 砂仁对血小板聚集功能的影响[J]. 中药药理与临床, 1990, 6(5): 32-33.
[8] 黄国栋, 黄强, 黄敏, 等. 砂仁挥发油对胃溃疡黏膜SP表达的影响[J]. 中药材, 2009, 32(8): 1265-1266.
[9] 黄强, 黄国栋, 方承康. 砂仁挥发油对胃溃疡胃黏膜疏水性影响的实验研究[J]. 中医药学报, 2009, 37(3): 33-35.
[10] 王红武, 张明发, 沈雅琴, 等. 砂仁对消化系统药理作用的实验研究[J]. 中国中医药科技, 1997, 4(5): 284-285.
[11] 吴晓松, 李晓光, 肖飞, 等. 砂仁挥发油中乙酸龙脑酯镇痛抗炎作用的研究[J]. 中药材, 2004, 27(6): 438-439.
[12] 周玲. 春砂花的药用与膳食[J]. 药膳食疗, 2003, 11: 9.
[13] 王红丽, 孙志海, 冯彦. 砂仁在方剂中的配伍意义[J]. 临床合理用药, 2011, 4(28): 42.
[14] 梁瑞红, 黄丽. 砂仁的真伪鉴别[J]. 实用中医药杂志, 2011, 27(9): 638-639.

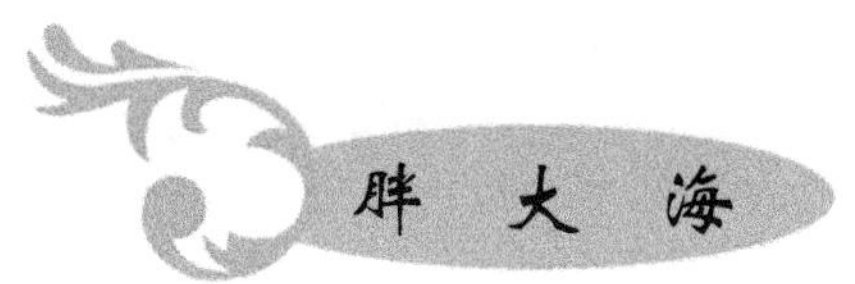

胖大海

胖大海，又名安南子、大洞果、胡大海、大发、大海子、大海榄等。其拉丁文名为 *Sterculiae lychnophorae semen*。《中国药典》2015 年版记载本品为梧桐科苹婆属植物胖大海的干燥成熟种子，是传统的清咽润喉中药。因其一得沸水，裂皮发胀，几乎充满了整个杯子而得名。其产于越南、泰国、印度尼西亚和马来西亚等国。其中越南产的品质较好。胖大海具有清热润肺，利咽开音，润肠通便的功效。主治肺热声哑，干咳无痰，热结便闭，头痛目赤。

【文献记载】

胖大海，性味：甘，寒。清热润肺，利咽开音，润肠通便。

胖大海始载于《本草纲目拾遗》："胖大海出安南大洞山，产至阴之地，其性纯阴，故能治六经之火，土人名曰安南子，又名大洞果，形似干青果，皮色黑黄，起皱纹，以水泡之，层层胀大如浮藻然。"

《药物生产辨》云："大海子，以安南新州为好，西贡次之，暹罗会安又次之，石叻出者最次……味甘淡性凉，治火闭痘，服之立起，并一切热症。"

《纲目拾遗》记载："治火闭痘，并治一切热症劳伤吐衄下血，消毒去暑，时行赤眼，风火牙疼，虫积下食，痔疮漏管，干咳无痰，骨蒸内热，三焦火症。"

【成分研究】

1. 糖类　胖大海中的总糖含量为 50.49%，还原糖含量为 11.01%，目前对胖大海中的多糖研究比较多，其主要单糖组成为阿拉伯糖、半乳糖和鼠李糖[1]。

2. 蛋白质　胖大海中的蛋白质含量达到 13.30%[1]。

3. 脂肪酸　胖大海种仁含 9.1%脂肪油，脂肪油中含有丰富的不饱和脂肪酸，主要有亚油酸（37.96%）、软脂酸（24.77%）、油酸（19.77%）和硬脂酸（5.01%），此外还含有一定量棕榈油酸、10-十九烯酸和 8-壬炔酸[2]。

4. 其他成分　胖大海中还含有挥发油（约 1.0%）及生物碱等成分[3, 4]。

【药理研究】

1. 抗炎作用　采用急性炎症模型研究发现，胖大海水溶性多糖对鼠耳郭肿胀具有明显的抑制作用，对植入棉球导致的大鼠肉芽组织增生抑制率为 28.38%，为阿司匹林的 82%，且具有剂量依赖性[5]。将符合临床诊断标准的 182 例慢性咽喉炎患者随机分为胖大海清凉润喉泡剂观察组（112 例）和阿莫西林对照组（70 例），观察胖大海清凉润喉泡剂对慢性咽喉炎的显效率、有效率、无效率。结果发现观察组的显效率 20.5%，有效率 69.6%，无效率 9.8%，对照组药分别为 11. 4%、34.3%、54.3%。说明由胖大海、桔梗、甘草、栀子、麦冬等制成的清凉润喉泡剂具有润喉利咽的作用[6]。

2. 减肥作用　利用高脂饲料饲养建立大鼠肥胖模型，观察胖大海提取物在 10mg/kg、30mg/kg 和 100mg/kg 三个不同剂量下对肥胖大鼠的减肥效果及对肝脏脂肪酸合成酶活性的影响。实验持续 45 天，实验结束时测定体质量、机体脂肪、食物消耗量、血清生物化学指标及肝脏脂肪酸合成酶活性指标。结果发现胖大海提取物 100mg/kg 组大鼠体脂（睾丸及肾周脂肪）和脂体比显著低于模型对照组（$P < 0.05$）；实验期间各剂量组大鼠的食物消耗量均低于模型对照组，且 100mg/kg 组与模型对照组相比差异有统计学意义（$P < 0.05$）。给予胖大海提取物组大鼠肝脏脂肪酸合成酶低于模型对照组，其中胖大海提取物 30mg/kg 和 100mg/kg 组与模型对照组相比差异有统计学意义（$P < 0.05$）[7]。

【食用方法】

1. 胖大海泡水　1～2 枚，沸水泡服或煎服。

2. 食疗

（1）胖大海蜂蜜茶

功效：清热润肠，通利大便。用于肠道燥热，大便秘结。

原料：胖大海、蜂蜜。

（2）大海甘桔饮

功效：用于肺热咳嗽，咽痛音哑。

主料：胖大海、桔梗、甘草。

【常用配伍】

胖大海与蝉衣配伍，名海蝉散，可治疗肺热音哑。

胖大海配伍甘草，可治干咳失音，咽喉燥痛，牙龈肿痛等。

【注意事项】

研究发现胖大海具有一定的缓泻和降压作用，肠胃不好或血压偏低的人不宜长期使用胖大海。

脾胃虚寒者不宜服用胖大海，容易引起腹泻。

风寒感冒引起的咳嗽、咽喉肿痛等症不宜用胖大海治疗。

肺阴虚导致的声音嘶哑、咳嗽等症不宜用胖大海治疗。

【药材真伪鉴定】

胖大海呈椭圆形、先端钝圆、基部略尖。取本品数粒置水杯中，加沸水适量，数分钟即吸水膨胀成棕色半透明的海绵状物。

进口胖大海中时混有同属植物圆绿苹婆的种子，该种子呈圆球形或近球形，浸入水中膨胀较慢，仅能达原体积的两倍。该种子在《中国药典》中并未收录，应作伪品处理。

【参考文献】

[1] 皮鹤珍. 胖大海胶物性及其在肉制品中的应用研究[D]. 广州：华南理工大学, 2013.

[2] 王如峰，杨秀伟，马超美，等. 胖大海中脂肪酸成分的气质联用分析[J]. 中国中药杂志, 2003, 28(6): 533-535.

[3] 丁伟姣，刘洪冕，姚永顺，等. 火焰原子吸收分光亮度法测定木瓜、莲房及胖大海药材中六种元素的含量[J]. 医学信息, 2009, 1(12): 263-264.

[4] 李文魁，陈建民，巫金华. 国产与进口胖大海中微量元素的比较研究[J]. 光谱学与光谱分析, 1993, 13(16): 45-47.

[5] 吴艳. 胖大海酸性多糖结构和功能性质的研究[D]. 无锡：江南大学, 2007.

[6] 张兆芳. 胖大海清凉润喉泡剂治慢性咽喉炎 112 例[J]. 中医药学刊, 2003, 21(10): 1649.

[7] 高丽芳，曹丽歌，田蜜，等. 脂肪酸合成酶抑制剂胖大海提取物对营养性肥胖大鼠的减肥作用[J]. 首都医科大学学报, 2011, 32(4): 541-544.

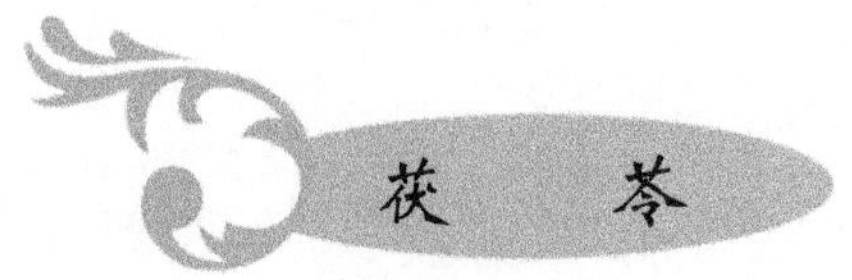

茯　苓

茯苓又名茯菟、茯灵、松腴、绛晨伏胎、云苓、松薯、松木薯、松苓、不死面等。其拉丁文名为 *Poria*。《中国药典》2015 年版记载本品为多孔菌科真菌茯苓的干燥菌核，多采挖于 7～9 月，挖出后除去泥沙，堆置皱纹、内部水分大部散失后，阴干，称为“茯苓个”，或将鲜茯苓去皮后切片或切块，分别称为“茯苓片”或“茯苓块”，切下的皮称为“茯苓皮”。去皮后的茯苓有的为淡红色，称“赤茯苓”；有的为白色，称“白茯苓”。有的茯苓环抱松根而生，称为“茯神”。茯苓是我国传统的中药材和营养保健食品，为中药八珍之一。茯苓具有利水渗湿，健脾，宁心的功能。主治水肿尿少，痰饮眩悸，脾虚食少，便溏泄泻，心神不安，惊悸失眠等。

【文献记载】

茯苓，性味：甘、淡，平。利水渗湿，健脾安神。

茯苓名称始见于《神农本草经》。

《本草纲目》曰：“茯苓气味淡而渗，其性上行，生津液，开腠理，滋水源而下降，利小便，故张洁古谓其属阳，浮而升，言其性也；东垣谓其为阳中之阴，降而下，言其功也。”

《名医别录》曰：“茯苓、茯神，生太山山谷大松下。二月、八月采，阴干。陶弘景：茯苓今出郁州。自然成者，大如三、四升器，外皮黑，细皱，内坚白，形如鸟兽龟鳖者良。其有衔松根对度者，为茯神，是其次茯苓后结一块也。为疗既同，用之亦应无嫌。”

《本经逢原》曰：“茯苓，一种栽莳而成者，曰莳苓，出浙中，但白不坚，入药少力。”

【成分研究】

1. 多糖类　茯苓多糖是茯苓的主要成分之一，一般含量均占 80%以上[1]。其中茯苓聚糖为茯苓多糖的主要成分之一，是（1→3）葡萄糖聚糖，其以 β -（1→6）吡喃葡萄糖为支链[2]。

2. 三萜类　研究表明已从茯苓中分离得到约 60 余种三萜类成分，其主要类型为羊毛甾型四环三萜化合物，根据结构类型可分为以下四类：羊毛甾-7，9（11）-二烯型三萜、羊毛甾-8-稀型三萜、3，4-开环-羊毛甾-8-稀型三萜和 3，4 开环-7，9（11）-二烯型三萜[1]，其中最常见的成分为茯苓酸。

3. 挥发性成分和脂肪酸类成分　研究发现运用 GC-MS 技术分别对茯苓超微粉和普通粉的挥发性成分进行研究，分别从茯苓超微粉和普通粉的挥发性成分中鉴定出 67 个和 61 个化学成分，其中共含有 57 种相同的成分[3-5]。

4. 其他成分　茯苓含脂肪酸如辛酸、月桂酸、十一酸、十二酸、棕榈酸等，甾醇类如麦角甾醇、过氧麦角甾醇[6]，以及腺嘌呤、腺苷等成分[7-9]。

【药理研究】

1. 抗肿瘤作用　研究表明茯苓中的一些成分具有一定的抗肿瘤作用：茯苓酸对小鼠肉瘤有一定的抑制作用[10]；茯苓素能够抑制小鼠肉瘤、艾氏腹水瘤的生长，同时对小鼠 Lewis 肺癌转移具有抑制作用[11]；茯苓多糖对小鼠肉瘤和移植性皮下肿瘤有显著抑制生长的作用；同时与多种化疗药物进行共同给药，能够产生协同增效作用[12]；茯苓中的三萜类成分及其衍生物能够抑制 K562 细胞，并且具有影响小鼠 T 淋巴细胞增殖的作用[13]。

2. 抗炎作用　研究表明茯苓总三萜具有一定的抗炎作用，其作用机制可能是抑制磷脂酶 A2 的活性[14, 15]。茯苓酸也具有防止机体产生过度炎症反应的作用，主要机制可能是其通过抑制肠黏膜中微血管内皮细胞 ET-1 的分泌，最终阻止血小板聚集和减少白细胞和微血管内皮细胞的牢固黏附[16]。

3. 保护肝脏作用　研究表明茯苓醇提物对在四氯化碳、高脂低蛋白饮食等复合病因作用下形成的大鼠实验性肝硬变具有治疗作用，其通过促进胶原的降解及肝纤维的重吸收，降低血清谷丙转氨酶的活性来达到保肝作用[17]。羟甲基茯苓多糖能够起到保护由四氯化碳导致的肝损害的作用，并且能够明显提高肝脏切除大鼠的肝再生度[18]。

4. 调节免疫作用　研究表明茯苓酸[19]和茯苓的醇提取物[20]均能够明显抑制心脏移植急性的排斥反应，其中茯苓酸通过降低外周血中的 IL-2 和 IFN-γ 的含量来达到抑制作用。另有研究表明茯苓素能够较好地抑制肾脏移植急性排斥反应[21]。

【食用方法】

（1）茯苓薏米粥

功效：治小儿脾虚泄泻，小便不利。

原料和方法：茯苓、薏米各 25g，陈皮 5g，粳米适量，煮粥食。

（2）茯苓陈皮姜汁茶

功效：健脾和胃。

原料和方法：茯苓 25g，陈皮 5g，水煎，饮服时加入生姜汁 10 滴。

【常用配伍】

茯苓配泽泻：治疗小便不利，水肿及下焦湿热、带下、淋痛等症。

茯苓配猪苓：治疗水肿诸症。

茯苓配炙甘草：治疗心脾不足导致的心悸、气短、面浮肢肿等症。

茯苓配半夏：治疗淋浊、小便不利等症。

茯苓配广木香：治疗水湿泄泻及肠鸣腹胀。

茯苓配党参和白术：治疗脾虚湿盛所导致的脘腹胀满、食少便溏及心脾两虚所导致的心悸气短乏力等症。

【注意事项】

《名医别录》中记载“勿食诸酢物。恶白蔹；畏牡蒙、地榆、雄黄、秦胶、龟甲”。

《药性论》称忌米醋。

《日华子本草》曰“忌醋及酸物”。

【药材真伪鉴定】

茯苓个、茯苓块、茯苓片或茯神均质坚实，断面均色白细腻，无臭、味淡、嚼之粘牙。

市场上有用茯苓粉末加上黏合剂包埋松木块冒充“茯神块”出售的，该品断面木块所占面积较大，木块为人为排列，形状多不呈圆形，且含有大量黏合剂，应注意鉴别。

【参考文献】

[1] 王坤凤. 茯苓化学成分及质量控制方法研究[D]. 北京：北京中医药大学, 2014.

[2] Warst SA, Welan WJ. Structure of pachyman and polysaccharide component of Poriacocos [J]. Chemistry & Industry (London, United Kingdom), 1957, 48: 1573.

[3] 廖川，杨乃嘉，刘建华，等. 茯苓超威粉与普通粉挥发性成分的研究[J]. 时珍国医国药, 2008, 19(12): 3024-3026.

[4] 廖川，杨乃嘉，霍昕，等. 茯苓普通粉挥发性成分研究[J]. 生物技术, 2008, 18(4): 54-56.

[5] 廖川，杨乃嘉，刘建华，等. 茯苓超威粉挥发性成分研究[J]. 时珍国医国药，2008，19(10): 2365-2367.

[6] 杨鹏飞. 桂枝茯苓胶囊及其单味药茯苓化学成分和生物活性研究[D]. 北京：北京协和医学院, 2012.

[7] 仲兆金，刘浚. 衍生法分离茯苓三萜[J]. 中药材, 2002, 25(8): 247-250.

[8] 蔡为荣，王岚岚，尹修梅，等. 茯苓保健醋的研制[J]. 山西食品工业, 2001 (3): 21-23.

[9] 王德淑，张敏. 茯苓中微量金属元素的测定[J]. 现代中药研究与实践, 2003, 17 (4): 30-31.

[10] 赵吉福，何爱民，陈英杰. 茯苓抗肿瘤成分研究[J]. 中国药物化学杂志，1993，3(2): 128-129.

[11] 许津，吕丁，钟启平，等. 茯苓素对小鼠 L1210 细胞的抑制作用[J]. 中国医学科学院学报, 1988, 10(1): 45-49.

[12] 陈宏，曾凡波，雷学锋，等. 茯苓多糖的抗肿瘤作用及其机理的研究[J]. 中药药理与临床, 1995 (2): 33-35.

[13] 仲兆金，许先栋，周京华，等. 茯苓三萜成分的结构及其衍生物的生物活性[J]. 中国药物

化学杂志, 1998, 8(4): 239-244.
[14] 汪电雷，陈卫东，徐先祥. 茯苓总三萜的抗炎作用研究[J]. 安徽医药，2009，13(9)：1021-1023.
[15] 张先淑，胡先明. 茯苓三萜化合物的药理作用及临床应用研究进展[J]. 重庆工贸职业技术学院学报, 2011 (4): 46-50.
[16] 周宏超，高立云，范光丽，等. 茯苓酸对 SLT-Ⅱe 诱导大鼠肠黏膜微血管内皮细胞分泌细胞因子的影响[J]. 中国兽医科学, 2008, 38 (10): 964-969.
[17] 赵元昌，尹镭，马学惠，等. 茯苓醇提物对大鼠急、慢性肝损伤的防治[J]. 中国中西医结合杂志, 1995 (S1): 147-150.
[18] 陈春霞. 羧甲基茯苓多糖的保肝与催眠作用[J]. 食用菌, 2003 (S1): 46-47.
[19] 李春雨，刘宏宇，张国伟，等. 茯苓酸抗大鼠心脏移植急性排斥反应的实验研究[J]. 中国胸心血管外科临床杂志, 2010, 17(2): 136-139.
[20] 张国伟，夏求明. 茯苓醇提取物抗心脏移植急性排斥反应的实验研究[J]. 中华器官移植杂志, 2003, 24(3): 167-171.
[21] 丁晨光，田普训，薛武军，等. 茯苓素预防大鼠肾移植急性排斥反应的实验研究[J]. 中国中西医结合杂志, 2001, 30(3): 308-311.

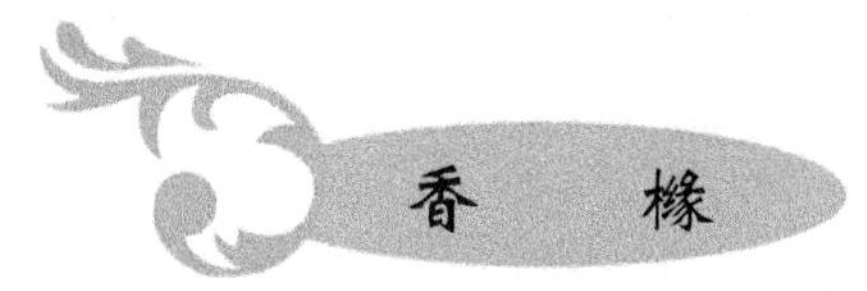

香　橼

香橼（*Citrus medica* L.）又名枸橼、钩缘干、香泡树、香橼柑枸橼、香圆，主产于浙江、江苏等地。古代《神农本草》所载的香橼多指枸橼而言，有时包括佛手在内。但目前商品香橼的来源，有枸橼与香圆两种，且产量以后者为大，使用亦较广。其幼果及近成熟果实，在少数地区亦作枳实、枫壳入药。香橼被收录《中国药典》2015 年版的药材与饮片中。

【文献记载】

香橼，性味：酸、温。治疗胃痛胀满，痰饮咳嗽气塑，呕哕少食。

香橼出于《本草图经》曰："枸橼，如小瓜状，皮若橙，而光泽可爱，肉甚厚，切如萝卜，虽味短而香氛，大胜柑橘之类。陶隐居云性温宜人，今闽、广、江西皆有，彼人但谓之香橼子，或将至都下，亦贵之。"

《本草拾遗》记载："味辛酸，性温"。

《本草纲目》记载为："枸橼，产闽、广间。木似朱栾而叶尖长，枝间有刺，植之近水乃生，其实状如人手，有指，俗呼为佛手柑；有长一尺四、五寸者，皮如橙、柚而厚，皱而光泽，其色如瓜，生绿熟黄，其核细，其味不甚佳而清香袭人。"

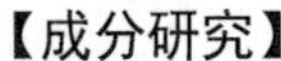

【成分研究】

1. *香橼成熟果实中所含成分*　包括橙皮苷[1]（hesperidin），枸橼酸（citric acid），苹果酸（malic acid）等。果实中含油量为：0.3%～0.7%，经过鉴定确定油中成分包括右旋柠檬烯（limonene）、乙酸牻牛儿酸酯（geranyl acetate）、乙酸芳樟醇酯（linalyl acetate）等。

2. *香橼果皮中所含成分*　包括叶黄素环氧化物（lutein oxide），堇黄质（violaxanthin），新黄质（neoxanthin）等[2]。

【药理研究】

1. *抗炎作用*　香橼中所含有的成分橙皮苷能够显著改善由于缺乏维生素 C 导致的眼睛球结膜血管内细胞凝聚，提高毛细血管抵抗力。同时能够增加肾上腺、脾及白细胞中维生素 C 的含量。

2. *抗病毒作用*　香橼中所含有的成分橙皮苷具有一定抗病毒和预防病毒的作用，但该活性容易被透明质酸酶消除。

3. *其他作用*　香橼中所含有的橙皮苷具有一定有预防冻伤的作用，同时还能抑制大鼠晶状体的醛还原酶。其中所含有的黄柏酮具有增强离体兔肠张力和振幅的作用[3]。

【食用方法】

（1）泡水

鲜香缘 12～15g（干品约 6g），开水冲泡后饮用，可治疗肝痛，胃气痛。

（2）焙干

陈香缘 30g，花椒、小茴香各 12g，共同研磨成细末，每日两次，每次服 3g，治胃痛胸闷，消化不良。

（3）香橼酱

功效：治疗痰湿咳嗽、哮喘。

原料与制法：鲜香橼 1～2 个，切碎后放入碗中，加入相同量的麦芽糖，隔水蒸煮数个小时，直到香橼稀烂为止，早晚各 1 次，1 次 1 匙。

【常用配伍】

香橼配伍香附、郁金、柴胡，可用于肝失疏泄，胸胁胀痛者，以行气开郁。

香橼配伍木香、砂仁、枳实、白术，可用于凡脾胃不和，饮食停积，气滞湿阻，以致脘痞腹胀，嗳气呕吐者，以行气健脾，和中降逆。

【注意事项】

阴虚血燥及孕妇气虚者慎服。

【参考文献】

[1] 朱景宁. 香橼药材化学成分及质量标准研究[D]. 北京：中国中医科学院, 2007.
[2] 毛淑杰, 李先端, 顾雪竹, 等. 香橼的质量评价标准研究[J]. 中国中医药信息杂志, 2008,（S1）: 42-43.
[3] 尹伟, 宋祖荣, 刘金旗, 等. 香橼化学成分研究[J]. 中药材, 2015, 38（10）: 2091-2094.

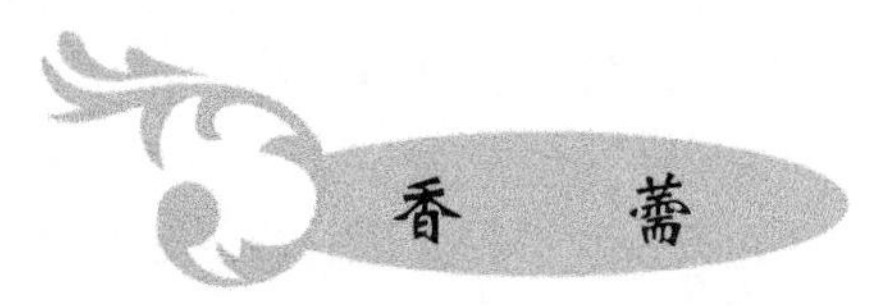

香 薷

香薷又名为香菜、香茅、香绒、石香茅、蜜蜂草、小叶香薷[1]等。其拉丁文名为 *Moslae Herba*。《中国药典》2015 年版记载本品为唇形科植物石香薷或江香薷的干燥地上部分。前者习称“青香薷”，后者习称“江香薷”[2]。于夏季茎叶茂盛、花盛时择晴日采割。香薷具有发汗解表，化湿和中的功能。主治暑湿感冒，恶寒发热，头痛无汗，腹痛吐泻，水肿，水肿，小便不利。

【文献记载】

香薷，性：辛，微温，归肺、脾、胃经。发汗解表、和中化湿、利水消肿。

《名医别录》云：“家家有此，惟供生食，十月中取干之”“主霍乱腹痛吐下，散水肿”。

《食疗本草》曰：“去热风，卒转筋，可煮汁炖服，又干末止鼻衄。”

《四声本草》曰：“今新定，新安有，石上者彼人石香菜，细而辛更绝佳。”

《开宝本草》曰：“主调中温胃”。

《本草纲目》记载：“香薷有野生，有家府……呼为香菜，以充蔬品”。

【成分研究】

1. 挥发油成分　研究发现采用水蒸气蒸馏法提取江香薷籽挥发油，用 GC-MS 法鉴定了其中 17 个化合物，其主要成分为乙酸香荆芥酚、百里香酚、香荆芥酚、乙酸百里酚、α-石竹烯等，占挥发油总量的 99.06%[3]。

2. 黄酮类　主要包括木犀草素、黄芩素-7-甲醚、金圣草黄素、槲皮素和芹菜素等[4]。

3. 单萜类成分　研究发现[5]能够从江香薷中分离到 4 个单萜及其苷类：香荆芥酚、葡糖苷、百里氢醌-2，5-二 O-β-吡喃葡萄糖苷、百里氢醌-5-O-β-吡喃葡萄糖苷、百里氢醌-2-O-β-吡喃葡萄糖苷等。

4. 香豆素类　香薷中含有的香豆素类成分主要是呋喃型香豆素，包括 5-（3d-羟基-3d-甲基丁基）-8-甲氧基呋喃香豆素、5-（3d，3d-甲基烯丙基）-8-甲氧基呋喃香豆素、5-（3d-甲基丁基）-8-甲氧基呋喃香豆素等[6]。

【药理研究】

1. 抗菌、抗病毒作用　研究[7]采用有机溶剂提取石香薷挥发油，对其进行体外抗菌试验，结果表明，石香薷挥发油能显著性抑制大肠杆菌、金黄色葡萄球菌、链球菌、巴氏杆菌。同时[8]发现石香薷挥发油对大肠杆菌和金黄色葡萄球菌有较好的抑菌作用。而石香薷挥发油和经硅胶柱层析分离后的洗脱液具有抗流感 A_3 型病毒作用[9]。

2. 解热、镇痛、平喘　研究表明香薷挥发油具有一定的镇痛的作用，并且能够对中枢神经系统起到抑制作用[10]。

3. 免疫增强作用　研究发现香薷挥发油能够增强特异性及非特异性免疫应答，提高机体防御机制的作用[11]。

4. 抗氧化作用　香薷总黄酮体外抗氧化活性研究表明，香薷总黄酮具有较强的还原能力[12]。

5. 抗衰老作用　研究发现香薷油具有部分改善子代小鼠记忆功能的作用[13]。

【食用方法】

香薷饮由香薷、厚朴、白扁豆组成，用于解表清暑，健脾利湿。

香薷粥，用适量香薷、大米、白糖，煎煮，可发汗解表，利水消肿。

朝鲜族常将香薷作为狗肉汤的调味品。

用量宜慎。

【常用配伍】

配伍扁豆、厚朴，用于清热化湿解表[14]。

配伍藿香、泽泻，用于健脾止泻[15]。

【药材真假伪鉴别】

全体密被白色茸毛。茎多分枝，四方柱形，基部类圆形，表面黄棕色，近基部常呈棕红色，节明显，质脆，易折断，断面淡黄色，叶对生，脱落或多皱缩，叶片展平后呈披针形或长卵形，黄绿色或暗绿色。穗状花序顶生及腋生，苞片圆倒卵形或圆卵形，脱落或残存；花萼宿存，钟状，灰绿色或淡紫红色，先端 5 裂，密被茸毛。气清香而浓，味微辛而凉[1]。

【注意事项】

本品辛温发汗之力较强，表虚有汗及暑热证当忌用[15]。

【参考文献】

[1] 国家中医药管理局《中华本草》编委会. 中华本草. 第 7 册[M]. 上海：上海科学技术出版社,

1999: 91.
[2] 国家药典委员会. 中华人民共和国药典[S]. 北京: 中国医药科技出版社, 2015: 259-260.
[3] 舒任庚, 胡浩武, 黄琼. 江香薷籽挥发油成分的 GC-MS 分析[J]. 中国药房, 2009, 20(9): 674-675.
[4] 胡浩武, 谢晓鸣, 张普照, 等. 江香薷黄酮类化学成分研究[J]. 中药材, 2010, 33(2): 218-219.
[5] 刘华, 张东明, 罗永明. 江西道地药材江香薷的化学成分研究[J]. 中国实验方剂学杂志, 2010, 16(3): 56-58.
[6] 李敏, 苗明三. 香薷的化学、药理与临床应用特点分析[J]. 中医学报, 2015, 30(4): 578-579.
[7] 葛冰, 卢向阳, 蒋红梅, 等. 石香薷挥发油体外抗菌作用研究[J]. 中国兽医医药学杂志, 2005, 2: 8-10.
[8] 王放银, 段林东. 石香薷挥发油抗菌效果的比较研究[J]. 饲料工业, 2004, 25(10): 31-32.
[9] 严银芳, 陈晓, 杨小清, 等. 石香薷挥发油对流感 A_3 病毒的抑制作用[J]. 微生物学杂志, 2002, 22(1): 32-34.
[10] 龚慕辛. 香薷的药理研究概况[J]. 北京中医药, 1997, 6: 46-48.
[11] 刘静, 黄鹤. 石香薷挥发油抑菌和免疫应答作用[J]. 中南民族学院学报: 自然科学版, 2009, 31(3): 30-32.
[12] 段建荣, 严贵亮. 香薷不同部位总黄酮的提取及其抗氧化作用研究[J]. 现代中药研究与实践, 2013, 27(6): 44-46.
[13] 张丽娟. 云南野生香薷油调节血脂及对子代小鼠学习记忆的影响[D]. 昆明: 昆明医学院, 2011.
[14] 张硕, 胡芳清. 香薷饮加味治疗小儿疱疹性咽炎 126 例[J]. 陕西中医, 2003, 24(3): 224-225.
[15] 李时珍. 本草纲目(校点本). 下册[M]. 北京: 人民卫生出版社, 1990.

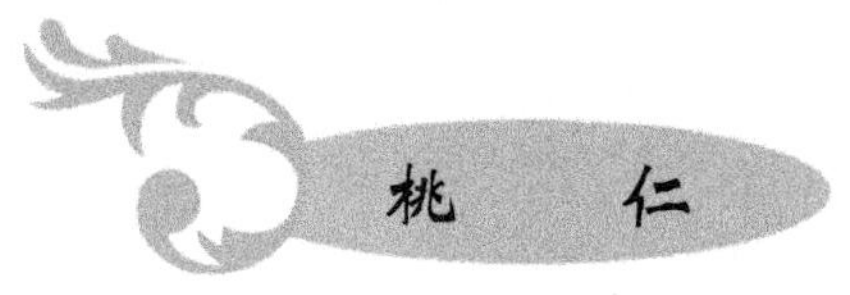

桃仁

桃仁，又名大仁、毛桃仁（《中药正别名》），单桃仁（《中药处方辨义》），山桃仁（《中药材手册》）等[1]。其拉丁文名为 *Persicae semen*。《中国药典》2015 年版记载本品为蔷薇科植物桃 *Prunus persica*（L.）Batsch 或山桃 *Prunus davidiana*（Carr.）Franch.的干燥成熟种子[2]，采收于果实成熟时，除去果肉和核壳，取出种子，晒干。桃仁具有活血祛瘀，润肠通便，止咳平喘的功能。主治经闭痛经，跌扑损伤，肠燥便秘，咳嗽平喘。

【文献记载】

桃仁，性味：苦、甘，平。归心、肝、大肠经。活血祛瘀，润肠通便[2]。

《神农本草经》记载桃仁具有“治瘀血、血闭瘕、邪气……消心下坚，除卒暴击血，止痛”之功效。

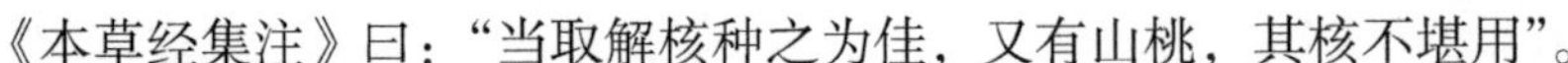

《本草经集注》曰："当取解核种之为佳，又有山桃，其核不堪用"。

《名医别录》记载："止咳逆上气，消心下坚……破症痛，通脉，止痛"。

《滇南本草》曰："治血痰"。

《本草纲目》曰："桃品甚多，易于栽种，且早结实……小而毛多，核粘味恶，其仁充满多脂，可入药用""主血滞风痹……肝疟寒热，产后寒病"。

【成分研究】

1. 脂肪酸类　研究表明桃仁中包含有多种脂肪酸类的成分，具体分为 4 种，分别是棕榈酸、亚油酸、硬脂酸、油酸。运用 GC-MC 技术分析鉴定发现，桃仁中饱和脂肪酸类成分主要是庚酸、9，17-十八碳二烯酸、9，12-十八碳二烯酸、辛酸和十六碳酸，不饱和脂肪酸主要为 9-十六碳烯酸、9-十八碳烯酸等[3]。同时发现桃仁中的脂溶性成分是由长链脂肪酸组成，不饱和脂肪酸占其中 43.5%[4]。

2. 甾醇及其糖苷　研究发现从桃仁中分离鉴定出 5 个甾醇乙酸酯，即豆甾烯醇乙酸酯、9，12-十八碳二烯酸、豆甾醇乙酸酯、9，12-十八碳二烯酸和燕麦甾醇乙酸酯，同时分离鉴定出 2 个三萜醇乙酸酯化合物，即羽扇醇乙酸酯、24-亚甲基环阿屯烷醇乙酸酯。研究同时表明，桃仁中还含有一些糖苷类成分[5]。

3. 苷类　桃仁中含有的氰苷主要为苦杏仁苷[6]、野樱苷、甲基-β-D-吡喃葡萄糖苷、甲基-α-呋喃果糖苷等[7]。

4. 蛋白质和氨基酸　桃仁中含有蛋白质及氨基酸类成分，其中主要有白色蛋白 PR-A、PR-B 等。还含有 16 种常见氨基酸，即苏氨酸、谷氨酸、丝氨酸、甘氨酸等[8]。

5. 挥发油　桃仁中挥发油主要成分为苯甲醛，另有乙酸乙酯、1-甲基-1-丙基肼、1-甲乙基肼及 3-甲基-2-戊酮等多种成分[9]。

6. 黄酮及其糖苷　桃仁中主要的黄酮类成分包括（+）-儿茶酚、山柰酚、柚皮素、洋李苷等，其主要的黄酮糖苷类成分主要包括槲皮素、葡萄糖苷等。

【药理研究】

1. 抗凝血作用　桃仁具有抗凝血作用，同时能够抑制血栓的形成，因此能明显改善心脑血管的活性，故有很好的活血化瘀作用[10]。

2. 抗炎、抗过敏　桃仁中总蛋白具有恢复机体正常免疫状态的作用，其主要是通过恢复 CD_4^+/CD_8^+细胞比值平衡来起作用的，同时桃仁中的蛋白质还具有一定的抗炎作用，起到抗炎作用的蛋白质包括：蛋白质 B、蛋白质 F、蛋白质 G[11]。

3. 润肠通便作用　桃仁中含 45%脂肪油，可润滑肠道，利于排便[12]。

4. 对免疫系统的作用　研究表明炒桃仁的总蛋白能够提高机体免疫功能，其主要通过促进抗体形成细胞的产生来对免疫系统发挥作用[13]。

5. 毒性作用　桃仁中毒产生的原因主要是由于其成分苦杏仁苷所导致。苦杏仁苷虽然自身无毒，但是在苦杏仁酶作用下将产生氢氰酸，而氢氰酸具有损害延脑呼吸中枢和血管运动中枢的作用，最终可导致中枢神经系统受到损害，出现中毒现象[14]。

【食用方法】

（1）桃仁粥

功效：治疗产后血晕，但用量宜慎。

原料：桃仁、粳米等，浸泡，煮熟。

（2）桃仁汤

功效：用于妇人血瘀闭经，以及跌打损伤内有瘀血者[15]，用量宜慎。

原料：桃仁、大黄、当归等。

【常用配伍】

配伍当归、芍药等，有活血化瘀之功效。

配伍杏仁、柏子仁、陈皮等，用于润肠通便[16]。

【药材真假伪鉴别】

本品呈扁长卵形，表面黄棕色至红棕色，密布颗粒状突起。一端尖，中部膨大，另端钝圆稍偏斜，边缘较薄。尖端一侧有短线形种脐，圆端有颜色略深不甚明显的合点。种皮薄，子叶 2，类白色，富油性。气微，味微苦[2]。

【注意事项】

便溏者慎用。孕妇忌用。本品有毒，不可过量[14]。

【参考文献】

[1] 王洪, 赵永康. 桃仁常见活血化瘀配伍结构的机理探讨[J]. 河南中医, 2008, 28(9): 88-90.
[2] 国家药典委员会. 中华人民共和国药典[S]. 北京: 中国医药科技出版社, 2015: 260-261.
[3] 裴瑾, 颜永刚, 万德光, 等. 桃仁脂肪酸 GC-MS 指纹图谱研究[J]. 中国中药杂志, 2009, 34(18): 2360-2363.
[4] 芮和恺, 季伟良, 沈祥龙. 桃仁精油的化学成分研究[J]. 中成药, 1992, 14(2): 33-34.
[5] 杨晓静, 李和. 桃仁油不皂化物与脂肪酸成分的分离与分析[J]. 农业与技术, 2005, 25(1): 84-87.
[6] 颜永刚, 裴瑾, 万德光. HPLC 法测定不同产地和品种桃仁中苦杏仁苷[J]. 中草药, 2008, 39(9): 1415-1416.
[7] 徐国钧, 徐珞珊. 常用中药材品种整理和质量研究[M]. 福州: 福建科学技术出版社, 1997: 832.
[8] 张玲, 李宝国. 桃仁和苦杏仁营养成分比较[J]. 食品科学, 1994, 15(4): 41.

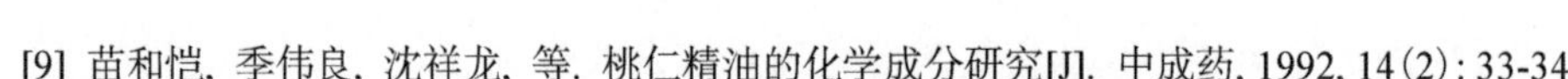

[9] 苗和恺, 季伟良, 沈祥龙, 等. 桃仁精油的化学成分研究[J]. 中成药, 1992, 14(2): 33-34.

[10] 耿涛, 谢梅林, 彭少平. 桃仁提取物抗大鼠心肌缺血作用的研究[J]. 苏州大学学报, 2005, 25(2): 238-240.

[11] 许惠玉, 运晨霞, 王雅贤. 桃仁总蛋白对荷瘤鼠 T 淋巴细胞亚群及细胞凋亡的影响[J]. 齐齐哈尔医学院学报, 2004, 25(5): 485-487.

[12] 林小明. 桃仁化学成分和药理作用研究进展[J]. 蛇志, 2007, 19(2): 130-132.

[13] 刘英, 张伟刚, 王雅贤, 等. 炒桃仁总蛋白对小鼠 B 细胞功能影响的实验研究[J]. 中医药学报, 2001, 29(2): 55-56.

[14] 秦克力, 杨金丹, 孙淑艳. 从桃仁的毒性看有毒中药的临床应用[J]. 光明中医, 2011, 26(9): 1925-1926.

[15] 王凤岐. 桃仁粥, 产后血瘀的良方[J]. 中华养生保健 2013, 7(7): 33-34.

[16] 覃俏峰. 桃仁功效的古今文献研究[J]. 中国药业, 2014, 23(16): 100-101.

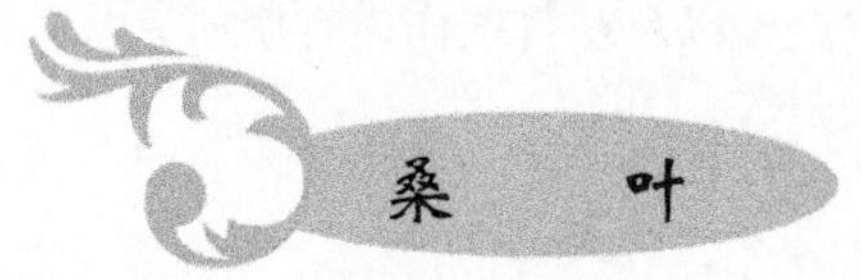

桑 叶

桑叶又名为家桑、荆桑、桑椹树、黄桑叶等。其拉丁文名为 *Mori folium*。《中国药典》2015 年版记载本品为桑科植物桑的干燥叶。采收于初霜后，除去杂质，晒干[1]。桑叶具有疏散风热，清肺润燥，清肝明目的功能。主治风热感冒，肺热燥咳，头晕头痛，目赤昏花。

【文献记载】

桑叶，性味：甘、苦，寒。归肺、肝经。疏散风热，清肺润燥、清肝明目。

《神农本草经》曰：“除寒热，出汗”。

《本草拾遗》曰：“主霍乱腹痛吐下，冬月用干者浓煮服之”。

《新修本草》曰：“除脚气、水肿，利大、小肠”。

《本草图经》曰：“煮汤淋渫手足，去风痹”。

《本草纲目》曰：“治劳热咳嗽，明目，长发”，且“桑有数种，有白桑，叶大如掌而厚……山桑，叶尖而长”。

【成分研究】

1. 黄酮类　研究报道桑叶中黄酮类成分，包括槲皮素、芦丁、异槲皮素[2]。

2. 多羟基生物碱类　研究表明其含有多羟基生物碱类化合物，主要包括以下几类：吡咯类、哌啶类、去甲托品烷类，典型成分包括 4-dideoxy-l, 4-imino-D-arabinitol、l-脱氧野尻霉素 l[3]，以及 calystegin C_1 等[4]。

3. 多糖类　通过对桑叶粗多糖分离纯化，共得到 3 种均一多糖 SD2-3、SD3-3 及 SD3-4[5]。

4. 脂类　主要包含亚麻酸、亚油酸、油酸、棕榈油酸、花生四烯酸等不饱和脂肪酸[6]。

5. 挥发油　桑叶的挥发油中含有大量的脂肪酸、芳香族、甾醇类、烷烃、二萜类和杂环类化合物[7]。

【药理作用】

1. 降血糖作用　桑叶具有降低血糖的作用[8]，经过研究表明桑叶中的生物碱 fagomine 及桑叶多糖是降血糖的主要成分，主要是由于这两类成分能够促进胰岛素分泌，胰岛素又反促进 B 细胞对糖吸收并改善糖的代谢，最终达到降血糖的作用[9]。

2.　降血脂、抗粥样硬化的作用　研究表明饮用桑叶可以显著性降低高脂血症老鼠体内的总胆固醇（TC）、LDL-C 和三酰甘油（TG）含量，并且显著性提高 HDL-C 和 HDL-C/TC 的含量[10]。

3. 降血压　研究表明使用桑叶进行洗浴可显著降低血压，其中起主要药效的成分可能是桑叶中芸香苷、槲皮素这两个成分[11]。

4. 抗菌、抗病毒　研究表明桑叶中的植物防御素具有抗微生物的作用，并且鲜桑叶能够抑制金黄色葡萄球菌等各种杆菌[12]。

5. 延缓衰老作用　研究表明桑叶具有延缓衰老的作用，其主要作用机制是增加体内超氧化物歧化酶的活性能力，并且减少和消除积滞体内的脂褐质[13]。同时桑叶清也有较强的除自由基活性的能力[14]。

6. 抗丝虫作用　将桑叶制成桑叶片后可以治疗丝虫性象皮肿和乳糜尿。这可能是由于桑叶中有效成分——芸香苷、槲皮素、绿原酸等具有抗感染、消肿及抗菌等作用，故其片剂能够起到治疗作用[15]。

7. 解痉、抗溃疡作用　研究表明桑叶中的主要成分——槲皮素具有降低肠、支气管平滑肌张力的作用，其解痉能力较强于桑叶中另一成分——芸香苷。单独皮下注射芸香苷能显著治疗大鼠胃溃疡[16]。

【食用方法】

桑叶可开水冲泡，多次饮用。

桑叶茶适合糖尿病、高血压患者进行饮用[17]，是一类维护健康、增强体质的天然保健品。

用量宜慎。

【常用配伍】

配伍黄芪、人参等，治大汗出如雨不止。

配伍五味子、麦冬等，治阴血枯涸之口渴自汗[18]。

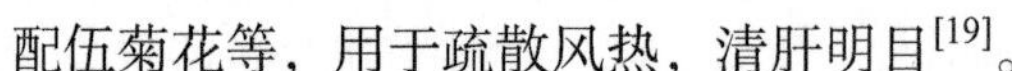
配伍菊花等，用于疏散风热，清肝明目[19]。

【药材真假伪鉴别】

本品叶多皱缩，破碎。完整者有柄叶片，展平后呈宽卵形或卵形，先端渐尖，基部截形、心形或圆形，边缘有钝锯齿或锯齿，有的不规则分裂，上表面黄绿色或黄棕色，有的有小疣状突起，下表面颜色稍浅，叶脉突出，小脉网状，脉上被疏毛。气微，味淡、微苦涩[20]。

【注意事项】

胃寒、溏泻者慎用[21]。

【参考文献】

[1] 国家药典委员会. 中华人民共和国药典[S]. 北京：中国医药科技出版社, 2015: 297-298.

[2] 薛淑萍, 张立伟. 大孔吸附树脂提取、分离桑叶总黄酮的条件优化[J]. 山西中医学院学报, 2006, 7(1): 51-52.

[3] Song W, Wang H, Bucheli P, et al. Phytochemical profiles of different Mulberry (Morus sp.) species from China[J]. J Agric Food Chem, 2009, 57(19): 9133-9140.

[4] Kaung L, Chou FP, Wang CJ, et al. Effects of mulberry (Morus alba L.) extracts on lipid homeostasis in vitro and in vivo[J]. J Agric Food Chem, 2009, 57(16): 7605-7611.

[5] 吕庆, 夏玮, 张文清, 等. 桑叶多糖的分离纯化与分析[J]. 食品与发酵工业, 2007, 33(7): 167-170.

[6] 苏方华. 桑叶的化学成分及临床应用研究进展[J]. 中国医药导报, 2010, 7(14): 9-12.

[7] 孙莲, 符继红, 张丽静, 等. 新疆桑叶中挥发油化学成分的 GC/MS 分析[J]. 中成药, 2006, 28(6): 860-865.

[8] 聂垣东. 桑叶治疗糖尿病[J]. 山西中医, 2007, 23(2): 66.

[9] 李瑞雪, 汪泰初, 贾鸿英. 桑叶活性成分、生物活性的研究及其开发应用进展[J]. 北方蚕业, 2009, 30(2): 1-3.

[10] 高岭, 刘俊权. 桑叶茶对高脂血大鼠脂代谢的影响及其抗氧化作用[J]. 宁夏医科大学学报, 2000, 22(2): 93-94.

[11] 李道宗. 降压六法[J]. 老年教育(长者家园), 2007, 1: 58.

[12] 黄勇, 张林, 赵卫国, 等. 桑树资源综合利用研究进展[J]. 江苏蚕业, 2007, 29(1): 1-4.

[13] 王谦. 桑叶的生药学研究：桑叶的糖苷[J]. 国外医学. 中医中药分册, 1997, 19(6): 50.

[14] 黄代青, 肖华山, 傅文庆, 等. 桑叶提取液对体外氧自由基的清除作用及对果蝇寿命的影响[J]. 福建师范大学学报：自然科学版, 1995, 11(1): 85-90.

[15] 苏方华. 桑叶的化学成分及临床应用研究进展[J]. 中国医药导报, 2010, 7(14): 9-12.

[16] 花蕾, 张文清, 赵显峰. 桑叶水提浸膏的抑菌作用研究[J]. 上海生物医学工程, 2007, 28(1): 16-18.

[17] 郭云. 桑叶茶开发利用的见解[J]. 广东蚕业, 2011, 45(3): 21-22.

[18] 崔红丽, 魏春辉. 桑叶止汗机理及配伍应用[J]. 黑龙江医药, 2001, 14(5): 380.

[19] 张胜. 羚角钩藤汤中桑叶、菊花配伍意义探析[J]. 吉林中医药, 2005, 25(10): 52-53.

[20] 国家中医药管理局《中华本草》编委会. 中华本草. 第 2 册[M]. 上海: 上海科学技术出版社, 1999: 520.
[21] 冯勇德. 桑叶茶功效与养生应用研究进展[J]. 四川蚕业, 2012, 40(4): 52-56.

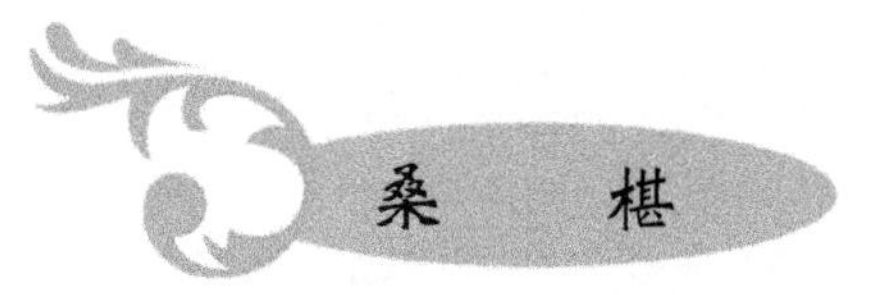

桑　椹

桑椹又名为桑椹子、桑果、桑子[1]。其拉丁文名为 *Mori fructus*。《中国药典》2015 年版记载本品为桑科植物桑的干燥果穗。采收于 4～6 月果实变红时，晒干，或略蒸后晒干[2]。桑椹具有滋阴补血，生津润燥的功能。主治肝肾阴虚，眩晕耳鸣，心悸失眠，须发早白，津伤口渴，内热消渴，肠燥便秘。

【文献记载】

桑椹，性味：甘、酸，寒。归心、肝、肾经。滋阴补血，生津润燥。

《本草拾遗》记载："利五脏关节，通血气，久服不饥"。

《新修本草》记载："单食，主消渴"。

《本草经疏》记载："甘寒益血除热，为凉血补血益阴之药"。

《本草蒙筌》记载："解金石燥热止渴，染须发皓白成乌"。

《滇南本草》记载："益肾脏而固精，久服黑发明目"。

《本草纲目》记载："捣汁饮，解酒中毒；酿酒服，利水气，消肿"。

【成分研究】

1. 芪类化合物　从桑属植物中分离到鉴定芪类化合物，其中主要为二苯乙烯类成分：cis-mulbeeroside[2]、4′-prenyloxyresveratrol[3]等；2-苯基苯并呋喃类：moracin M、mulberroside C[4]等；芪类低聚物：macrourin D[4]、alboctalol[5]、austrafuran A[6]等。

2. 黄酮类　研究表明其黄酮类成分主要包括黄酮、黄酮醇、二氢黄酮、二氢黄酮醇、查耳酮等。

3. 多羟基生物碱类化合物　主要为多羟基生物碱，多羟基哌啶类：1-deoxnojirimycin，3-epi-fagomine[7]等。多羟基吡咯烷类：4-dideoxy-l，4-imino-D-arabinitol[7], 4-dideoxy-l, 4-imino-(2-O- β -D- glucopyrano- syl)-D-arabinitol[8]等。多羟基托品烷：calysteginB$_2$，C$_1$[7]，3 β -exo-dihydroxy-nortropane[9]等。

【药理作用】

1. 增强免疫功能　研究表明[8]桑椹混悬液具有增强免疫功能的作用，其主要

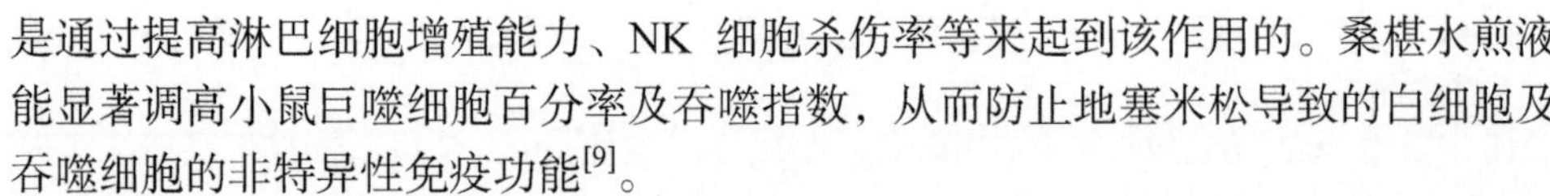

是通过提高淋巴细胞增殖能力、NK 细胞杀伤率等来起到该作用的。桑椹水煎液能显著调高小鼠巨噬细胞百分率及吞噬指数，从而防止地塞米松导致的白细胞及吞噬细胞的非特异性免疫功能[9]。

2. 促进造血细胞生长　褚伟等研究发现桑椹水煎液具有促进造血功能恢复的作用[10]。并且采用造血细胞培养及流式细胞仪技术研究以桑椹为主药的补髓生血胶囊治疗再生障碍性贫血的作用机制[11]，其具有恢复造血干/祖细胞膜受体的作用。

3. 抗氧化与抗衰老　研究结果表明，桑椹果实提取物能够起到抗氧化与抗衰老的作用，其主要作用机制为通过延缓体内油脂氧化反应达到抗氧化和抗衰老的作用，并且推测其中主要有效成分为黄烷醇类成分[12]。

4. 降低细胞膜上 Na^+-K^+-ATP 酶活性　桑椹中的有效成分——1-脱氧野尻霉素具有抗 AIDS 的作用，桑椹水煎液能显著性降低红细胞膜的 Na^+-K^+-ATP 酶的活性[13]。

5. 抗诱变及抗癌作用　研究发现桑椹花色苷具有抗癌细胞转移作用，指出桑椹可能成为一种癌细胞转移抑制媒介[14]。

【食用方法】

直接以桑椹果实为原料加工成桑椹饮料、桑椹果冻、桑椹冰激凌等；应用桑椹果汁发酵加工成桑椹酒；用桑椹提取食用天然色素和果胶，用作食品添加剂；用桑椹籽提取食用油和药用油等[15]，用量宜慎。

【常用配伍】

配伍酸枣仁、柏子仁、远志等，用以补益心脾，养血安神。

配伍熟地、山茱萸等，用于治疗肝肾不足，视力减退[16]。

【药材真假伪鉴别】

本品粉末为红紫色。内果皮的石细胞成片，淡黄色，表面观呈现不规则多角形，垂周壁深波状弯曲，壁厚，纹孔和孔沟明显[17]。

【注意事项】

脾胃虚寒腹泻者不可服[18]。

【参考文献】

[1] 施青红，王向阳. 桑椹的功能成分及药理作用[J]. 沈阳药科大学学报, 2003, 20(6): 422-424.

[2] 国家中医药管理局《中华本草》编委会. 中华本草. 第 2 册[M]. 上海: 上海科学技术出版社, 1999: 531.

[3] 孙胜国，陈若芸. 桑属植物化学成分和生物活性评价研究述评[J]. 中医药学刊, 2005, 23(2): 332-334.

[4] Dai SJ, Ma ZB, Li S, et al. A new benzofuran derivative from the bark of mulberry tree [J]. Chin Chem Lett, 2004, 15(8): 951-953.

[5] Lee SH, Choi SY, Kim H, et al. Mulberroside F isolated from the leaves of Morus alba inhibits melanin biosyhthensis[J]. Bio&Pharm Bull, 2002, 25(8): 1045-1048.

[6] 张庆建. 鸡桑、华桑化学成分及生物活性研究[D]. 北京: 中国医学科学院药物研究所, 2007.

[7] Kapche GDWF, Amadou D, Pierre WT, et al. Hepatopro tective and antioxidant arylbenzofurans and flavonoids from the Twigs of Morus mesozygia[J]. Planta Med, 2011, 77(10): 1044-1047.

[8] Asano N, Oseki K, Tomioka E, et al. N-containing sugars from Morus alba and their glycosidase inhibitory activities[J]. Carbohydr Res, 1994, 259(2): 243-255.

[9] 杨晓宇, 马岩松, 车芙蓉. 桑椹资源的开发利用[J]. 食品科技, 1999, 4: 25-26.

[10] 褚伟, 徐洁. 桑椹籽对血虚瘀血及免疫功能的影响[J]. 湖北中医杂志, 1994, 16(6): 46-47.

[11] 孙伟正, 马军. 补髓生血胶囊治疗慢性再生障碍性贫血的临床观察[J]. 中国中西医结合杂志, 1997, 17(8): 467-469.

[12] 韩志萍, 曹艳萍. 桑椹提取物抗氧化性及其协同效应的研究[J]. 中国油脂, 2005, 30(8): 46-49.

[13] 梁明芝, 孙日彦, 杜建勋, 等. 桑椹的化学成分及药理作用[J]. 广西蚕业, 2004, 41(4): 39-41.

[14] Huang HP, Shih YW, Chang YC, et al. Chemoinhibitory effect of mulberry anthocyanins on melanoma metastasis involved in the Ras/P13Kpathway[J]. J Agric Food Chem, 2008, 56(19): 9286-9293.

[15] 李以军, 潘洪平, 王风. 桑堪的药理研究和临床应用[J]. 时珍国药研究, 1993, 5(2): 43-44.

[16] 贾美华. 桑堪的配伍运用[J]. 方药纵横, 1993, 27(4): 41.

[17] 国家药典委员会. 中华人民共和国药典. 一部[S]. 北京: 中国医药科技出版社, 2015: 300.

[18] 白洪龙, 黄传贵. 中草药功效归类大全[M]. 昆明: 云南科学技术出版社, 1994.

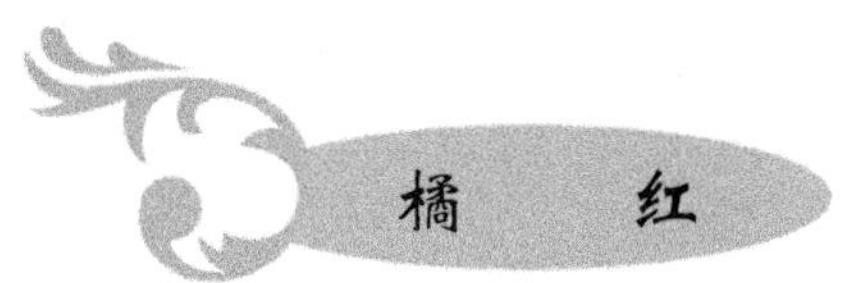

橘　红

橘红又名芸皮、芸红。其拉丁文名为 *Citri exocarpium rubrum*。《中国药典》2015 年版记载本品为芸香科植物橘及其栽培变种的干燥外层果皮[1]。采收于秋末冬初果实成熟时。橘红具有理气宽中，燥湿化痰的功能。主治咳嗽痰多，食积伤酒，呕恶痞闷。

【文献记载】

橘红，性味：苦、辛，温。消痰利气、宽中散结。

《雷公炮炙论》记载："去白膜一重"。

《汤液本草》记载："橘皮以色红日久者为佳……去白者曰橘红也"。

《本草汇言》记载："入手足，太阳，太阴，阴明经"。

《本草蒙筌》记载："胃虚气弱用宜"。

《本草纲目》记载："下气消痰"。

《本经逢原》记载："橘红专主肺寒咳嗽，虚损方多用之"。

【成分研究】

橘红中的挥发油，主要成分为柠檬烯，还含有橙皮苷、红橘素、新橙皮苷、米橘素、5-去甲米橘素及维生素 B_1[2]等。

【药理作用】

橙皮苷可以作为心血管系统疾病的辅助治疗药物，主要通过维持渗透压，降低胆固醇，缩短出血时间，增强毛细血管韧性来起到治疗作用[3]。

橘红中的黄酮类成分是橘红的有效成分之一，有较好的消炎、止咳、平喘活性[4]。

橘红多糖具有增强免疫、抗疲劳的作用，是橘红抗炎、增强免疫的有效成分[5]。

【食用方法】

橘红加冰糖水煎服，治疗咳嗽痰多[6]，用量宜慎。

【常用配伍】

配伍蜜炙百部、苦杏仁、白前、制半夏等，可顺气扶正，破滞降逆[7]。

【药材真假伪鉴别】

橘红呈不规则或则长条形薄片状，边缘为皱缩卷曲，外边面为橙红色或黄棕色，有光泽，密布点状凹下或凸起的油点，内表面呈黄白色，亦有明显的油点，对光照视透明，质脆易碎，气芳香，味微苦[8]。

【注意事项】

橘红专主肺寒咳嗽多痰，虚损方多用之，然久嗽气泄，又非所宜[5]。

【参考文献】

[1] 肖耀军. 关于橘红与化橘红的鉴别及合理使用[J]. 北京中医药, 2012, 31(10): 772-775.
[2] 李经纬, 邓铁涛. 中医大辞典[M]. 北京: 人民卫生出版社, 1998: 292, 1707.
[3] 朱丽娜, 李炜, 杨术. 中药饮片橘红的质量标准[J]. 中国药师, 2009, 12(10): 1490-1492.
[4] 周汉荣. 药用植物化学分类学[M]. 上海: 上海科学技术出版社, 1988: 87.
[5] 王可, 尤良震, 胡静波, 等. 橘红多糖增强小鼠免疫功能及抗疲劳作用[J]. 中国实验方剂学杂志, 2014, 20(21): 180-182.
[6] 谢崇源. 橘红、化橘红及橘红珠[J]. 广西中医学院学报, 2003, 6(1): 51-52.
[7] 潘俊辉, 邱志楠, 王峰, 等. 橘红痰咳膏治疗小儿急性支气管炎 96 例疗效及安全性研究[J]. 世界中医药, 2008, 3(3): 141-143.

[8] 国家中医药管理局《中华本草》编委会. 中华本草. 第 4 册[M]. 上海: 上海科学技术出版社, 1999: 895.

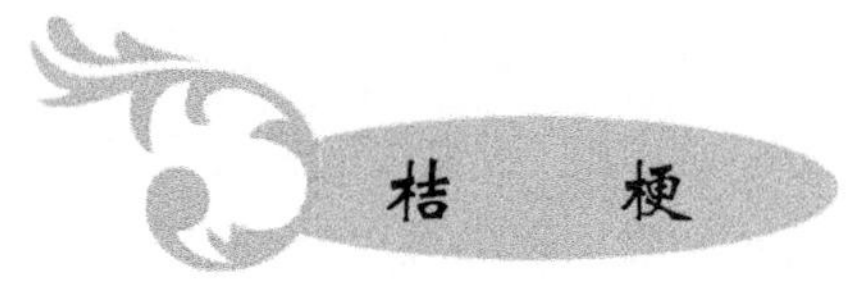

桔 梗

桔梗别名为包袱花、铃铛花[1]，其拉丁文名为 *Platycodonis radix*。《中国药典》2015 年版记载本品为桔梗科植物桔梗的干燥根，采挖于春、秋二季，洗净，除去须根，趁鲜剥去外皮或不去外皮，干燥[2]。桔梗具有宣肺，利咽，祛痰，排脓的功效。主治咳嗽痰多，胸闷不畅，咽痛音哑，肺痈吐脓。

【文献记载】

桔梗，性味：苦、辛，平。归肺经。宣肺，利咽，祛痰，排脓。

《神农本草经》记载："主胸胁痛如刀刺，腹满肠鸣幽幽，惊恐悸气"，且"桔梗……叶名隐忍，二、三月生，可煮食之"。

《名医别录》记载："生嵩高山谷及冤句，二、八月采根，暴乾"。

《雷公药性赋》记载："其用有四：止咽痛，兼除鼻塞，利膈气，仍治肺痈"。

《新修本草》记载："人参苗似五加阔短，茎圆……陶引荠苨乱人参，谬矣"。

《本草纲目》记载："主口舌生疮，目赤肿痛"。

【成分研究】

1. 皂苷类　桔梗的皂苷类成分均属于齐墩果烷型五环三萜衍生物，根据其苷元母核的不同，将桔梗皂苷分为：桔梗酸类、桔梗二酸类、远志酸类[3]。

2. 黄酮类化合物　主要有飞燕草素-二咖啡酰芦丁醇糖苷[4]，黄杉素，（2R，3R）黄杉素 7-O-α-L-吡喃鼠李糖基-（1→6）-β-D-吡喃葡萄糖苷，木樨草素-7-O-葡萄糖苷[5]，槲皮素-7-O-葡萄糖苷，槲皮素-7-O-芸香糖苷，芹菜素-7-O-葡萄糖苷，木樨草素，芹菜素及二氢黄酮和黄酮及其苷类化合物等[6]。

3. 微量元素和氨基酸　研究表明桔梗中具有一定量的微量元素，包括 Cu、Fe、Mn、Co、Zn、Cr、Li、Sr 等[7]。同时桔梗根中还含有多种氨基酸成分，主要包括 8 种人体必需氨基酸，占氨基酸总量的 6.44%。

4. 多糖和花色苷　桔梗多糖经分离纯化后得到 3 个多糖成分，分别为：PGPS Ⅰ、PGPS Ⅱ和 PGPS Ⅲ。除了桔梗多糖以外，桔梗中还有桔梗花色苷这一成分，但处于碱性和氧化剂条件时，该成分并不稳定[8]。

5. 聚炔类化合物　从桔梗的须根中鉴别出两种聚炔类化合物，后来又从中还鉴别出另一种聚炔类化合物 lobetyolinin[9]。

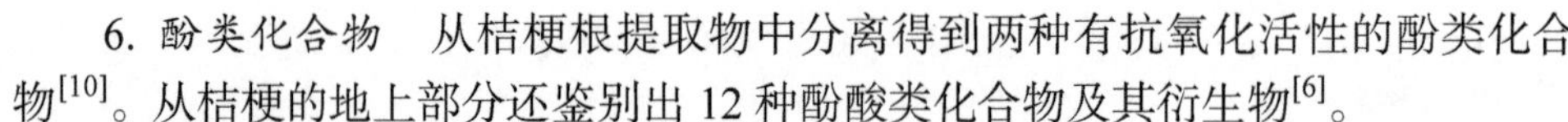

6. 酚类化合物　从桔梗根提取物中分离得到两种有抗氧化活性的酚类化合物[10]。从桔梗的地上部分还鉴别出 12 种酚酸类化合物及其衍生物[6]。

【药理作用】

1. 平喘、镇咳、祛痰、抗炎作用　研究表明桔梗总皂苷、桔梗总次皂苷[11]及桔梗皂苷 D[12]具有祛痰作用。同时桔梗皂苷胶囊具有显著的抗炎止咳、平喘祛痰的作用，故能够用该胶囊预防与治疗慢性支气管炎[13]。

2. 抗肿瘤、抗氧化作用　桔梗皂苷 D 具有抑制结肠癌细胞生长的作用，其作用机制为：通过抑制周期蛋白 c-Myc、Cyclin D1 及 CDK6 的表达，使细胞阻滞于 G_1 期而导致结肠癌细胞发生凋亡，从而达到抗肿瘤作用[14]。桔梗皂苷能显著改善机体氧化应激损伤的作用，主要是通过提高氧化过程中一系列酶的活性，比如抗氧化酶 SOD 活性和降低超氧阴离子、羟自由基和过氧化氢、一氧化氮及 iNOS 活性，最终起到抗氧化作用[15]。

3. 降脂作用　研究表明桔梗总皂苷具有降血脂作用，其中桔梗总皂苷大剂量组能够显著性地降低高脂血症大鼠中的 TC、LDL-C、HDL-C 含量，其有效程度超过阳性药物组，然而小剂量组及中剂量组只影响血脂的部分指标[16]。

4. 增强机体免疫功能　研究表明桔梗水提物可以作为一种潜在的巨噬细胞功能增强剂，主要是其可以显著提高巨噬细胞的增殖和迁移能力，从而促进吞噬细胞发挥吞噬作用，同时还能增加巨噬细胞中多种细胞因子的产生[17]。桔梗皂苷 D_2 能够显著性增强机体免疫能力，主要是通过其引起 Th1 和 Th2 细胞的免疫应答来起到提高免疫的作用[18]。

5. 抑制肺纤维化　桔梗皂苷 D 具有抑制肺纤维化的作用，主要通过降低大鼠血清中 C-I、PⅢP、HA 的含量，下调肺组织中 TGF-β mRNA 表达，并且减少肺纤维化形成过程中胶原的沉积，最终达到抗肺纤维化的作用[19]。

6. 对心血管系统的作用　桔梗皂苷对血清指标的调节作用显著，桔梗皂苷具有降血脂作用，能够改善心血管生理功能[20]。

【食用方法】

主要有桔梗菜丝、桔梗脯和桔梗面条等[21]。我国朝鲜族常用其作为家常小菜。用量宜慎。

【常用配伍】

配伍桑叶、菊花、杏仁，治疗胸闷不畅，咳嗽痰多[22]。

配伍甘草，祛咳止痰，开宣肺气。

配伍鱼腥草，治疗肺脓疡或肺炎见发热咳嗽、咳吐腐臭脓痰[20]。

【药材真假伪鉴别】

本品呈不规则厚片或椭圆形。外皮偶有残留或多已除去。切面皮部类白色，较窄；形成层环纹明显，棕色；木部宽，有较多裂隙。气微，味微甜，后苦[1]。

【注意事项】

本品性升散，凡气机上逆、眩晕、呛咳、呕吐、阴虚火旺咳血等患者不宜使用，十二指肠、胃溃疡患者慎服[22]。

【参考文献】

[1] 谭玲玲, 彭华胜, 胡正海. 桔梗的生物学特性及化学成分研究进展[J]. 南方农业学报, 2011, 42(12): 1523-1527.

[2] 国家药典委员会. 中华人民共和国药典. 一部[S]. 北京: 中国医药科技出版社, 2015: 277.

[3] 郭丽, 张村, 李丽, 等. 中药桔梗的研究[J]. 中国中药杂志, 2007, 32(3): 181.

[4] Toshio G, Tadao K, Hirotoshi T, et al. Structure of platyconin, a diacylated anthocyanin isolated from the chinese bell-flower platycodon grandiflorum[J]. Tetrahedron Lett, 1983, 24(21): 2181-2184.

[5] Inada A, Murata H, Somekawa M, et al. Phytochemical studies of seeds of medicinal plants Ⅱ. A new dihydroflavonol glycoside and a new 3-methyl-1-butanolglycoside from seeds of Platycodon grandiflorum a. decandolle[J]. Chem Pharm Bull, 1992, 40(11): 3081-3083.

[6] Mazol I, Glensk M, Cisowski W. Polyphenolic compounds from Platycodon grandiflorum A. DC. [J]. Acta Pol Pharm, 2004, 61(3): 203-208.

[7] 席晓岚, 季宇飞, 曾广铭, 等. 微波消解 ICP-AES 测定桔梗中微量元素[J]. 光谱实验室, 2010, 27(3): 885-886.

[8] 李磊. 桔梗中花色苷和多糖的研究[D]. 青岛: 山东理工大学, 2010: 47.

[9] Ahn JC, Hwang B, Tada H, et al. Polyacetylenes inhairy roots of Platycodon grandiflorum[J]. Phytochemistry, 1996, 42(1): 69-72.

[10] Lee JY, Yoon JW, Kim CT, et al. Antioxidant activity of phenylpropanoid esters isolated and identifiedfrom Platycodon grandiflorum A. DC. [J]. Phy-tochem, 2004, 65(22): 3033-3039.

[11] 郑繁慧, 刘文丛, 郑毅男, 等. 桔梗总皂昔与桔梗总次皂苷祛痰作用的比较[J]. 吉林农业大学学报, 2012, 33(5): 541-544.

[12] 郑繁慧. 黑曲霉转化桔梗皂苷及其祛痰作用研究[D]. 吉林: 吉林农业大学, 2011.

[13] 孙荏苒, 张满云, 陈勤. 桔梗皂苷胶囊抗炎止喘平喘作用研究[J]. 中药药理与临床, 2010, 26(4): 27-29.

[14] 吴葆华, 陈喆, 吕望, 等. 桔梗皂苷 D 抑制人结肠癌 SW620 细胞增殖及其机制的研究[J]. 中国药学杂志, 2013, 48(5): 354-358.

[15] 陈尘, 张满云, 孙荏苒, 等. 桔梗皂苷胶囊对慢性支气管炎小鼠肺组织中抗氧化酶活性和自由基浓度的影响[J]. 中国中医药科技, 2010, 17(4): 323-324.

[16] Gao YF, Chen C, Zhang HX, et al. Effects of Platycodon grandiflorum feeding on rats with

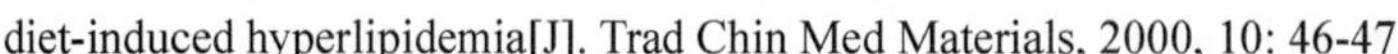

diet-induced hyperlipidemia[J]. Trad Chin Med Materials, 2000, 10: 46-47.

[17] Choi CY, Kim JY, Kim YS, et al. Augmentation of macrophagefunctions by an aqueous extract isolated from Platycodon gran-diflorum[J]. Cancer Lett, 2001, 166(1): 17-25.

[18] Xie Y, Deng W, Sun HX, et al. Platyeodin D2 is a potential less hemolytic saponin adjuvant eliciting Th1 and Th2 immune responses[J]. Int J Immunopharmacol, 2008, 8(8): 1143-1150.

[19] 刘琴, 蔡斌, 王伟, 等. 桔梗皂苷D对大鼠肺纤维化的干预作用及部分机制研究[J]. 中华中医药学刊, 2012, 30(9): 2057-2059.

[20] 吴敬涛, 王建军, 汤卫东, 等. 桔梗皂苷对高脂大鼠血清指标的调节[J]. 济南大学学报：自然科学版, 2010, 24(1): 68-70.

[21] 吴兰红. 桔梗的效用及其临床配伍应用[J]. 上海中医药, 2012 , 11(46): 67-68.

[22] 郭琰, 杨斌, 洪晓华, 等. 苦杏仁和桔梗祛痰作用的配伍研究[J]. 中药新药与临床药, 2013, 24(1): 38-43.

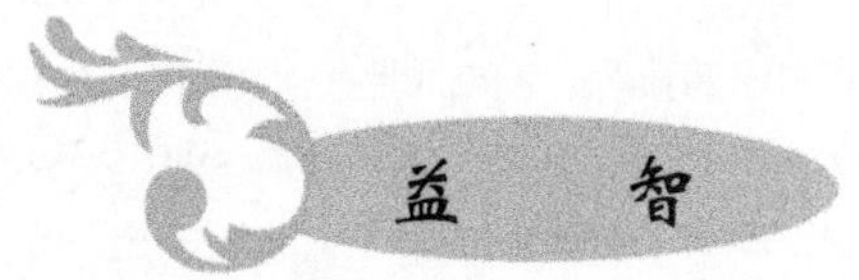

益　智

益智，又名益智仁、益智子、摘芋子。其拉丁文名为 *Alpiniae oxyphyllae frutus*。《中国药典》2015 年版记载本品为姜科山姜属植物益智 *Alpinia oxyphylla* Miq.的干燥成熟果实[1]。采收于夏、秋间果实由绿变红时，晒干或低温干燥。益智具有暖肾固精缩尿，温脾止泻摄唾的作用。主治肾虚遗尿，小便频数，遗精白浊，脾寒泄泻，腹中冷痛，口多唾涎。

【文献记载】

益智仁，性味：辛，性温。归脾、肾经。暖肾固精、缩小便、温脾止泻、摄唾涎。

《本草拾遗》中记载："夜多小便者……入盐同煎服"，且"叶似荷……；其生上，如枣许大"，且"止呕哕"。

《开宝本草》曰："治遗精虚漏……益气安神，补不足，安三焦，调诸气。"

《本草纲目》曰："今之益智子形如枣核，而皮及仁皆似草豆蔻云""治冷气腹痛……赤浊，热伤心系，吐血、血崩"。

《本草备要》曰："能涩精固气……摄涎唾，缩小便"。

【成分研究】

1. *二芳庚烷类化合物*　主要有益智酮甲、益智酮乙、益智新醇等[2]。

2. *挥发油*　主要包含 1，8-桉叶素、2，2-二甲基环氧乙烷、葵烷、α-萜品醇、莰烯、樟脑、β-蒎烯、柠檬烯等[3]。经过分析和鉴定发现其中含量较高的成分为聚伞花烃香橙烯、芳樟醇、桃金娘醛、α-蒎烯、β-蒎烯、松油醇-4、天竺葵酮-A、

37（11）-香芹二烯、别香树烯和圆柚酮等[4]。

3. 萜类化合物　研究发现从益智仁中分离得到（1R，2R）-p-薄荷醇-3-烯-1，2-二醇及（2E，4E）-6-羟基-2，6-二甲基-2，4-庚二烯醛等化合物。研究发现[5]从中分离提纯得到 12-二烯-15，16-二醛、半日花烷型二萜（E）-半日花烷-8（17）等[6]。

4. 甾体及其苷类化合物　主要有β-谷甾醇、胡萝卜苷[2]、豆甾醇、β-谷甾醇棕榈酸酯[7]等。

5. 黄酮类成分　主要包括白杨素、伊砂黄素和杨芽黄素等[8, 9]。

【药理作用】

1. 神经保护作用　研究发现[10]益智仁的乙醇提取物具有一定神经保护作用，主要原因可能是其能够抑制 NO 的产生。同时发现益智仁挥发油能够对抗神经元细胞凋亡，起到神经保护作用[11]。

2. 提高学习记忆能力　研究证实益智仁水提取物能提高实验动物学习记忆能力，具有较好的益智作用[12]。

3. 抗癌作用　研究发现益智仁正己烷及醋酸乙酯萃取部位在 10g/mL 时能够抑制人肝癌细胞的增殖。研究发现益智仁可以作为化学防癌药物，具有抗肿瘤活性[13]。

4. 抗氧化作用　经过研究发现益智仁的部位提取物有较强的抗氧化活性，包括经提取挥发油后的渣、茎、叶[14]。

5. 镇痛作用　实验结果表明三氯甲烷提取物组各剂量均有镇痛作用[15]。

【食用方法】

益智仁茶：取益智仁、绿茶，具有温肾止遗的功效。

益智仁粥：取益智仁、糯米，适用于妇女更年期综合征，老年人脾肾阳虚及腹中冷痛。

益智仁肉羹：取益智仁、牛肉，具有健胃益脾、补脑安神的功效[16]。

用量宜慎。

【常用配伍】

配伍五味子、山茱萸等，治小便频数淋沥。

配伍厚朴、姜、枣等，用于治赤白浊，崩漏[17]。

【药材真假伪鉴别】

本品呈椭圆形，两端略尖。表面灰棕色或棕色，有凹凸不平的突起棱线 13～20 条，顶端有花被残基，基部常残存果梗。果皮薄而稍韧，与种子紧贴，种子集结成团，中有隔膜将种子团分为 3 瓣，每瓣有种子 6～11 粒。种子呈不规则的扁圆形，略有钝棱，直径约 3mm，表面灰黄色或灰褐色，外被淡棕色膜质的假种皮；质硬，胚乳白色。其有特异香气，味辛、微苦[1]。

【注意事项】

性本温热，证属燥热，患者有火者，当忌之[17]。

【参考文献】

[1] 国家药典委员会. 中华人民共和国药典. 一部[S]. 北京：中国医药科技出版社, 2015: 273.

[2] Zhang QF, Luo S, Wang H, et al. Studies on the chemical constituents of Yizhiren(Alpinia oxyphylla) [J]. China Tradit Herb Drugs, 1997, 44(2): 133-136.

[3] Zhao XD. Simultaneous determination of α-pinene, β-pinene, eucalyptol and α-terpineolin in essential oilfrom Alpinia officinarum Hance by GC[J]. China Journal of Chinese Material Medical, 2009, 34(21): 2751-2753.

[4] Luo XZ, Yu JG, Xu LZ, et al. Chemicalin volatile oil from fruits of Alpinia oxyphylla Miq [J]. China Journal of Chinese Material Medical, 2001, 26(4): 262-264.

[5] Morikawa T, Matsuda H, Toguchida I, et al. Absolute stereostructures of three new sesquiterpenes from the fruit of Alpinia oxyphylla with inhibitory effects on nitric oxide production and degranulation in RBL-2H3 cells[J]. J Nat Prod, 2002, 65(10): 1468-1474.

[6] Xu JJ, Tan NH, Chen YS, et al. Three unusual new sesquiterpenes from Alpinia oxyphylla [J]. Helv Chim Acta, 2009, 92(8): 1621-1625.

[7] 邸磊, 王治元, 王志, 等. 益智仁的化学成分[J]. 植物资源与环境学报, 2011, 20(2): 94-96.

[8] Zheng X, Meng WD, XuYY. Synthesis and antieancer effect of chrysin d erivatives[J]. Bioorg Medl Chem Lett, 2003, 13(5): 881-884.

[9] Woo KJ, Jeong YJ, park JW. Chrysin-in duced apoptosis is mediated through caspaseactivation and akt inactivation in U937 leukemia cells[J]. Biochem Biophys Res Commun, 2004, 325(4): 1215-1222.

[10] 廖婉莹, 张在军, 王美薇, 等. 益智仁醇提物通过抑制 iNOS-NO 保护 6-OHDA 引起的 PC_{12} 细胞损伤[J]. 中药药理与临床, 2010, 26(4): 31-35.

[11] 黄凌, 朱毅, 邝少轶. 益智仁挥发油抗帕金森模型小鼠黑质神经元凋亡的作用研究[J]. 中国药房, 2011, 22(47): 4430-4433.

[12] 张俊清, 王勇, 李海龙, 等. 益智的化学成分与药理作用研究进展[J]. 天然产物研究与开发, 2013, 25(2): 280-287.

[13] 陈萍, 王培培, 焦泽沼, 等. 益智仁的化学成分及药理活性研究进展[J]. 现代药物与临床, 2013, 28(4): 617-623.

[14] 易美华, 薛献明, 肖红, 等. 益智提取物对油脂抗氧化作用研究[J]. 海南大学学报：自然科学版, 2002, 20(1): 28-32.

[15] Huang FH. Pharmacological study of fructus Al-pima oxyphylla[J]. Acad J Cuangdong Coll Pharm, 1989, 5: 48-50.

[16] 任绪杰. 食疗中的功臣－益智仁[J]. 健身科学, 2013, 12: 38.

[17] 张俊清，段金廒，叶亮. 益智的历史沿革与应用特点[J]. 中国实验方剂学杂志，2011，17(21)：289-292.

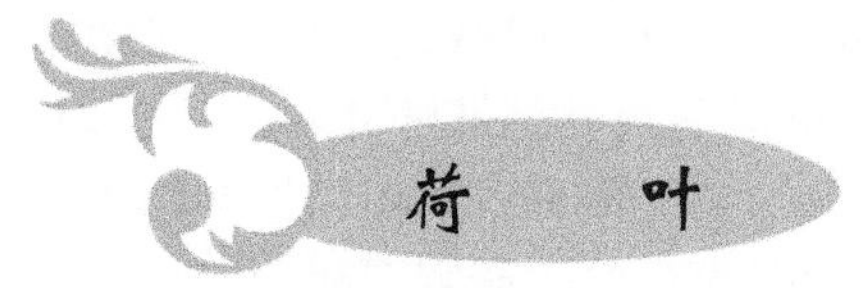

荷　叶

荷叶又名为莲花、荷花、芙蓉、芙蕖、菡萏等[1]。其拉丁文名为 *Nelumbinis folium*。《中国药典》2015 年版记载本品为睡莲科植物莲 *Nelumbo nucifera* Gaertn. 的干燥叶[2]，采收于夏、秋二季，除去叶柄，折成半圆形或折扇形，干燥。荷叶具有清暑化湿，升发清阳，凉血止血的功能。主治暑热烦躁，暑湿泄泻，脾虚泄泻，血热吐衄，便血崩漏。

【文献记载】

荷叶，性味：苦，辛。归肝、脾、胃经。清暑化湿，升发清阳，凉血止血。

《本草拾遗》曰："主血胀腹痛，产后胞衣不下……水煮服之"。

《世医得效方》曰："治下痢饮食不入，俗名噤口痢……水煎浓，细细与呷"。

《日华子本草》曰："益气，止渴，助心，止痢，治腰痛，泄精"。

《滇南本草》曰："上清头目之风热，止眩晕，清痰，泄气，止呕"。

《本草纲目》曰："令人瘦劣，单服可消阳气浮肿之气""生发元气，裨助脾胃，涩精浊，散瘀血，消肿痛"。

【成分研究】

1. 黄酮类成分　有研究者[3]从荷叶中分离得到了 8 种黄酮类化合物，即槲皮素、山柰酚、异槲皮苷、槲皮素-3-O-β-D-吡喃木糖（1→2）-β-D-吡喃葡萄糖苷、紫云英苷等化合物。还有研究者[4]从荷叶中分离得到了异鼠李素-3-O-β-D-葡萄糖苷、槲皮素-3-丙酯[5]、异槲皮素[6]、(+)-儿茶素和 Quercetin-3-O-α-L-arabinopyranosyl-(1→2)-β-D-galactopyranoside[7]、Nympholide A、Myricetin-3′-O-(6″-p-coumaroyl)-glucoside[8]、黄芩新素Ⅱ、黏毛黄芩素Ⅲ[9]、Quercetin-3-O-β-D-glucuronide、芦丁、Quercetin-3-O-β-D-xylopyranosyl-（1→2）-β-D-galactopyranoside[10]等化合物。

2. 生物碱类化合物　单苄基异喹啉类：N-去甲基亚美罂粟碱、亚美罂粟碱[11]、衡州乌药碱、N-甲基异衡州乌药碱[12]、O-去甲基衡州乌药碱、N-甲基衡州乌药碱[10]等。

双苄基异喹啉类：莲心碱、异莲心碱、甲基莲心碱[13]等。

阿朴啡类：荷叶碱、莲碱、O-去甲基荷叶碱[14]、2-羟基-1-甲氧基阿朴啡、N-

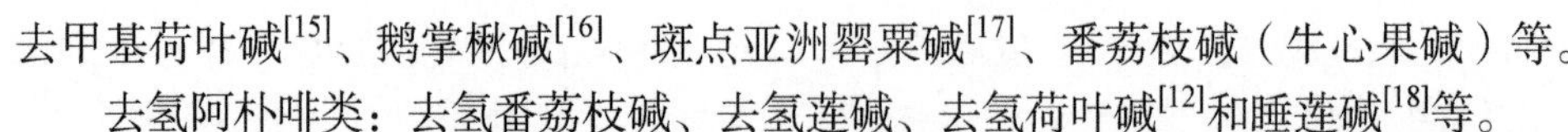
去甲基荷叶碱[15]、鹅掌楸碱[16]、斑点亚洲罂粟碱[17]、番荔枝碱（牛心果碱）等。

去氢阿朴啡类：去氢番荔枝碱、去氢莲碱、去氢荷叶碱[12]和睡莲碱[18]等。

3. *挥发油成分*　运用气相色谱法、气相色谱-质谱法和标准样品核对，鉴定了48种精油成分[15]。还有研究者[19]从荷叶精油中分离鉴定出91种组分，其中包括1-戊烯-3-醇、顺-3-己烯醇等化合物。研究者运用两种不同的方法提取荷叶的挥发油：超临界CO_2萃取法和水蒸气蒸馏法。研究表明运用超临界萃取法能够得到更多化学成分的挥发油，这些成分主要有反式异柠檬烯、反式石竹烯、十六酸等[20]。或采用超临界CO_2萃取方法并运用结合GC-MS技术进行分析[21]，分离并鉴定了26个成分，发现主要为单萜类化合物及饱和脂肪酸化合物，其中以1-乙基-1H-吡咯-2-甲醛的含量最高。

【药理研究】

1. *降脂减肥作用*　通过体内体外实验发现荷叶总生物碱类成分具有降脂减肥的作用[22]。同时通过临床实验发现荷叶降脂方具有良好的降低高脂血症的作用[23]。

2. *抑菌作用*　通过对荷叶提取物进行柱层析分离和化学结构鉴定及对口腔致病菌的药理筛选发现，荷叶正丁醇提取物对于牙龈炎等致病菌具有较强的抑制作用[24]。通过对荷叶乙醇提取物研究发现其具有抑菌作用，对酵母菌、红酵母、黑曲霉都有一定的效果[25]。

3. *抗氧化作用*　研究发现荷叶乙酸乙酯萃取部位具有较强的抗氧化活性[26]，同时[27]发现荷叶的甲醇提取物和其乙酸乙酯萃取也具有较强的抗氧化活性，部位得到的流分是运用DPPH法进行测定的。

【食用方法】

荷叶调脂茶是由荷叶、番泻叶、车前草等中药共同组成，用于治疗湿热内蕴所致的高脂血症[28]。

降脂宁是由山楂（去核）、决明子、荷叶、制何首乌等共同组成，具有降血脂、软化血管的作用[29]。

荷叶口服液主要由荷叶、梨及百合等组合而成，具有润肺止咳、减肥调脂等功效[30]。

荷叶作为饲料使用，含有对家禽家畜生长所必需的多种氨基酸，在家禽的饲料中添加荷叶提取物后，可以改善和提高肉质[31, 32]。

用量宜慎。

【常用配伍】

配伍何首乌，可以加快荷叶中的成分——荷叶碱在Beagle犬体内的消除[33]

速率。

【药材真假伪鉴别】

本品呈不规则的丝状。上表面呈黄绿色或深绿色，较粗糙；下表面呈淡灰棕色，较光滑，叶脉明显突起。质脆，易破碎。稍有清香气，味微苦[34]。

【注意事项】

体瘦气血虚弱者慎服[35]。

【参考文献】

[1] 中国植物志编委会. 中国植物志[M]. 北京：科学出版社, 1978: 3-4.

[2] 李时珍. 本草纲目(校点本第 3 册)[M]. 北京：人民卫生出版社, 1978: 1898-1990.

[3] 黄阿根, 周兰香, 谢凯舟, 等. 荷叶黄酮的化学吸光法及高效液相色谱法分析研究[J]. 扬州大学学报：自然科学版, 2003, 3(4): 117.

[4] 吕静. 荷叶黄酮的提取、纯化、结构鉴定及其生物活性研究[D]. 武汉：华中农业大学, 2008: 50.

[5] 张赟彬, 戴妙妙, 李彩侠. 荷叶中黄酮类化合物的化学结构鉴定[J]. 食品研究与开发, 2006, 27(6): 45-47.

[6] 田娜. 荷叶黄酮类化合物的分离鉴定及药理作用研究[D]. 长沙：湖南农业大学, 2005.

[7] Ohkoshi E, Miyazaki H, Shindo K, et al. Constituents from the leaves of Nelumbo nucifera stimulate lipolysis in the white adipose tissue of mice[J]. Planta Med, 2007, 73(12): 1255-1259.

[8] Elegami AA, Bates C, Gray AL, et al. Two very unusual macrocylic flavonoids from the water lily nymphaea lotus[J]. Phytochem Anal, 2003, 63(6): 727-731.

[9] 马迪, 彭双, 韩立峰, 等. 荷叶中化学成分的分离与鉴定(Ⅱ)[J]. 沈阳药科大学学报, 2014, 31(5): 355-359.

[10] Kashiwada Y, Aoshima A, Ikeshiro Y, et al. Anti-HIV benzylisoquinoline alkaloids and flavonoids from the leaves of Nelumbo nucifera, and structure-activity correlations with related alkaloids[J]. Bioorg Med Chem, 2005, 13 (2): 443-448.

[11] Kupchan SM, Dasgupta B, Fujita E, et al. The alkaloids of american lotus, Nelumbo lutea[J]. Tetrahedron lett, 1963, 19(1): 227-232.

[12] Kunitomo J, Yoshikawa Y, Tanaka S, et al. Alkaloids of Nelumbo nucifera[J]. Phytochem. Anal, 1973, 12(3): 699-701.

[13] 郑振佳, 王晓, 王明林, 等. 固相萃取-快速分离液相-四级杆串联飞行时间质谱联用分析荷叶中的生物碱[J]. 中草药, 2011, 42(6): 1066-1068.

[14] 国友顺一, 山本知惠子, 大槻多嘉子. 莲的研究(Ⅵ)古莲的生物碱[J] . 药学杂志(日), 1964, 84(11): 1141-1142.

[15] 刘密新, 吴筑平, 杨成对, 等. 荷叶精油与生物碱的分析研究[J]. 清华大学学报, 1997, 37(6): 35-37.

[16] Yang TH, Chen C, Lu C. Alkaloids of the lotus receptacle[J]. Chin Chem Soc(Taipei), 1972, 19(3): 143-147.

[17] 刘畅. 中药荷丹片的化学物质基础与质量控制研究[D]. 上海：第二军医大学, 2010.

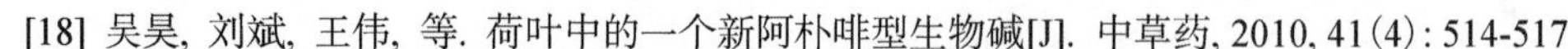

[18] 吴昊, 刘斌, 王伟, 等. 荷叶中的一个新阿朴啡型生物碱[J]. 中草药, 2010, 41(4): 514-517.
[19] 傅水玉, 黄爱今, 刘虎威, 等. 荷叶香气成分的研究(Ⅱ)荷叶精油成分分析及其与天然香气成分的比较[J]. 北京大学学报: 自然科学版, 1993, 29(2): 157-163.
[20] 曾虹燕, 苏杰龙, 方芳, 等. 不同方法提取的荷叶挥发油化学成分分析[J]. 西北植物学报, 2005, 25(3): 578-582.
[21] 尹慧晶, 钱一帆, 濮存海. 均匀设计法优化荷叶超临界 CO_2 萃取工艺及萃取物 GC-MS 分析[J]. 中药材, 2007, 30(4): 464-466.
[22] 范婷婷, 法鲁克, 方芳, 等. 荷叶总生物碱降脂减肥作用的体内外试验[J]. 浙江大学学报: 农业与生命科学版, 2013, 39(2): 141-148.
[23] 张东军, 黄敬文. 荷叶降脂方治疗高血脂症 30 例[J]. 中国中医药科技, 2012, 19(6): 531.
[24] 陈健芬, 何卫华, 钱伏刚. 荷叶提取物口腔抑菌有效成分的定性定量分析[J]. 日用化学工业, 2003, 33(1): 49-51.
[25] 张贇彬, 李彩侠. 荷叶乙醇提取物的抗氧化与抑菌作用研究[J]. 食品与发酵工业, 2005, 31(10): 23-24.
[26] 江慎华, 马海乐, 王昌禄, 等. 荷叶活性物质提取工艺与抗氧化活性研究[J]. 农业机械学报, 2010, 41(7): 141-146.
[27] 王蓉, 杨柳青. 荷叶抗氧化活性的初步研究[J]. 科技信息, 2011, 32: 3-4.
[28] 陈建维, 饶印保, 文皓颋. HPLC 测定荷叶调脂茶中荷叶碱的含量[J]. 江西中医药, 2012, 43(12): 65-66.
[29] Chen J, Zhao H, Yang Y, et al. Lipid-lowering and antioxidant activities of jiang-zhi-ning in traditional Chinese medicine [J]. J Ethnophaxmacol, 2011, 134(3): 919-930.
[30] 刘宁宁, 杨秀萍. 生物碱逆转肿瘤多药耐药性的研究[J]. 中国现代中药 2009, 11(8): 7-10.
[31] 汪应梅. 荷叶可作畜禽饲料[J]. 四川农业科技, 2006, 7: 36.
[32] 陈俊鹏, 王劫, 郭福有, 等. 日粮中添加荷叶提取物对黄羽肉鸡生长性能和肉品质的影响[J]. 养禽与禽病防治, 2011, 38(2): 17-20.
[33] 王玉霞, 刘斌, 周在富. 配伍何首乌对荷叶碱在 Beagle 犬体内药代动学的影响[J]. 中华中医药杂志, 2014, 29(10): 3236-3238.
[34] 国家药典委员会. 中华人民共和国药典. 一部[S]. 北京: 中国医药科技出版社, 2015: 275-276.
[35] 赵小亮. 荷叶化学成分和黄山药皂苷类化学成分及生物活性的研究[D]. 北京: 北京协和科学院, 2011.

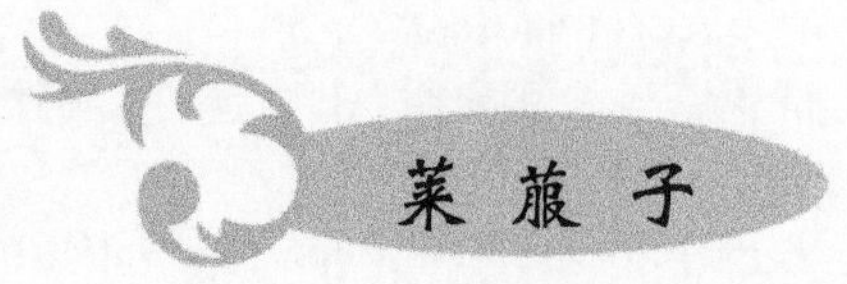

莱菔子

莱菔子别名为萝卜子、萝白子、菜头子[1]，其拉丁文名为 *Raphani semen*。《中国药典》2015 年版记载本品是十字花科植物萝卜 *Raphanus sativus* L.的干燥成熟种子[2]，一般采收于夏季果实成熟时，搓出种子后，除去杂质，再进行晒干。莱菔子具有消食消胀，降气化痰的功能。主治饮食停滞，脘腹胀痛，大便秘结，积滞泻痢，痰壅喘咳。

【文献记载】

莱菔子，性味：辛、甘，平，无毒。归肺、胃经。消食导滞，降气化痰。

《滇南本草》曰："下气宽中，消膨胀，消宿食"。

《本草纲目》曰："下定气喘，治痰，除胀，消食，利大小便，下痢后重发疮疹""莱菔子治痰，有推墙倒壁之功"。

《本草汇言》曰："元虚气弱之人，有痰喘气闭者，当与补养药同用"。

《本草新编》曰："人参得萝卜籽，其功更神，盖人参补气"。

【成分研究】

1. *挥发油和脂肪酸类* 文献报道莱菔子含 45%脂肪油[3]。研究者[4]采用超声提取法提取莱菔子中脂肪酸成分，分离鉴定出共 7 种脂肪酸成分，其中含量较高的为油酸、芥酸、棕榈酸、亚麻酸等。另有研究者采用 GC 色谱对植物种子中的脂肪酸进行分析，发现其中 α-亚麻酸含量较高。莱菔子中含有挥发油，主要包括甲硫醇、α-乙烯醛、β-乙烯醛和 β-乙烯醇、γ-乙烯醇等[5]。

2. *抗生素类* 通过对莱菔子中的成分——莱菔子素进行药理研究表明，莱菔子素，可预防许多化学致癌物导致的 DNA 损伤及多种肿瘤的产生，可以作为一种Ⅱ相酶的诱导剂[6]。

3. *黄酮类* 通过测定莱菔子中总黄酮的含量发现，其中总黄酮含量为 2.14%左右[7]。

4. *生物碱类* 通过高效液相色谱法测定莱菔子中芥子碱的含量，发现其含量为 0.17%～0.36%[8]。同时测定了不同品种莱菔子中芥子碱的含量，结果表明莱菔子中芥子碱含量介于 0.121%～0.255%[9]。

【药理作用】

1. *对胃肠道动力的影响* 莱菔子通大便的有效成分可能是莱菔子脂肪油[10]。研究表明莱菔子水煎液可以提高豚鼠体外的胃窦环行肌条的收缩活动[11]。同时莱菔子的正己烷提取部位具有促进小鼠胃肠排空的功效[12]。

2. *对泌尿系统的作用* 使用莱菔子敷贴神阙穴能够治疗腹部手术导致的尿潴留[13]。并且利用莱菔子利气的特点，治疗抗精神病药物所导致的排尿功能障碍[14]。

3. *抗病原微生物的作用* 莱菔子水提物具有良好的抑菌作用，特别对大肠杆菌及葡萄球菌有明显抑制作用。同时对其他细菌也有抑制作用，比如铁锈色小芽孢癣菌、许兰黄癣菌、星利奴卡菌同心性毛癣菌及羊毛状小芽孢癣菌[15]。

4. *降压作用* 莱菔子水溶性生物碱有良好的降压功效，对心血管重构具有逆

转作用[16]。运用莱菔子制备成胶囊给患者使用，发现能够起到良好的降压作用[17]。

【食用方法】

莱菔子，经浸泡、酶解等方法提取莱菔子油，制取食用油[18]。用量宜慎。

【常用配伍】

配伍苏子、白芥等，具有温化痰饮、降气消食之功效。

配伍半夏、黄芩、黄连，用于治疗胃脘痛[19]。

【药材真假伪鉴别】

莱菔子为椭圆形或类卵圆形，稍扁。表面呈黄棕色、灰棕色或红棕色。一端有数条纵沟，一侧有深棕色圆形种脐。种皮薄而脆，呈黄白色，有油性[1]。

【注意事项】

无食积痰滞及中气虚弱者慎服[20]。

【参考文献】

[1] 崔国静，贺蕾，杨祎. 莱菔子的鉴别与炮制[J]. 传统中医药, 2014, 47: 56.

[2] 国家药典委员会. 中华人民共和国药典[S]. 北京：中国医药科技出版社, 2015: 272-273.

[3] 江苏新医学院. 中药大辞典(下册)[M]. 上海：上海科学技术出版社, 1986: 1801.

[4] 杨洁，王雪娜，刘萍. 莱菔子脂肪酸成分的气相色谱-质谱联用分析[J]. 中国药业, 2009, 18(4): 26-27.

[5] 李曼杰，范胜华，尹立平. 植物种子中脂肪酸成分的分析[J]. 中国社区医师, 2005, 7(24): 4.

[6] 胡延雷，张小林，高艳. 抗癌物质莱菔子素的最新研究进展[J]. 化工中间体, 2006, (9): 7-9.

[7] 梁素娇. 莱菔子中总黄酮的提取与含量测定[J]. 世界中西医结合杂志, 2009, 4(7): 485.

[8] 刘丽芳，王宇新，张新勇，等. 莱菔子中芥碱的含量测定[J]. 中成药, 2002, 24(1): 52-54.

[9] 宋进. 荧光扫描法测定莱菔子中芥子碱含量[J]. 中草药, 1990, 21(2): 13-14.

[10] 刘蕊，卢刚，刘梦洁，等. 莱菔子不同提取物对实验性便秘小鼠排便的影响[J]. 现代中医药, 2010, 30(2): 59-60.

[11] 李海龙，李梅，金珊，等. 莱菔子对豚鼠体外胃窦环行肌条收缩活动的影响[J]. 中国中西医结合消化杂志, 2008, 16(4): 215-217.

[12] 唐健元，张磊，彭成，等. 莱菔子行气消食的机制研究[J]. 中国中西医结合消化杂志, 2003, 11(5): 287-289.

[13] 王丽钧，朱其卉. 莱菔子敷贴神阙穴治疗术后尿潴留[J]. 湖北中医杂志, 2007, 29(5): 31.

[14] 梁银，王俊艳，黄家骑. 莱菔子治疗抗精神病药物所致排尿功能障碍[J]. 中国民间疗法, 2002, 10(5): 46-47.

[15] 中国药科大学. 中药辞海(第2卷)[M]. 北京：中国医药科技出版社, 1996: 1924.

[16] 李炳根，李铁云，张国侠，等. 莱菔子水溶性生物碱逆转 SHR 心血管重构的实验研究[J]. 长春中医药大学学报, 2007, 26(3): 7-8.

[17] 宫继荣. 莱菔子治疗 70 例高血压病患者的临床观察[J]. 中国老年保健医学, 2007, 5(1): 14.

[18] 赵功玲, 郝睿, 由宏, 等. 8 种萝卜籽油的组成与抗氧化活性[J]. 中国油脂, 2011, 38(12): 73-76.
[19] 饶润萍. 莱菔子临床配伍运用举隅[J]. 甘肃科技, 2014, 30(23): 157-159.
[20] 国家中医药管理局《中华本草》编委会. 中华本草. 第 3 册[M]. 上海: 上海科学技术出版社, 1999: 729.

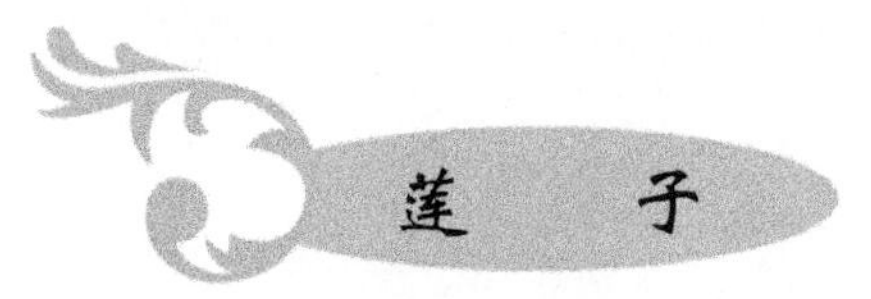

莲子

莲子又被称为白莲、莲实、莲米、莲肉。其拉丁文名为 *Nelumbinis senmen*。《中国药典》2015 年版记载本品为睡莲科植物莲 *Nelumbo nucifera* Gaertn.的干燥成熟种子[1]。采割秋季成熟果实的莲蓬。莲子具有补脾止泻，止带，益肾涩精，养心安神的功能。主治脾虚泄泻，带下，遗精，心悸失眠。

【文献记载】

莲子，性味：甘、涩，平。归脾、肾、心经。补脾止泻，止带，益肾涩精，养心安神。

《神农本草经》曰："主补中，养神，益气力，久服轻身耐老，不饥延年"。

《食疗本草》曰："主五脏不足，伤中气绝，利益十二经脉血气"。

《本草拾遗》曰："生食微动气，蒸食之良"。

《滇南本草》曰："清心解热"。

《本草纲目》曰："生食有清热凉血，熟食有轻身益气令人强身""补中养神、止渴去热……利耳目、除寒湿"。

《名医指掌》曰："健脾理胃，止血涩精，清心养气"。

【成分研究】

本品主含淀粉、蛋白质、脂肪、碳水化合物、棉子糖、钙、磷、铁等[2]。

【药理研究】

1. 抗氧化作用　研究发现莲子多酚有较好的清除氧自由基[3]的作用。同时[4]发现莲子提取物具有活性氮自由基的清除作用及化学预防的效果。

2. 免疫调节功能　研究发现莲子粉具有增强免疫力的作用，其主要是通过提高大鼠胸腺皮质中 T 淋巴细胞数来调节免疫作用[5]。

3. 美白抗皱功能　研究发现莲子水提取物可以作为功能性化妆品，其具有一定有效性、稳定性及安全性[6]。

4. 胃肠的调节作用　研究发现莲子发酵乳具有缓解便秘症状，促进小肠吸收的作用，主要是通过小鼠胃肠运动进行双相调节来起到调节作用的[7]。

【食用方法】

莲子和鸭为主料，配以陈皮、肉桂及花椒等辅料制成莲子鸭的罐头[8]。

以猪肉、莲子、木耳为主料，研制出速冻猪肉木耳莲子的软罐头[9]。

以莲子作为主要原料制成的银耳莲子饮料[10]、醪糟复合饮料[11]口感爽滑、风味独特、营养丰富。

用量宜慎。

【常用配伍】

配伍牡蛎、龙骨等，治疗肾虚遗精及滑精[12]。

配伍山药等，治疗尿频、肾虚。

配伍绿豆、茯神等，治疗久泄[2]。

【药材真假伪鉴别】

本品种子略呈类球形或椭圆形，表面浅黄棕色至红棕色，有较宽的脉纹和细纵纹，先端中央呈乳头突起，深棕色，有裂口，周围及下方略下陷。种皮紧贴子叶，不易剥离。质硬，破开后可见黄白色肥厚子叶 2 枚，中心陷入呈槽形，气无，味甘涩[13]。

【注意事项】

便秘及痔疮患者忌食[14]。

【参考文献】

[1] 国家药典委员会. 中华人民共和国药典[S]. 北京：中国医药科技出版社, 2015: 273.

[2] 鲁运江. 莲子的营养价值与食疗保健[J]. 蔬菜, 2001, 6: 36.

[3] 黄素英, 郑宝东. 莲子多酚的抗氧化活性[J]. 福建农林大学学报：自然科学版, 2010, 39(1): 94-97.

[4] Yen GC, Duh PD, Su HJ, et al. Scavenging effects of lotus seed extracts on reactive nitrogen species [J]. Food Chemistry, 2006, 94(4): 596-602.

[5] 马忠杰, 王惠琴, 刘丽娟, 等. 莲子的抗衰老实验研究[J]. 中草药, 1995, 26(2): 81-82.

[6] Liu CP, Tsai WJ, Lin YL. The extracts from Nelumbo nucifera suppress cell cycle progression , cytokine genes expression, and cell proliferation in human peripheral blood mononuclear cells[J]. Life Sci, 2004, 75(6): 699-716.

[7] 吴小南，陈忠龙，陈洁，等. 发酵莲子乳对小鼠肠粘膜屏障保护作用[J]. 中国公共卫生, 2008, 24(6): 675-677.

[8] 王冉. 莲子鸭罐头的研制[J]. 粮油加工与食品机械, 2003, 5: 67-68.

[9] 于增娟. 速冻猪肉木耳莲子软罐头[J]. 食品研究与开发, 2003, 24(2): 36-37.

[10] 原德树，周文凤，牛小明. 银耳莲子汁饮料加工技术及配方研究[J]. 中国食品添加剂, 2011,

1: 172-177.
[11] 柏红梅, 王诗博, 游敬刚, 等. 醪糟复合饮料的研究开发[J]. 食品与发酵科技, 2011, 47(1): 94-97.
[12] 付伟. 金锁固精丸配伍分析与临床应用[J]. 中国中医药, 2009, 7(2): 91.
[13] 国家中医药管理局《中华本草》编委会. 中华本草. 第 3 册[M]. 上海: 上海科学技术出版社, 1999: 399.
[14] 逸菲. 药食兼用之莲子[J]. 食品与健康, 2007, 8: 29.

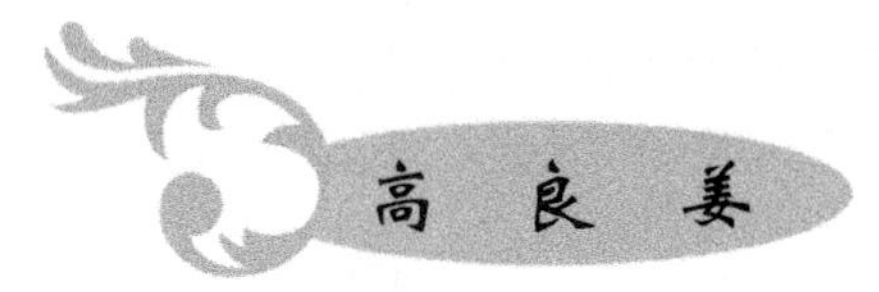

高良姜

高良姜为常用中药之一，别名为高凉姜、良姜、蛮姜和佛手根等[1]。其拉丁文名为 *Alpinae officinarum rhizoma*。《中国药典》2015 年版记载本品为姜科植物高良姜（*Alpinia officinarum* Hance）的干燥根茎[2]，采挖于夏末秋初。高良姜具有温胃止呕，散寒止痛的功能。主治脘腹冷痛，胃寒呕吐，嗳气吞酸。

【文献记载】

高良姜，性味：辛，热。归脾、胃经。温胃散寒、消食止痛。

《名医别录》称："主暴冷、胃中冷逆、霍乱腹痛"。

《本草拾遗》曰："下气，益声……煮作饮服之，止痢及霍乱"。

《本草图经》曰："春生茎叶如姜苗而大……花红紫色如山姜"。

《本草汇言》称高良姜："高良姜，祛寒湿、温脾胃之药也"。

《本草纲目》曰："健脾胃，宽噎膈，除瘴疟"。

《本草新编》曰："良姜，止心中之痛"。

【成分研究】

1. *挥发油*　研究报道高良姜挥发油相对含量最高的是 1，8-桉油精，含量为 30%～50%。还包含 β-蒎烯、(-)-4-萜品醇、对异丙基甲苯、莰烯、樟脑、苄基丙酮等成分[3]。

2. *黄酮类*　从高良姜中分离的主要成分有山柰素、槲皮素、高良姜素和山柰素-4′-甲醚[4, 5]等黄酮类化学成分。

3. *二芳基庚烷类*　主要包括姜黄素、八氢姜黄素、5-羟基-1，7-双苯-3-庚酮、5-甲氧基-1，7-双苯-3-庚酮、1，7-双苯基-4-烯-3-酮等[6]。

4. *苯丙素类成分*　日本学者分离鉴定了 7 个具有抗氧化活性的苯丙素类化合物[7]。

5. *矿物质*　高良姜中含有 Zn、Mn、Fe、Mg、Ca 等人体必需的矿物质，对

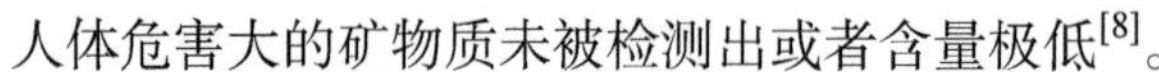

人体危害大的矿物质未被检测出或者含量极低[8]。

【药理研究】

研究表明高良姜素具有很好的抗氧化、抗病毒、抗肿瘤等多种生理活性[9]。

1. 抗氧化作用　研究发现，高良姜提取液具有抗氧化作用，抗氧化活性物质是黄酮醇类化合物[10]。高良姜提取物有很好的抗氧化活性，强于抗坏血酸和 6-羟基-2，5，7，8-四甲基苯并二氢吡喃-2-羧酸的抗氧化活性[11]。

2. 抗病毒作用　高良姜中的二苯基庚烷类化合物具有广谱的抗病毒作用[12]。高良姜具有抑制抗幽门螺杆菌的作用[13]并且能够在一定程度抵抗白色念珠球菌生物膜[14]，同时有文献研究表示其具有抑制霉菌的作用[15]。

3. 抗癌作用　研究发现高良姜素在多种肝癌细胞株中通过引起 Bcl-2 水平的变化和诱导线粒体凋亡通路激活 caspases，诱导细胞凋亡，证明高良姜素对治疗肝癌有较好的研究前景[16, 17]。

4. 对消化系统作用　研究发现，高良姜中能起到镇痛止呕的主要成分为高良姜素和山柰素的混合晶体[18]。高良姜中黄酮类成分能够显著性解除胃肠痉挛，其主要是通过抑制 Ach 活性，升高胃肠道平滑肌张力来发挥作用[19]。

5. 防治心脑血管疾病　研究表明，高良姜水及乙醇提取物均对东莨菪碱所致小鼠记忆获得障碍有明显改善作用，对脑血管有一定的保护作用[20]。

【常用配伍】

配伍制川乌、细辛、制草乌，可治疗虫牙、风火牙痛。

配伍茯苓、人参，治疗双目突然红痛[21]。

配伍巴戟天、吴茱萸、肉桂等，具有温肾散寒的功效。

配伍吴茱萸、鸡内金、香附等，用于治疗慢性胆囊炎[22]。

【药材真假伪鉴别】

本品呈不规则形或类圆形的薄片。外表皮呈棕红色至暗棕色，有些可见环节和须根痕。切面呈灰棕色至红棕色，外周色较淡，具有多数散在的筋脉小点，中心圆形，约占 1/3。气香，味辛辣[2]。

【注意事项】

苟非客寒犯胃，胃冷呕逆，及伤生冷饮食，致成霍乱吐泻者，不可轻用[23]。

【参考文献】

[1] 高则睿，阴耕云，芦燕玲，等. 高良姜的挥发性成分研究[J]. 安徽农业科学，2012，40(24)：12247-12249.

[2] 国家药典委员会. 中华人民共和国药典[S]. 北京：中国医药科技出版社，2015: 287-288.

[3] 董丹丹, 蔡宝昌. 高良姜中挥发油成分的 GC-GM 研究[J]. 中国当代医药, 2015, 22(34): 9-11.
[4] 吕玮, 蒋伶活. 高良姜的化学成分及药理作用[J]. 中国药业, 2006, 15(3): 19-21.
[5] 卜宪章, 肖桂武, 古练权, 等. 高良姜化学成分研究[J]. 中药材, 2000, 23(2): 84-86.
[6] 李彩君, 陈佃, 何瑞. 高良姜中二苯基庚烷类化合物研究[J]. 时珍国医国药, 2000, 11(4): 367-368.
[7] Tram N, Makoto S, Koji K, et al. Isolation and characterization of some antioxidative compounds from the rhizomes of smaller galanga(Alpinia officinarum Hance)[J]. J Agricul Food Chem, 2003, 51(17): 4924-4929.
[8] 陈少东, 陈福北, 张利敏, 等. FASS 法测定高良姜中八种金属元素含量[J]. 现代科学仪器, 2010, 6: 110-111.
[9] 傅力明, 吕俊杰, 乔华, 等. 荧光光度法测定中药高良姜中高良姜素的含量[J]. 中国药物与临床, 2014, 14(1): 1531-1532.
[10] Lee SE, Hwang HJ, Ha JS, et al. Screening of medicinal plant extracts for antioxidant activity[J]. Life Sci, 2003, 73(2): 167-179.
[11] Chang CL, Lin CS, Lai GH. Phytochemical characteristics, free radical scavenging activities, and neuroprotection of five medicinal plant extracts[J]. Evid Based Complement Alternat Med, 2012: 8.
[12] Sawamura R, Shimizu T, Sun Y, et al. In vitro and in vivo anti-influenza virus activity of diarylheptanoids isolated from Alpinia officinarum[J]. Antiviral Chem Chemother, 2010, 21(1): 33-41.
[13] 王建平, 傅旭春, 单海丽, 等. 姜百胃炎片各组方成分体外抗幽门螺杆菌作用的研究[J]. 中华中医药学刊, 2012, 30(12): 2756-2758.
[14] 宫毓静, 刘红, 冯淑怡, 等. 牡丹皮等 10 种中药对白色念珠菌浮游菌和生物膜作用的研究[J]. 中国实验方剂学杂志, 2011, 17(23): 129-132.
[15] 王兰, 张丽娟, 张芳红, 等. 黄柏苦参陈皮高良姜等中药材的体外防霉活性研究[J]. 中国卫生检验杂志, 2010, 20(8): 1942-1943.
[16] Zhang HT, Luo H, Wu J, et al. Galangin induces apoptosis of hepatocellular carcinoma cells via the mitochondrial pathway[J]. World J Gastroenterol, 2010, 16(27): 3377-3384.
[17] 罗辉, 马超, 汪亚君, 等. 高良姜素诱导肝癌 BEL-7402 细胞凋亡的研究[J]. 中药材, 2008, 31(8): 1204-1207.
[18] 陈佃, 何瑞, 李彩君. 高良姜镇痛止呕有效成分的研究[J]. 广州中医药大学学报, 2001, 18(3): 240-242.
[19] 操电群, 吴清和. 胃肠运动神经调节与高良姜胃肠解痉的可能途径[J]. 甘肃中医, 2004, 17(4): 7-9.
[20] 赵燕燕, 刘新霞, 陈春生, 等. 高良姜提取物对小鼠学习记忆能力及胆碱能神经系统功能的影响[J]. 中药药理与临床, 2010, 26(2): 49-52.
[21] 王燧. 二乌汤治牙痛经验[J]. 四川中医, 1992, 7: 50.
[22] 李晓鸣, 申建中, 郑宪华. 温中健脾法治疗慢性胆囊炎 66 例[J]. 河南中医药学刊, 1997, 12(4): 40.
[23] 刘静, 傅杰, 丁舸. 略论高良姜在方剂中的配伍意义[J]. 新中医, 2012, 44(2): 124-125.

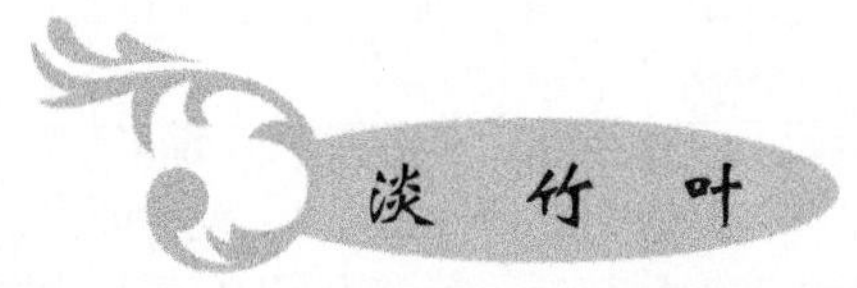

淡竹叶

淡竹叶，拉丁名为 *Lophatheri herba*，《中国药典》2015 年版记载本品为禾本科植物淡竹叶的干燥茎叶[1]，采割于淡竹叶夏季未抽花穗前。淡竹叶具有清热泻火，除烦止咳，利尿通淋的功能。主治热病烦渴，小便短赤涩痛，口舌生疮。

【文献记载】

淡竹叶，性味：甘，寒。清热除烦，利尿，口舌生疮。

从《神农本草经》至《名医别录》问世之前，药用竹叶并没有具体分类，故泛称竹叶。

《名医别录》中载有淡竹叶、竹叶、芹竹叶、苦竹叶四种竹叶。

淡竹叶始载于《滇南本草》，具有治“肺热咳嗽，肺气上逆，治虚烦……退虚热，止烦热”的功效。

《本草纲目》中记载淡竹叶“处处原野有之，春生苗……俨如竹米落地所生细竹之茎叶”。

《湖南药物志》中记载淡竹叶可以生津止渴，治喉痛，胃痛，肺痨，感冒初起。预防麻疹，中暑等。

《草药新纂》中记载淡竹叶还有“治热病疮疡”的功效。

【成分研究】

1. 黄酮类成分　现代研究测定淡竹叶中黄酮类成分约为 1.358%，其他常见化学成分为芦竹素、白茅素、木犀草素、蒲公英萜醇、桂皮酸、氨基酸和糖类等[2]。

2. 微量元素　淡竹叶中含有 8 种微量元素，其中锰是一种抗癌元素；锌作为人体生长发育的主要促进剂之一，参与核酸蛋白质代谢过程；铁作为人体内最为丰富的微量元素，其常以铁蛋白的形式存在于人体内[3]。另外竹叶提取液对小鼠移植性肝癌细胞的生长具有明显的抑制作用[4]。

3. 多糖类　运用两种方法对多糖进行提取，即索氏提取法和超声提取法[5]。经过比较发现，超声提取法耗时更短，提取效率更高[6]。

4. 茶多酚　淡竹叶中含有大量的茶多酚成分[7]，目前该成分作为一种新型的食品添加剂（GB12493-92），其抗氧化效果比一般的非酚性或者单酚羟基类抗氧剂更好[8]。同时研究表明茶多酚具有一定的抗癌、抗衰老、抗辐射、降血脂、降血糖、抑菌抑酶、防治心血管病、沉淀金属等作用[9]。

【药理研究】

1. 消肿作用　研究发现淡竹叶能治疗特发性水肿，其使用效果等同利尿剂药物作用效果，但其消肿作用机制尚不明确[10]。

2. 抗氧化作用　淡竹叶中含有较高含量的褪黑激素，该成分可以起到抗氧化作用[11]。

3. 预防和治疗丙型肝炎　淡竹叶提取物[12]具有预防和治疗丙型肝炎的功效作用。目前已经被韩国药物协会发现，并申请专利，其专利号为 KR 2003092446。

【食用方法】

淡竹叶茶：取淡竹叶适量，晒干，制成粗末。每次取适量用开水冲泡，并可以反复加水。可代茶多次饮用。本品具有清凉解暑，利尿除烦的功效。尤其适合用于夏季解暑热，同时也可以作为口腔溃疡、疖痈疮肿等疾病的辅助治疗。还能用于内热重、口苦口渴等症状[13]。用量宜慎。

【常用配伍】

淡竹叶颗粒：在竹叶汤的基础上，根据多年的临床用药总结，结合现代制剂工艺研制而成的，处方组成为淡竹叶、大枣（去皮核）、黄连、栀子、青钱等，具有解热、清凉、催产及利尿之功效，主要治疗胸中疾热、吐血、咳逆上气、瘟疫迷闷等病症[14]。

另外，加入淡竹叶、甘草、薄荷组合物的牙膏有较明显的预防口腔上火之功效[15]。

【药材真伪鉴别】

淡竹叶茎呈现圆柱形状，有节，表面颜色呈现淡黄绿色，断面是中空。叶鞘呈现开裂状。叶片披针形，有的为皱缩卷曲，表面颜色呈现浅绿色或黄绿色。叶脉一般平行，具横行小脉，形成长方形的网格状结构，下表面特别明显。质量较轻，质地柔韧。气微，味淡[16]。

【注意事项】

无实火，湿热者慎服；体虚有寒者禁服[17]。

【参考文献】

[1] 江苏新医学院. 中药大辞典: 下册[Z]. 上海: 上海科学技术出版社, 1977 : 2253-2254.
[2] 王自军, 邓红. 淡竹叶中总黄酮的提取与含量测定[J]. 甘肃中医, 2004, 17(7): 35.
[3] 傅剑云, 夏勇. 竹叶抗氧化物的致畸和致突变性研究[J]. 浙江预防医学, 2004, 16(3) : 18.
[4] 姚旌旗, 马映红, 罗德生, 等. 竹叶提取液抑小鼠移植肺癌生长的实验[J]. 陕西医学杂志,

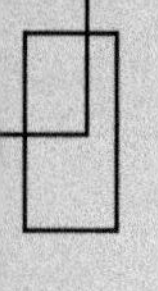

2004, 33(10) : 878.
[5] 赵兵, 王玉春, 欧阳藩, 等. 超声波在植物提取中的应用[J]. 中草药, 1999, 30(90) : 13.
[6] 王晋. 淡竹叶多糖的超声提取及含量测定[J]. 中成药, 2004, 26 (12) : 1067-1068.
[7] 毛燕, 王学利, 杨彤. 毛竹叶、枝茶多酚提取及含量的测定[J]. 竹子研究汇刊, 2000, 19(2) : 49-51.
[8] 肖伟祥, 李纯, 王勇. 茶多酚抗氧化活性的研究[J]. 蚕桑茶叶通讯, 1991, 3 : 5-7.
[9] 严德鸿. 茶叶深加工技术[M]. 北京: 中国轻工业出版社, 1998.
[10] 吕华. 淡竹叶治疗特发性水肿 37 例[J]. 中国中西医结合杂志, 1994, 4(10) : 634.
[11] Chen GF, Huo YS, Tan DX. Melaton in Chinese medicinal herbs [J]. Life Sciences, 2003, 73(1) : 19-26.
[12] 林冠宇, 姚楠, 何蓉蓉, 等. 淡竹叶总黄酮对拘束负荷所致小鼠肝损伤的保护作用[J]. 中国实验方剂学杂志, 2010, 16(7) : 177-179.
[13] 韩学俭. 淡竹叶清热利尿[J]. 四川农业科技, 2007, 7 : 59.
[14] 冯琬淇, 李志浩, 瞿京红. 淡竹叶颗粒中荭草苷和异荭草苷的含量测定[J]. 儿科药学杂志, 2016, 22(7): 43-46.
[15] 荣先萍, 刘都树, 邱孟德. 淡竹叶提取物在牙膏中的应用[J]. 口腔护理用品工业, 2015, 25(2): 15-17.
[16] 国家药典委员会. 中华人民共和国药典. 一部[S]. 北京: 中国医药科技出版社, 2015: 328-329.
[17] 崔国静, 吴政慧. 清热泻火的淡竹叶[J]. 首都医药, 2014, 917: 44.

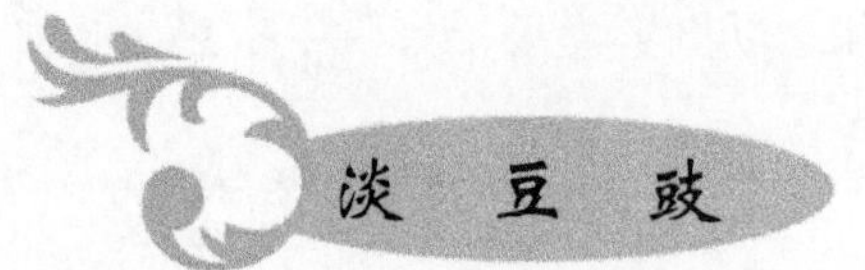

淡 豆 豉

淡豆豉，拉丁文名为 *Sojae semen praeparatum*。《中国药典》2015 年版记载本品为豆科植物大豆的成熟种子的发酵加工品，是以大豆为主料，以青蒿、桑叶等为辅料经过发酵加工而成的豆制品[1]。淡豆豉为药食两用品种，作药用时，具有解表，除烦，宜发郁热的功能。主治寒热头痛，烦躁胸闷，虚烦不眠。

【文献记载】

淡豆豉，性味：苦，寒。解表，除烦，宣郁，解毒。

淡豆豉始载于《名医别录》，历版《中国药典》均有记载。

《伤寒论》中记载淡豆豉原名香豉。

《本草经集注》中记载："豆豉，食中之常用，春夏天气不和……服之，至佳。"

《药性论》记载淡豆豉可以主下血痢如刺者，治时疾热病发汗，又寒热风，胸中生疮者。

《日华子本草》中记载了淡豆豉可以治药物中毒，疟疾，蛊气，骨蒸，并且可

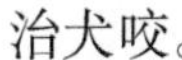

治犬咬。

李时珍《本草纲目》记载："豉，诸大豆皆可为之，以黑豆者入药……有淡豉，咸豉，治病多用淡者，当随方法"。淡豆豉具有开胃增食、消食化滞、发汗解表、除烦喘等功效，同时详细记载淡豆豉的制作方法。

【成分研究】

淡豆豉中含有大豆素和染料木素等[2]，同时含有异黄酮、氨基丁酸、褐色素、低聚糖、大豆皂苷、豆豉纤溶酶等化学成分[3]，其中大豆异黄酮目前被应用于食品、医药等领域，其主要具有显著性的抗氧化作用，同时能够防治心血管疾病，以及减缓妇女更年期的综合征[4]。

【药理研究】

1. 调节血脂　研究发现大豆异黄酮具有调节血脂的功效，其主要是由于该类成分能够抗氧化、抑制毛细血管内皮细胞的增殖、抑制血管渗透性因子导致的冠状动脉舒张，并且能够抑制主动脉平滑肌细胞[5]。

2. 降糖作用　运用石油醚、乙酸乙酯、正丁醇不同溶剂萃取淡豆豉的乙醇提取物，并将其不同部位进行糖尿病治疗研究。研究发现淡豆豉的总提物、乙酸乙酯部分、正丁醇部分均一定程度起到降糖作用，其中正丁醇部分效果最好[6]。

3. 抗肿瘤作用　淡豆豉中的多种成分具有较好的抗肿瘤作用。研究表明乳腺癌，结肠癌和前列腺癌的发病率等均与大豆制品的摄入含量呈现负相关[7]。

4. 抗氧化作用　研究证明雄性 SD 大鼠服用高剂量染料木黄酮能明显降低所有的脂质过氧化参数[8]。

5. 抗骨质疏松　淡豆豉[9]能够提高骨质量，其主要是通过改善骨微细结构、骨生物力学性能，以及纠正骨质疏松大鼠的骨组织形态计量学参数的异常来达到抗骨质疏松作用的。

【食用方法】

香味休闲淡豆豉：采用东北大豆，米曲霉低盐发酵，自制大蒜粉、小茴香粉、纯香芝麻油、丁香粉等。制作流程：淡豆豉加入各种调味料后搅拌，微波处理，装袋后即得成品[3]，用量宜慎。

【常用配伍】

淡豆豉与四季豆配伍，对于降低糖尿病患者血糖水平具有显著作用[10]。

淡豆豉与韩国红参、枸杞子、覆盆子、蒺藜、山茱萸、山楂、菟丝子合用，具有增强性行为和阴茎勃起的作用[11]。

淡豆豉与栀子配伍，可用于外感热病、邪热内郁胸中、烦热不眠等症[12]。

淡豆豉辛散轻浮，能疏散表邪，常与金银花、连翘、薄荷、牛蒡子等药配伍使用[13]。

【药材真伪鉴别】

药材淡豆豉呈椭圆形，略扁，表面黑色，皱缩不平。质柔软，断面棕黑色。气香，味微甘[14]。

【注意事项】

药用与食用淡豆豉也有区别，药用淡豆豉，每 100kg 净大豆，需用桑叶、青蒿各 7～10kg 的煎液浸泡；而食用淡豆豉没有要求[15]。

【参考文献】

[1] 李华, 冯凤琴, 沈立荣, 等. 淡豆豉优势菌株的鉴定及其对大豆蛋白质的分解作用[J]. 食品与发酵工业, 2011, 37(1): 1-6.

[2] 郭文勇, 刘彬果, 钟蕾, 等. 大孔树脂吸附层析法提取淡豆豉中总异黄酮的研究[J]. 第二军医大学学报, 2004, 25(9): 1033-1034.

[3] 贾亭亭, 牛广财, 朱丹, 等. 香味休闲淡豆豉的研制[J]. 中国调味品, 2014, 39(9) : 98-101.

[4] 毛峻琴, 杨根金. HPLC 法测定淡豆豉中异黄酮的含量[J]. 第二军医大学学报, 2000, 21 (10): 955-957.

[5] 田平芳, 葛喜珍, 谭天伟. 大豆及其有效成分体外抗蛋白非酶糖化作用[J]. 食品科学, 2004, 25(12): 61-64.

[6] 牛丽颖, 王鑫国, 葛喜珍, 等. 淡豆鼓提取物降糖有效部位研究[J]. 中药药理与临床, 2004, 20(5): 21-22.

[7] Kobayashi H, Namikoshi M, Yoshimoto T, et al. A screening method for ant imitotic andantifungal substances using conidia of pyricularia oryzae, modification and application to tropical marine fungi[J]. Antibiotics, 1996, 49(9): 873.

[8] Anderson JW. Selective effects of different antioxidants on oxi-dation of liproteins from rats[J]. Proc Soc Exp Biol Med, 1998, 218(4): 376-381.

[9] 牛丽颖, 王鑫国, 任艳青, 等. 淡豆豉提取物对去卵巢骨质疏松大鼠骨微细结构的改善作用[J]. 中成药, 2010, 32(11): 1874-1876.

[10] 孙红梅, 罗蓉, 陈瑞仪. 四季豆和淡豆豉提取物降血糖动物实验研究[J]. 中国食物与营养, 2016, 22(2) : 72-75.

[11] 李娜, 黄庆柏. 淡豆豉中的异黄酮成分及药理作用与临床应用[J]. 中国现代中药, 2008, 10(7): 18-19.

[12] 郑金生. 《本草纲目》现金陵版重修本[J]. 北京: 中国言实出版社, 2012.

[13] 赵河通. 杜仲、淡豆豉[J]. 上海中医药报, 2013, 1(3): 01.

[14] 国家药典委员会. 中华人民共和国药典. 一部[S]. 北京: 中国医药科技出版社, 2015: 328-329.

[15] 林树钱, 韩立, 高居金. 淡豆豉生产工艺改革[J]. 中药材, 1997, 20(8) : 394-395.

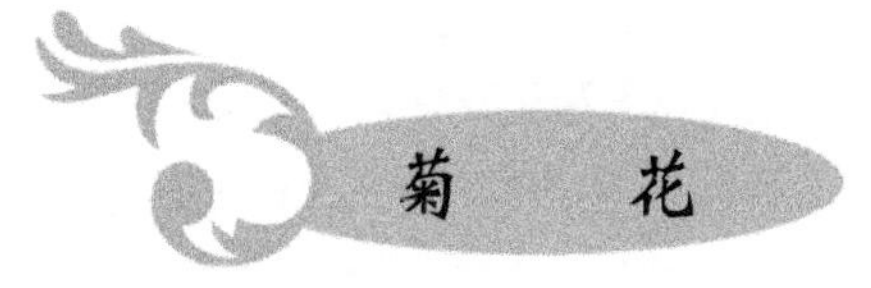

菊 花

中药菊花，拉丁文为 *Dendranthema morifolium*（Ramat.）Tzvel.，在植物分类学中是菊科、菊属的多年生宿根草本植物菊科多年生草本植物菊的头状花序。药材按产地和加工方法不同，分为“亳菊”“滁菊”“贡菊”“杭菊”等，以亳菊和滁菊品质最优。由于花的颜色不同，又有黄菊花和白菊花之分。菊花被收录载入《中国药典》2015 年版的药材与饮片中。

【文献记载】

菊花，性味：辛、甘、苦。疏散风热，平肝明目，清热解毒。

菊花始载于《神农本草经》：“主诸风头眩、肿痛，目欲脱，泪出，皮肤死肌，恶风湿痹，利血气。”

陶弘景曰：“白菊：主风眩”。

《日华子本草》曰：“利血脉，治四肢游风，心烦，胸膈壅闷，并痈毒，头痛；作枕明目。”

《纲目拾遗》曰：“专入阳分。治诸风头眩，解酒毒疗肿”“黄茶菊：明目祛风，搜肝气，治头晕目眩，益血润容，入血分；白茶菊：通肺气，止咳逆，清三焦郁火，疗肌热，入气分”。

【成分研究】

1. 黄酮类化合物　菊花中所含的黄酮类成分主要是黄酮类、二氢黄酮类和黄酮醇类[1]。

2. 萜类化合物　菊花中所含有的萜类成分主要为倍半萜、单萜和三萜等[1]。

3. 有机酸类　菊花中所含的有机酸类成分主要是 4-咖啡酰基-5-阿魏酰基奎宁酸、4,5-二咖啡酰基奎宁酸、5-芥子酰基酸、绿原酸、咖啡酸、咖啡酸甲酯、咖啡酸乙酯、咖啡酸丁酯、奎宁酸、4-甲氧基桂皮酸等[1]。

4. 其他类　菊花中含有少量的脂肪醇类、蒽醌类脂肪酸和微量元素等成分[1]。

【药理研究】

1. 对心血管系统的作用　研究认为菊花总黄酮可以治疗由于缺血再灌注引起的心肌损伤。其主要是通过抑制 MIRI 导致的脂质过氧化损伤，并能够较好地防止血栓形成，最终使缺血再灌注引起的心肌损伤得到恢复[2]。

2. 抗肿瘤　研究发现菊花中的活性成分 parthenolide 在一定程度上抑制人鼻咽癌细胞的生长，主要是该成分能够破坏癌细胞膜的完整性、抑制细胞的增殖并且介导细胞毒效应，最终起到抗肿瘤作用[3]。

3. 免疫调节　菊花中的多糖成分及绿原酸具有免疫调节作用，其主要是由于这类成分能够刺激肠道淋巴细胞分泌出 TNF-α、INF-γ，使得细胞免疫得到提高，最终发挥免疫调节作用[4]。

4. 抑菌　菊花提取物具有较强的抑菌的作用，其主要是由于该提取物通过破坏细菌的细胞膜，导致细菌内部的渗透压发生改变，使得细菌的生长得到破坏，从而达到抑菌作用[5]。

5. 保护红细胞膜　菊花提取物中的黄酮等小分子能保护红细胞膜，其主要是由于该类成分能进入红细胞膜区的内部，修复被超氧阴离子损伤的细胞膜，使膜的流动性发生改变，最终防止生物膜过氧化损伤[6]。

6. 抗疲劳　通过小鼠持续游泳实验发现菊花提取物能够显著提高实验小鼠抗疲劳的能力，这可能与该提取物能够使超氧阴离子自由基被消除、运动耐受性被提高有关[7]。

7. 调血脂作用　研究发现菊花提取物可以作为预防和治疗高血脂疾病的辅助手段，其主要是由于该提取物能够调节血清中胆固醇及脂蛋白的含量[7, 8]。

8. 抑制高脂型脂肪肝形成　菊花提取物能够抑制脂肪肝的形成，主要是该提取物通过降低肝组织中的 TC 和 TG 含量，减轻小鼠肝组织的脂肪变性程度，从而抑制脂肪肝的形成[9]。

9. 镇痛　研究发现滁菊总黄酮具有较好的镇痛作用，但具体作用机制还需进行进一步研究[10]。

10. 其他作用　研究发现菊花中的香叶木素能抑制黑色素的沉着，该成分可以作为治疗黑色素沉着症的潜在药物[11]。

【食用方法】

（1）菊花茶

用菊花泡茶，可以用以消暑、生津、祛风、润喉、养目、解酒。

（2）菊花糕

将菊花拌在米浆里，蒸制成糕，或将绿豆粉与菊花共同制糕，具清凉去火的食疗作用。

（3）菊花酒

在菊花中加入糯米及酒曲酿制而成，又称“长寿酒”，其味清凉甜美，具有养肝、健脑、明目、延缓衰老等功效。

（4）菊花粥

将菊花与粳米一起煮粥，具有清心、除烦、悦目、去燥的作用。

（5）菊花肴

将菊花和猪肉、蛇肉炒或者和鱼肉、鸡肉一起煮食成“菊花肉片”，可用于治疗头晕目眩、风热上扰之症。

（6）菊花羹

将菊花和银耳或莲子一起煮或蒸成羹食，并加入少许冰糖，可去烦热、利五脏，治头晕目眩等症。

【常用配伍】

菊花味辛疏散，体轻达表，气清上浮，微寒清热，功能疏散肺经风热，但发散表邪之力不强。常用治风热感冒，或温病初起，温邪犯肺，发热、头痛、咳嗽等症，每与性能功用相似的桑叶相须为用，并常配伍连翘、薄荷、桔梗等，如桑菊饮。

菊花性寒，入肝经，能清肝热、平肝阳，常用治肝阳上亢，头晕目眩，每与石决明、珍珠母、白芍等平肝潜阳药同用。若肝火上攻而眩晕、头痛，以及肝经热盛、热极动风者，可与羚羊角、钩藤、桑叶等清肝热、熄肝风药同用，如羚角钩藤汤。

【注意事项】

菊花作为国际上著名的观赏花卉，不适当服用可能会出现拉肚子、呕吐等症状。同时菊花的叶子也具有一定的毒性，如果直接食用生的叶梗或者与皮肤直接接触，可能会出现喉痛、瘙痒和肿痛等症状。

阴虚阳亢型的高血压患者服用菊花效果最好。阴阳两虚型、痰湿型、血瘀型高血压病患者都不宜使用菊花，故在治疗高血压患者时应注意中医的辨证。

气虚胃寒，食减泄泻者慎服。

【参考文献】

[1] 瞿璐, 王涛, 董勇喆, 等. 菊花化学成分与药理作用的研究进展[J]. 药物评价研究, 2015,（1）: 98-104.

[2] 俞浩, 肖新, 刘汉珍, 等. 滁菊总黄酮对大鼠心肌缺血再灌注损伤的影响[J]. 食品科学, 2012, 33（15）: 283-286.

[3] 林忠宁, 林育纯. Ming SH, 等. 菊花倍半萜烯内酯诱导人鼻咽癌细胞毒性和凋亡的研究[J]. 中草药, 2002, 32（10）: 909-912.

[4] 马力, 唐凤敏, 曾天舒, 等. 菊花多糖和绿原酸免疫调节作用的研究[J]. 医药导报, 2008, 27（10）: 1168-1170.

[5] Rahman MAA, Moon SS. Antimicrobial phenolic derivatives from Dendranthema zawadskii var. latilobum kitamura（Asteraceae）[J]. Archives of Pharmacal Research, 2007, 30（11）: 1374-1379.

[6] 胡春, 丁霄霖. 菊花提取物对人红细胞膜的保护作用研究[J]. 食品科学, 1996, 17（2）: 7-12.

[7] 胡春, 丁霄霖. 菊花提取物对实验动物抗疲劳和降血脂作用的研究[J]. 食品科学, 1996, 17（10）: 58-62.

[8] 于善凯, 张英, 吴晓琴, 等. 杭白菊的营养成分及其生物活性[J]. 中国食物与营养, 2002, 2: 50.

[9] 崔艳. 菊花提取物抑制小鼠高脂性脂肪肝形成及其机制研究[D]. 苏州: 苏州大学, 2014: 1-9.
[10] 张培培. 滁菊总黄酮的镇痛抗炎作用及部分机制研究[D]. 合肥: 安徽医科大学, 2013: 1-15.
[11] 谭世强, 谢敬宇, 郭帅, 等. 三萜类物质的生理活性研究概括[J]. 中国农学通报, 2012, 28(36): 23-27.
[12] 马力, 唐凤敏, 曾天舒, 等. 菊花多糖和绿原酸免疫调节作用的研究[J]. 医药导报, 2008, 27(10): 1168-1170.

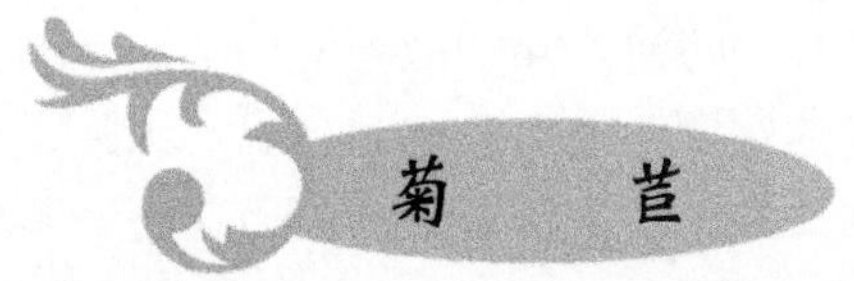

菊 苣

菊苣系维吾尔族习用药材，又名苦苣、苦菜、卡斯尼、皱叶苦苣、明目菜、咖啡萝卜、咖啡草等。《中国药典》2015 年版记载本品为菊科植物毛菊苣或菊苣的干燥地上部分或根。夏、秋二季采割地上部分或秋末挖根，除去泥沙和杂质，晒干。菊苣为药食两用植物，叶可调制生菜，根部经烘焙及磨碎后可以用作咖啡代用品。作药用时，具有清肝利胆，健胃消食，利尿消肿的功能。主治湿热黄疸，胃痛食少，水肿尿少。

【文献记载】

菊苣，性味：寒，咸，凉。清热解毒，利尿消肿。

菊苣名称始见于《新疆中草药手册》："能清肝利胆"，治疗"黄疸型肝炎"。

《新疆药用植物志》记载：菊苣"根和全草入药""清热，利尿，清肝，利胆，消炎，治疗黄疸型肝炎，急性肾炎、气管炎"。

《中国民族药志》记载：蒙古族药用根，"微苦，凉。清热利湿，健胃。用于胃热食少，胸腹胀闷"。维吾尔族药用全草，"微苦，咸，凉。清热解毒，利水消肿，健胃。用于肝火食少，肾炎水肿，胃脘湿热胀痛，食欲不振"。

【成分研究】

1. 酚类　菊苣提取物中含有绿原酸、咖啡酸、菊苣酸等酚类成分[1]。

2. 糖类　菊苣中含有较多糖类成分，包括葡萄糖、蔗糖及由果糖组成的寡聚糖，多糖类成分主要包括菊糖、淀粉及糊精等，其中菊糖含量较大[2, 3]。

3. 黄酮类　菊苣的新鲜花瓣中含有的黄酮类成分为花色苷（anthocyanin），而在叶中含有的主要黄酮类成分为矢车菊素-3-O-β-D-葡萄糖苷（cyaniding 3-glucoside）[4, 5]。

4. 其他成分　研究还发现菊苣根中含有三萜、倍半萜内酯、香豆素、生物碱等化合物，如α-香树脂醇、乙酸降香萜烯醇酯、蒲公英萜酮、伪蒲公英甾醇等[6]。此外，菊苣含 17 种氨基酸及多种维生素[7-11]。

【药理研究】

1. 保肝护肝　研究表明菊苣醇提物及水提物具有保肝护肝作用，其主要促进肝细胞再生，降低肝损伤大鼠中的生化指标的水平，达到保肝作用，其中水提物的疗效相当于水飞蓟宾[12]。菊苣籽提取物能使脂肪变 HepG2 细胞中脂质的转移及油酸释放得到提高，并且在细胞及动物实验研究中发现该提取物均能正向调节 SREBP-1c 和 PPAR α 到正常或空白对照组的水平[13]。菊苣能有效调节小鼠因亚硝胺诱导而产生的肝氧化应激[14]。

2. 降血糖　菊苣提取物能够降低血糖，其主要是由于该提取物能够抑制 PTP1B 和 α-葡萄糖苷酶的活性而起到降血糖作用。同时菊苣籽提取物也具有降血糖作用，其主要是通过 PI3K/AKT 的途径来促进葡萄糖转运体（GLU4）的转运而达到降血糖的目的[15, 16]。

3. 抗氧化　菊苣总黄酮提取物对 DPPH、ABTS、羟基自由基和超氧负离子均有一定的清除作用[15]。

4. 抗肿瘤　菊苣提取物有明显抑制黑素瘤细胞的作用。其中提取物的氯仿萃取部位杀伤 MCF-7 和 A431 细胞系效果明显，从中分离得到的（3S）-1，2，3，4-tetrahydro- β -carboline-3-carboxylicacid 能够导致 HCT-8 人直肠癌细胞发生凋亡，其主要是通过阻断 NF-κB 信号旁路而发挥作用[16, 17]。

5. 抗高尿酸血症　菊苣提取物具有抗高尿酸血症的作用，主要是通过降低血清尿酸水平，升高雌二醇及三磷酸甘油脱氢酶水平来发挥作用[18]。

6. 抗动脉粥样硬化　研究表明菊苣提取物具有抗动脉粥样硬化作用，其主要是该提取物能显著性降低血浆血管性假血友病因子（vWF）、内皮素（ET）及血栓素（TXA2）的含量，同时升高 PGI2 的水平，改善 PGI2/TXA2 的比值而发挥其作用[19]。同时研究表明菊苣中含有大量咖啡酰基奎宁酸，故此使得动脉硬化指数得到降低，同时血液氧化应激状态得到改善[20]。

【食用方法】

1. 烹饪　菊苣叶可以生吃，做凉拌菜，也可以炒食。

2. 做咖啡　菊苣的根经过烘焙或炒后磨碎可加工成咖啡的代用品或添加剂，具有特殊的香气，又能降低咖啡因的含量及生产成本。许多咖啡生产者将菊苣与咖啡混合，以减少咖啡因的含量。

3. 菊苣沙拉　菊苣可配合肉等做成各种沙拉食用。

【常用配伍】

菊苣根配土木香、小茴香：用于消化不良，胸腹胀闷：菊苣根 6 份，土木香 3 份，小茴香 1 份。共研细粉。每次 3～5g，每日 3 次，饭前温开水送服。

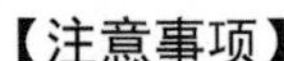

【注意事项】

菊苣属于寒性，故脾胃阳虚及体质偏寒者不宜多食；有关节炎的患者，也不宜过多食用，建议和姜同食。

【参考文献】

[1] 候新章. 中草药提取物[M]. 北京：中国医药科技出版社, 2004: 90-109.

[2] Anil K G. Fructosan metabolism in Cichorium intybus roots[J]. Phytochemistry, 1986, 25 (12): 2765-2768.

[3] Pazola Z, Cieslak J. Changes in carbohydrates during the production of coffee substitute extracts, especially in the roasting process [J]. Food Chem, 1979, 4 (1): 41-52.

[4] 江苏新医学院. 中药大辞典：下册[M]. 上海：上海人民出版社, 1997: 2008.

[5] Peter B. Cyanidin 3-malonylglucoside in cichorium intybus[J]. Phytochenmistry, 1984, 23 (12): 2968-2969.

[6] 何轶, 郭亚键, 高云艳. 菊苣根化学成分研究[J]. 中国中药杂志, 2002, 273 (3): 209-210.

[7] 万碧珠, 王文峰. 菊苣-饲料兼经济作物[J]. 中国种业, 2002, 6: 38-39.

[8] 杜海燕, 原思通, 江佩芬. 菊苣的化学成分研究[J]. 中国中药杂志, 1998, 23 (11): 682-683.

[9] Seto M, Miyase T, Umehara K, et al. Seequiterpene lactones from Chichoriwn endivial and *C.* intybus L. and cytotoxic activity[J]. Chem Pherm Bull, 1988, 36 (7): 2423.

[10] Teris AVB, Paul M, Bonme MK, et al. Bitter quiterpene lactones from chicory roots[J]. Agric Food Chem, 1990, 328: 1035.

[11] Helma H, Ulrich HE. Chlocogenic acidsin coffee substitutes[J]. Z Lebensm-Unters Forsh, 1986, 183 (1): 45.

[12] Hassan HA, Yousef MI. Ameliorating effect of chicory (Cichorium intybus L.) supplemented diet against nitrosamine precursors-inducedliver injury and oxidative stress in malerats[J]. Food ChemToxicol, 2010, 48 (8): 2163-2169.

[13] Chen CJ, Deng AJ, Liu C, et al. Hepatoprotective activity of cichorium endivia L. extract and its chemical constituents[J]. Molecules, 2011, 16 (11): 9049-9066.

[14] 张泽生, 吴瑕, 王超, 等. 菊苣仔根提取物对高脂血症仓鼠血脂的影响[J]. 食品工业科技, 2013, 2: 216-218.

[15] 信学雷, 吴汉夔, 吕俏莹, 等. 维吾尔药毛菊苣提取物降糖活性的研究[J]. 天然产物研究与开发, 2012, 24 (2): 234-238.

[16] Azay-Milhau J, Ferrare K, Leroy J, et al. Antihyperglycemic effect of anatural chicoric acid extract of chicory (Cichorium intybus L.): a comparative in vitro study with the effects of caffeic and ferulic acids[J]. J Ethnopharmacol, 2013, 150 (2): 755-760.

[17] Yao X, Zhu L, Chen Y, et al. In vivo and in vitro antioxidant activity and α-glucosidase, α-amylase inhibitory effects of flavonoids from cichorium glandulosum seeds[J]. Food Chem, 2013, 139 (1): 59-66.

[18] Conforti F, Ioele G, Statti GA, et al. Antiproliferative activity againsthuman tumor cell lines and toxicity test on mediterranean dietaryplants[J]. Food Chem Toxicol, 2008, 46 (10): 3325-3332.

[19] Csupor-Lffler B, Hajdú Z, Réthy B, et al. Antiproliferative activity of Hungarian. Asteraceae

species against human cancer cell lines. Part Ⅱ[J]. Phytother Res, 2009, 23 (8): 1109-1115.
[20] 杨红莲，张冰，刘小青，等. 菊苣提取物对雌性鹌鹑高尿酸血症模型胰岛素抵抗和雌二醇、三磷酸甘油醛脱氢酶的影响[J]. 中国中医药信息杂志，2011, 11(18): 39-43.

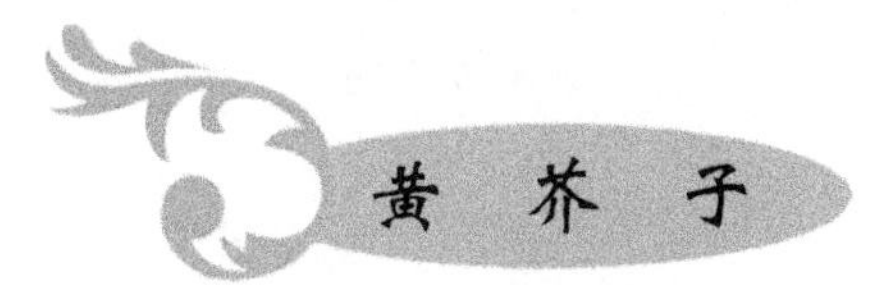

黄芥子

芥子，其拉丁文名为 *Sinapis semen*。《中国药典》2015 年版记载本品为十字花科植物白芥或芥的干燥成熟种子，前者习称“白芥子”，后者习称“黄芥子”。采割于夏末秋初果实成熟时，晒干，打下种子，除去杂质。黄芥子具有温肺豁痰利气，散结通络止痛的功能。主治寒痰咳嗽，胸胁胀痛，痰滞经络，关节麻木、疼痛，痰湿流注，阴疽肿毒。

【文献记载】

黄芥子，性味：温，辛。润肺豁痰，消肿止痛。

黄芥子名称始见于《开宝本草》。陶弘景云：“归鼻。去一切邪恶疰气，喉痹”。《名医别录》记载：“主射工及注气发无恒处，丸服之；或捣为末，醉和涂之”。《备急千金要方》记载：“大人小儿痈肿：芥子末，汤和敷纸上贴之”“治耳聋：芥子捣碎，以人乳和，绵裹内之”“治上气呕吐：芥子二升，末之，蜜丸，寅时井花水服，如梧子七丸，日二服；亦可作散，空腹服之；及可酒浸服，并治脐下绞痛”。《太平圣惠方》记载：“芥子一升，细研，以醋三升，煎取一升，涂颔颊下”，治妇人中风，口噤、舌本缩。

《本草纲目》记载：“芥子，其味辛，其气散，故能利九窍，通经络，治口噤、耳聋、鼻衄之证，消瘀血、痈肿、痛痹之邪，其性热而温中，故又能利气豁痰，治嗽止吐，主心腹诸痛。”

【成分研究】

1. 芥子碱类　黄芥子中有大量碱类成分，主要包括以下几种：芥子碱（sinapine）、3-羟基-4-甲氧基桂皮酰胆碱（iso-feruoylcholine）、4-羟基苯甲酰胆碱（4-hydroxyben-zoylcholine）和 3，4-甲氧基苯甲酰胆碱（hesperalin）[1]。

2. 硫代葡萄糖苷类　是十字花科植物种子中的特征性成分，有报道黄芥子中主要含黑芥子硫苷酸钾（sinigrin）[2-6]。

3. 其他类　黄芥子含少量芥子酶（myrosin）和芥子酸（sinapicacid）等。另含脂肪油 30%～37%，油中主要为芥子酸（erucicacid）及花生酸（arachidicacid）的甘油酯，少量为亚麻酸（linolenicacid）的甘油酯[7-9]。

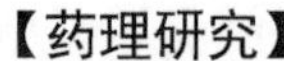

【药理研究】

1. 抗氧化、抗衰老　研究发现，黄芥子的主要成分芥子碱具有一定抗氧化作用，其主要是由于清除超氧阴离子自由基及羟自由基来起到该作用。芥子碱还具有一定抗衰老作用，在一定浓度下能够延长果蝇的平均寿命及半数寿命，但该效果并没有剂量依赖性[10]。

2. 抗炎作用　芥子碱具有一定的抗炎作用，并且能够减少蓖麻油和番泻叶导致的小鼠腹泻次数及频率[11]。

【食用方法】

黄芥子炖金瓜功效：用于痰湿流注关节、肢体疼痛等症。

【常用配伍】

黄芥子配苏子，可用于寒痰壅肺之咳喘证。

黄芥子配肉桂，活血通络，散寒止痛功增，常用于肾虚作喘，寒痰壅肺，复感风寒者。

黄芥子配没药，利气活血，通经止痛及消肿功力增强，用于凡寒凝血瘀，痹痛拘挛，跌打损伤及疮疡久溃不敛。

【注意事项】

《本草纲目》曰："多食昏目动火，泄气伤精"。

《得配本草》曰："阴虚火盛，气虚久嗽者忌用"。

【参考文献】

[1] 张村, 李丽, 肖永庆, 等. 芥子不同品种的色谱对应鉴别[J]. 中国实验方剂学杂志, 2010, 16（14）: 38-40.

[2] Velíšek J, Mikulcová R, Míková K, et al. Chemometric investigation of mustard seed[J]. LWT-Food Sci Technol, 1995, 28（6）: 620-624.

[3] Herzallah S, Holley R. Determination of sinigrin, sinalbin, allyl-and benzyl isothiocyanates by RP-HPLC in mustard powder extracts [J]. LWT-Food Sci Technol, 2012, 47（2）: 293-299.

[4] Szmigielska AM, Schoenau JJ. Use of anion-exchange membrane extraction for the high-performance liquid chromatographic analysis of mustard seed glucosinolates[J]. J Agric Food Chem, 2000, 48（11）: 5190-5194.

[5] Rangkadilok N, Nicolas ME, Bennett RN, et al. Determination of sinigrin and glucoraphanin in Brassica species using a simple extraction method combined with ion-pair HPLC analysis [J]. Sci Horticult, 2002, 96（1）: 27-41.

[6] Hill C, Williams P, Carlson D, et al. Variation in glucosinolates in oriental brassica vegetables [J]. J Am Soc Horticult Sci, 1987, 112（2）: 309-313.

[7] 南京药学院药材学教研室. 药材学[M]. 上海: 上海科学技术出版社, 1960.

[8] Svend C, Ole O, Hilmer S. 4-hydroxybenzoylcholine: a natural product present in sinalis albs [J]. Phytochemistry, 1982, 21 (4): 917-922.

[9] Soledade CP, Irina L, Zaharia. Sinalbins a and b, phytoalexins from Sinapis albs: elicitation, isolation, and synthesis[J]. Phytochemistry, 2000, 55(3): 213-216.

[10] Li Q , Gu RQ. The effects of sinapine from cruciferrous plant s on the life-span of drosophil a melanogaster [J] . Chin J Appl Environ Biol , 1999, 5 (1): 32-35.

[11] Zhang MF, Shen YQ. Antidiarrheal and anti-inflammatory effects of sinapine[J]. Pharmacology and Clinics of Chinese Materta Medica, 1996, (1): 29-31.

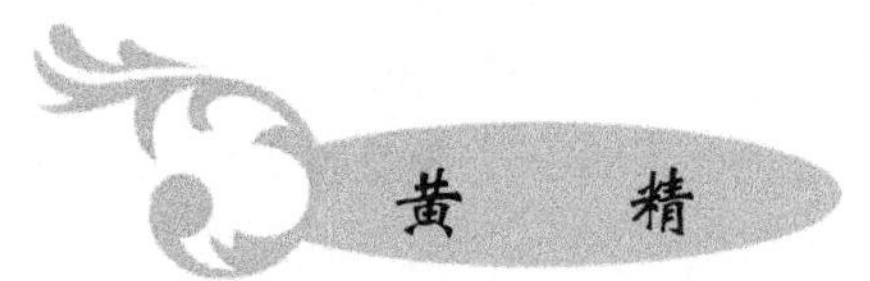

黄　精

黄精，其拉丁文名为 *Polygonati rhizoma*。《中国药典》2015 年版记载本品为百合科植物滇黄精、黄精或多花黄精的干燥根茎[1]，采收于春、秋二季，除去须根，洗净，置沸水中略烫或蒸至透心，干燥。黄精具有补气养阴，健脾，润肺，益肾的功能。主治脾胃气虚，体倦乏力，胃阴不足，口干食少，肺虚燥咳，痨嗽咳血，精血不足，腰膝酸软，须发早白，内热消渴。

【文献记载】

黄精，性味：甘，平。补气养阴，健脾，润肺，益肾。

黄精始载于《雷公炮炙论》，将其列为上品。并指出其："叶似竹叶"。

《名医别录》记载黄精："主补中益气，除风湿……久服轻身延年不饥"。

《日华子本草》记载："补五劳七伤，助筋骨，止饥……益脾益胃，润心肺，食之驻颜。"

《本草纲目》谓其"补诸虚、填精髓"，并称黄精为"服食要药"。

《滇南本草》记载黄精具有"补虚填精"的功效。

《药物图考》中有黄精可以："主理血气，坚筋骨……去黑面，目痛，眦烂"。

【成分研究】

1. *糖类*　黄精中主要含有甲、乙、丙 3 种黄精多糖，是由葡萄糖、甘露糖及半乳糖醛酸组成，还含有 3 种低聚糖[2]。黄精中总多糖含量为 11.74%[3]。黄精多糖是黄精水提物的主要有效成分和生物学活性成分之一[4]。

2. *氨基酸和微量元素*　黄精中含有人体所必需的 8 种微量元素及 11 种氨基酸，多花黄精中含有天冬氨酸、二氨基丁酸和高丝氨酸[5]。

3. *黄酮类成分*　从黄精中分离得到甘草素、异甘草素、异黄酮等，自多花黄精中分离出芹菜黄素等黄酮类成分[6]。

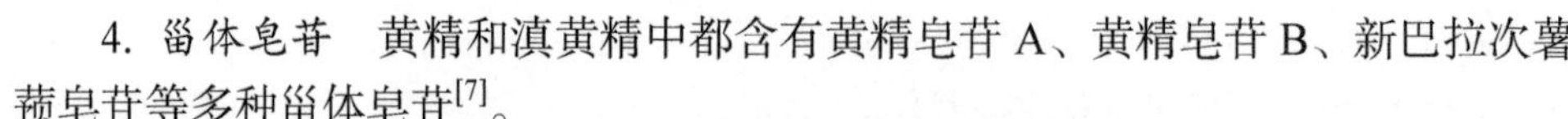

4. 甾体皂苷　黄精和滇黄精中都含有黄精皂苷 A、黄精皂苷 B、新巴拉次薯蓣皂苷等多种甾体皂苷[7]。

5. 其他成分　从黄精中分离出甲基糠醛等成分[8]。

【药理研究】

1. 提高学习、记忆再现能力　研究发现黄精的乙醇提取物能明显改善东莨菪碱所导致的小鼠记忆障碍[9]。

2. 抗炎作用　研究发现用黄精眼药水能显著性消除兔模型结膜充血、水肿、睫状体充血等局部症状，具有一定的抗炎作用[10]。

3. 降血糖作用　黄精具有降血糖作用，主要是由于其提取物能抑制肝糖原酶解而发挥疗效[11]。

4. 抗抑郁作用　研究认为黄精皂苷可明显改善大鼠慢性轻度不可预见性应激行为，升高大鼠血清中锌、镁、锰，降低血清中铜的含量，因此认为黄精的抗抑郁作用与调节机体中的微量元素有关[12]。

【食用方法】

黄精性味甘甜，食用爽口。含有大量糖分、蛋白质、胡萝卜素、维生素和营养成分，既能充饥，又能健身，山区百姓常把它作为蔬菜进行食用[13]，用量宜慎。

【常用配伍】

黄精四草汤：由黄精、夏枯草、益母草、车前子、水蛭、丹参、川牛膝、人工牛黄等组成，功效在于通过平肝潜阳、活血通络、祛风醒脑、滋补肝肾来达到标本兼治的目的，用量宜慎[14]。

采用解郁宁神治法，以黄精为主药，配伍郁金、茯神、丹参、酸枣仁等治疗失眠，取得了较好疗效[15]。

【药材真伪鉴别】

黄精饮片呈不规则的厚片，外表皮淡黄色至黄棕色。切面略呈角质样，淡黄色至黄棕色，可见多数淡黄色筋脉小点。质稍硬而韧，气微，味甜，嚼之有黏性[16]。

【注意事项】

《中国药典》明确规定黄精与玉竹是两种性状不同的药材，虽然它们成分相似，但性状不同，功效也有差别，临床上不能混用[17]。中寒泄泻，痰湿痞满气滞者忌服[18]。

【参考文献】

[1] 庞玉新，赵致，袁媛. 黄精的化学成分及药理作用[J]. 山地农业生物学报，2003，22(6):

547-550.
[2] 杨明河，于德泉. 黄精多糖和低聚糖的研究[J]. 药学通报, 1980, 15(7) : 44-45.
[3] 徐世忱，李淑惠，纪耀华，等. 黄精炮制前后总多糖含量的比较分析[J]. 中国中药杂志, 1993, 18(10): 600.
[4] 张庭廷，夏晓凯，陈传平，等. 黄精多糖的生物活性研究[J]. 中国实验方剂学杂志, 2006, 2(7): 42.
[5] 张治国，刘骅，王黎，等. 铁皮石斛原球茎分化适合培养基研究[J]. 浙江医学院学报, 1992, 10(6): 11.
[6] 王易芬，穆天慈. 滇黄精化学成分研究[J]. 中国中药杂志, 2003, 28(6) : 524-526.
[7] Kun HS, Jae CD. Steroidal saponins from the rhizomes of Polygonatum Sibiricum [J]. J Nat Prod, 1990, 53(2): 333.
[8] 孙隆儒，李侠. 黄精化学成分的研究[J]. 中草药, 2001, 32(7) : 586-588.
[9] 孙隆儒. 黄精改善学习记忆障碍等作用的研究[J]. 沈阳药科大学学报, 2001, 18(4): 286-289.
[10] 彭成，曹小玉. 角结膜炎模型建立及黄精多据眼药水抗炎药理研究[J]. 中药新药与临床药理, 1996, 7(4): 48-50.
[11] 郑虎占, 董泽宏, 佘靖, 等. 中药现代研究与应用. 第5卷[M]. 北京: 学苑出版社, 1998 : 4071-4074.
[12] 黄莺，徐维平，魏伟，等. 黄精皂苷对慢性轻度不可预见性应激抑郁模型大鼠行为学及血清中微量元素的影响[J]. 安徽医科大学学报, 2012, 58(3): 286-289.
[13] 窦钦鸿. 黄精的保健治疗作用[J]. 陕西中医, 1998, 19(3): 139.
[14] 卢健棋, 陈远平, 梁健，等. 水蛭注射液溶栓治疗急性心肌梗死临床观察[J]. 中国中西医结合急救杂志, 2000, 7(3) : 152-154.
[15] 吴丕中. 解郁宁神治疗失眠60例[J]. 四川中医, 1996, 14(11): 32-33.
[16] 国家药典委员会. 中华人民共和国药典. 一部[S]. 北京：中国医药科技出版社, 2015 : 306-307.
[17] 郭凤翔, 田连地. 黄精与玉竹不能混用[J]. 中国误诊学杂志, 2001, 1(11): 1746-1747.
[18] 朱红艳, 许金俊. 黄精延缓衰老研究[J]. 中草药, 1999, 30(10): 795-797.

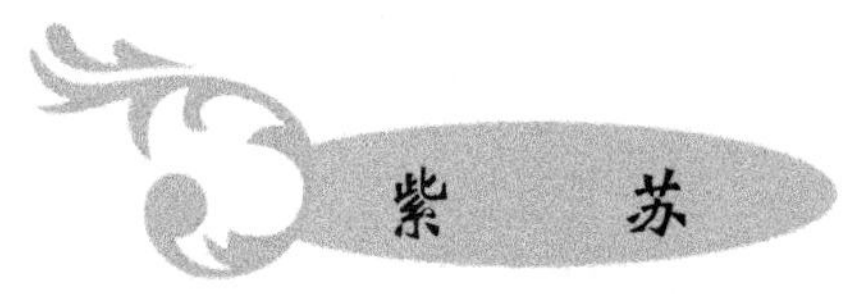

紫　苏

紫苏，又名苏子，是一种具有特异香气的一年生唇型科植物，原产我国，为传统常用中药，是首批被颁布的“药食同源”品种之一，在医药、食品工业上具有广泛的用途[1]。紫苏子，紫苏叶，紫苏梗均收载于《中国药典》2015年版一部[2]。

【文献记载】

紫苏，性味：辛，微温。理气，和营。

紫苏出自陶弘景《本草经集注》，其中记载：“叶下紫色，而气甚香，其无紫色、不香、似荏者，名野苏。”

《本草经解》记载：“紫苏叶同陈皮，治感寒上气；同人参，治虚咳上气”。

《本草图经》记载：“苏有数种，有水苏、白苏、鱼苏、山鱼苏，皆是荏类。……鱼苏似菌陈，大叶而香，吴人以煮鱼者，一名鱼舒。生山石间着名山鱼苏，主休息痢，大小溪频数，干末米饮调服之效。”

《本草纲目》记载：“今有一种花紫苏，其叶细齿密纽，如剪成之状……人称回回苏云”“苏乃荏类，而味更辛如桂，所以又名桂荏”。而且记载紫苏不可同鲤鱼同食，会生毒疮。

《药鉴》中记载：“紫苏叶入独活，苍术，兼除脚气；同石膏，白芷，亦治口臭”。

【成分研究】

1. 氨基酸类　研究发现紫苏中含有大量氨基酸，其中包括 8 种人体必需的氨基酸[3]。

2. 蛋白质类　紫苏幼叶中的粗蛋白含量高达 28 %,超过普通蔬菜中粗蛋白的含量，有极高的营养价值[4]。

3. 挥发油类　从紫苏的挥发油中分离和鉴定出了柠檬烯、紫苏醛、β-檀香烯、反式-石竹烯、β-芹子烯等 29 种化合物[5]。

4. 其他类　紫苏含丰富的β-胡萝卜素：嫩叶为（9～10）mg /100g，种子中（23～30）mg /100g；此外紫苏叶中维生素 B_2 也较丰富[6]。

【药理研究】

1. 抗氧化作用　紫苏中含有的迷迭香酸具有较强的抗氧化活性[7]。

2. 抗衰老作用　通过建立亚急性大鼠衰老模型，研究紫苏油对大鼠的抗衰老作用，结果表明紫苏油可以增强衰老大鼠的学习记忆能力，同时可提高机体 SOD 歧化酶的活力，说明紫苏油确实有抗衰老作用[8]。

3. 降血脂作用　紫苏中含有的α-亚麻酸能在一定程度上降低血清中油三酰甘油（TG）含量[9]。

4. 抗微生物作用　紫苏中含有的紫苏醛与柠檬醛具有抑制细菌的作用，两者有一定协同作用[10]。

【食用方法】

成熟的紫苏叶以其浓香、面积大等优点，特别用于包裹烤制的肉食。在日本用紫苏叶包上馅心，便成了招待宾客的上等佳肴[11]。

紫苏亦有去腥解毒的功效，凡烹调鱼菜肴，加入少许紫苏叶，既可去除腥气又能增味解毒[12]。

啤酒酿造过程中加入 2%的紫苏汁，发酵 17 天，能够得到具有紫苏香气，适宜饮用的紫苏啤酒[13]。

紫苏茎叶清香，常用作矫味剂，腌制腊肉、腊鱼等；也可用作泡菜的香料等[14]。

以芦荟和紫苏叶为主要原料，可研制出风味独特，清香可口，具有营养保健功能的新型天然复合饮料[15]，用量宜慎。

【常用配伍】

紫苏配伍组方具有除湿化痰、理气活血兼补脾益气的效果[16]。

紫苏叶与生姜组合物对癌呕吐不良反应有抑制作用[17]。

【药材真伪鉴别】

紫苏子：表面灰褐色，有细裂口，有焦香气。

紫苏叶：呈不规则的段或未切叶。叶多皱缩卷曲、破碎，完整者展平后呈卵圆形。边缘具圆锯齿。两面呈现紫色或上表面呈现绿色，下表面呈现紫色，疏生灰白色毛。叶柄紫色或紫绿色。气清香，味微辛[2]。

【注意事项】

紫苏的成分紫苏酮等酮类化合物均为 3-取代呋喃类化合物，对小鼠、山羊、小母牛均显示毒性作用，尤其对肺部毒性较大[18]。

【参考文献】

[1] 姚秀玲, 朱惠丽, 吕晓玲. 紫苏提取物对过氧化氢引起的溶血反应和小鼠肝匀浆脂质过氧化物生成的抑制作用[J]. 天津中医学院学报, 2005, 24(3) : 126-128.

[2] 国家药典委员会. 中华人民共和国药典. 一部[S]. 北京: 中国医药科技出版社, 2015 : 338-339.

[3] 张洪, 黄建韶, 赵东海. 紫苏营养成分的研究[J]. 食品与机械, 2006, 22(2): 41-43.

[4] 张卫明, 刘秀月. 紫苏叶的成分分析及利用初探[J]. 中国野生植物资源, 1998, 17(2): 32-33 .

[5] 孟青, 冯毅凡, 梁汉明, 等. 紫苏挥发油 GC/MS 分析[J]. 广东药院学报, 2004, 20(6): 590 -591.

[6] 袁昌齐. 天然药物资源开发利用[M]. 杭州: 江苏科学技术出版社, 2000: 12.

[7] 余大书, 刘志刚. 紫苏油抗氧化性研究[J]. 哈尔滨工业大学学报, 2001, 33(10): 658-660.

[8] 王丽梅, 叶诚, 吴晨, 等. 紫苏油对衰老模型大鼠的抗衰老作用研究[J]. 食品科技, 2013, 38(1): 280-284.

[9] 王雨, 刘佳, 高敏, 等. 紫苏子对高脂血症大鼠血脂水平的影响[J]. 贵州医学院学报, 2006, 31(4): 336-338.

[10] 郭群群, 杜桂彩, 李荣贵, 等. 紫苏抗菌活性成分的研究[J]. 高等学校化学学报, 2006, 27(7): 1292-1294.

[11] 刘秀月, 张卫明. 紫苏的成分分析[J]. 广西植物, 1999, 19(3): 285-288.

[12] 易诚. 紫苏资源的开发与利用[J]. 特产研究, 2003, 5(4): 57.

[13] 张洪, 黄建韶, 王云. 紫苏啤酒的研制[J]. 食品工业, 2006, 27(2): 42 -44.

[14] 刘月秀, 张卫明, 钱学射. 紫苏属植物的研究与利用[J]. 中国野生植物源, 1996, 3 : 24-27.

[15] 赵秀玲，范道春. 紫苏生理活性成分以及饮料的研发[J]. 食品与发酵工业，2016, 3(3): 1-7.
[16] 段雪云，陈树和，文莉，等. 紫苏配伍组方对高脂血症模型大鼠的调脂作用[J]. 医药导报，2008, 27(11): 1323-1324.
[17] 杨鹰，王爱民，石振艳，等. 紫苏叶与生姜组合物在癌症放、化疗中止吐增效作用[J]. 中华中医药学刊，2015, 33(2): 355-357.
[18] 张卫明，刘月秀，王红，等. 紫苏子的化学成分研究[J]. 中国野生植物资源. 1998, 17(1): 42-44.

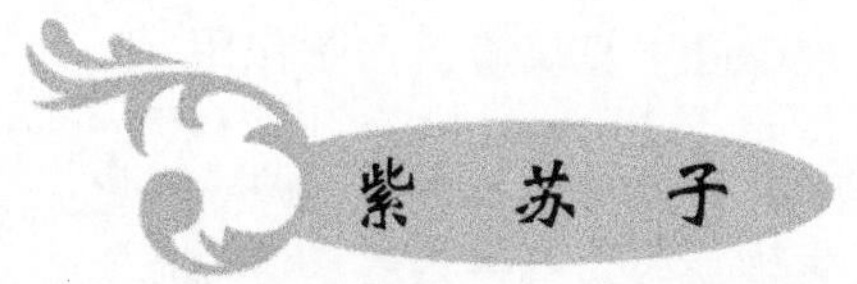

紫苏子

紫苏子，拉丁文名为拉丁名为 *Perilae fructus*，《中国药典》2015 年版记载本品为唇形科植物紫苏的干燥成熟果实，又名苏子、紫苏籽。采收于秋季成熟时，除去杂质，晒干。紫苏子具有降气化痰，止咳平喘，润肠通便的功能。主治痰壅气逆，咳嗽气喘，肠燥便秘。

【文献记载】

紫苏子，性味：辛，温。下气，清痰，润肺，宽肠。治咳逆，痰喘，气滞，便秘。

《名医别录》曰："主下气，除寒中"。

《本草再新》曰："入肝、肾二经"。

《药性论》曰："主上气咳逆。治冷气及腰脚中湿风结气"。

《本草衍义》曰："治肺气喘急"。

《本草纲目》曰："治风顺气，利膈宽肠，解鱼蟹毒"。

《本草逢原》曰："性主疏泄，气虚久嗽、阴虚喘逆、脾虚便滑者皆不可用"。

《金匮要略》曰："治食蟹中毒，紫苏子捣汁饮之"。

【成分研究】

1. 油脂　紫苏子油脂主要成分为亚麻酸、亚油酸、油酸、棕榈酸、硬脂酸、花生酸、花生烯酸等[1]，其中 α-亚麻酸含量最高，达 50%～70%[2, 3]。

2. 花青素　紫苏中含有大量的花青素，是紫苏色素的主要成分，如 3-p-香豆酰葡萄糖基-5-葡萄糖基矢车菊素，3-葡萄糖基-5-葡萄糖（p-香豆酸）基矢车菊素，3-阿魏酰葡萄糖基-5-葡萄糖基矢车菊素，3-葡萄糖基-5-葡萄糖基矢车菊素[4]。

3. 黄酮　紫苏中黄酮类化合物主要有芹黄素和木犀草素。

4. 萜类　已经从紫苏精油中分离得到萜类成分将近 40 种，大多数成分为单萜，极少数成分为倍半萜。其中含量较高的单萜类成分为左旋紫苏醛（40%～

50%)、左旋柠檬烯(20%)等[5]。

【药理研究】

1. 抗氧化　研究表明紫苏子油能够显著提高 SOD 的活力，同时使得实验动物体内的 MDA 含量得到降低。通过紫苏子油饲喂自发性高血压大鼠，可明显延长大鼠寿命[6]。

2. 降血脂　研究发现紫苏子油对高脂血症大鼠有一定的降低血脂作用[7]。

3. 抑菌　紫苏子油还可用于食品储存中的防腐[8]。

【食用方法】

1. 口服紫苏子油　成人日服用量 5～10mL，儿童减半，每日 1～2 次。

2. 食疗

(1)苏子粥

功效：治疗肺气较虚，易受寒邪而引起的胸膈满闷、咳喘痰多、食少，也适合心血管病患者食用。

原料：粳米 100g，紫苏子 25g，红糖适量。

(2)苏子汤圆

功效：具有宽中开胃、理气利肺的功效，适用于咳喘痰多、胸膈满闷、食欲不佳、消化不良便秘等症。脾胃虚弱泄泻者忌食。

原料：紫苏子 300g，糯米粉 1000g，白糖、猪油适量。

【常用配伍】

配生姜，治因食鱼蟹引起的腹痛、吐泻。

配藿香，治外感风寒加湿，对有腹痛、吐泻者疗效明显。

配香附，治风寒郁于肌表之恶寒发热，头痛无汗，而见胸脘痞满，饮食不振等脾胃气滞者。

配桔梗，治感冒鼻塞，咳嗽痰多等症。

配人参，治咳逆短气。

配桑叶，同捣贴之，治金疮出血。

配香附、陈皮，治外感风寒。

配荆芥、防风，治外感风寒而兼有胸闷，恶心、呕吐者。

配杏仁、陈皮，治风寒感冒，若胸闷，加制香附。

配生石膏、白芷，治口臭病。

配杏仁、前胡，治外感风寒之轻症。

配半夏、厚朴，治脾胃气滞，胸闷，呕吐，偏气滞痰结者。

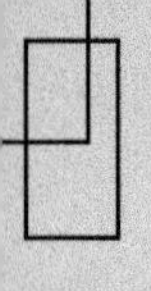

【注意事项】

《本经逢原》：性主疏泄，气虚久嗽、阴虚喘逆、脾虚便滑者皆不可用。

【参考文献】

[1] 秦晓霜, 康笑枫, 林春华, 等. 紫苏挥发油化学成分分析[J]. 广东农业科学, 2006, (6): 36-37.

[2] 赵德义, 徐爱遐, 张博勇, 等. 紫苏籽油的成分与生理功能的研究[J]. 河南科技大学学报：农学版, 2004, 24(2): 47.

[3] 辉国钧, 葛发欢, 王海波, 等. 超临界 CO_2 萃取工艺紫苏子脂肪酸提取中的应用研究[J]. 中国医药工程杂志, 1996, 27(2): 51-53.

[4] Ito Michino, Toyoda M, Honda G. Chemieal composition of the essential oil of perilla fiuteseens [J]. Nat. Med, 1999, 53 (l): 32-36.

[5] Kim D K. Agronomic characteristics as affected by polyethiene film mulch-ing and sowing date in vegetable perilla[J]. Korean Joumal of Crop Seience, 2004, 49: 184-187.

[6] Miyazaki M, Huang MZ. Free fatty acid fractions from some vegetable oils exhibit reduced survival time -shortening activity in stroke-prone spontaneously hypertensive rats[J]. Lipids, 1998, 33(7): 655-661.

[7] Ihara M, Unekawa H, Takahashi T, et al. Comparative effects of short and long term feeding of safflower and perilla oil on lipid metabolism in rat[J]. Comp. Biochem. Physiol. B, 1998, 121(2): 223-231.

[8] 刘大川. 紫苏油及其营养价值[J]. 粮油加工与食品机械, 2004 (10): 39-40, 43.

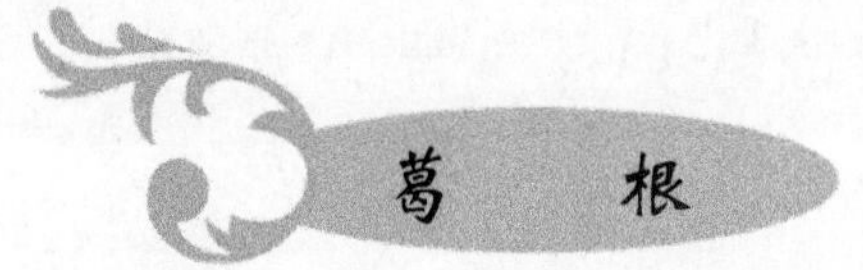

葛　根

葛根，拉丁文名为 *Puerariae lobatae radix*。《中国药典》2015 年版[1]记载本品为豆科植物野葛的干燥根，习称野葛。采挖于秋、冬二季，趁鲜切成厚片或小块，干燥[2]。野葛是葛根主要的栽培品种，全国大部分省区均有生产，主产于湖南、浙江、河南、广东、四川、云南、陕西等省。葛根具有解肌退热，生津止渴，透疹，升阳止泻，通经活络，解酒毒的功效。主治外感发热头痛，项背强痛，口渴，消渴，麻疹不透，热痢，泄泻，眩晕头痛等。

【文献记载】

葛根，性味：辛，凉。解肌退热，透疹，生津止渴。升阳止泻。

葛根始载于《神农本草经》，被列为中品。

《名医别录》记载："葛根无毒，疗伤寒，中风头痛……疗金疮，止胁风痛。生根汁大寒，疗消渴，伤寒壮热。叶主金疮止血，花主消渴。"

《药性论》记载："葛根能治天行上气，主解酒毒，开胃下食，止烦渴，熬屑治金疮，治时疾寒热”。

《本草图经》记载：“葛根生汶山川谷……春生苗，引藤蔓长一二丈，紫色。叶颇似楸叶而青，七月著花似豌豆，不结实，根形如手臂，紫黑色。”

《本草纲目》对葛根的记载更为详细：“葛根有野生，有家种。其根外紫内白……其花成穗状，累累相缀。”

【成分研究】

葛根中主要含有黄酮类、甾体类和三萜类化合物等多种活性成分[3]。研究表明，葛根及其提取物具有抗缺氧、抗氧化、抗酒精中枢抑制、降血糖、降血脂等作用[4]。

葛根总黄酮中主要包括大豆苷、葛根素等，总量约为 12%[5]。其中葛根素是本属特有成分，其具有利尿、提高免疫、降血压、降血脂等作用[6]。

葛根异黄酮具有抗衰老、增强记忆、减慢心率、降低血压、改善微循环、扩张冠状血管等心脑系统作用[7]。

葛根中的葛根苷类化合物主要为葛根苷 A、葛根苷 B、葛根苷 C，这些成分是二氢查耳酮的衍生物[8]。

【药理研究】

1. *降血压和对脑循环的作用*　葛根提取物对高血压患者的头痛、头晕、项强、耳鸣等症有明显治疗作用[9]。

2. *雌激素样作用*　葛根提取物可使得大鼠的雌激素水平得到恢复[10]，并且促进未成熟大鼠乳腺及子宫的发育[11]。

3. *降血糖作用*　葛根和葛花具有降血糖的作用，其中葛根中的葛根素能明显降低高血糖小鼠血糖[12]。

4. *解酒护肝*　用葛根煎汤代茶饮的实验组与常规治疗方法的对照组做了酒精性中毒的实验，证实了葛根在辅助治疗酒精性中毒方面的显著效果[13]。

【食用方法】

（1）葛根汤

将葛根切片后洗净，并且与排骨、母鸡、鸭子等一起炖汤，加入调味品即可食用。此汤清香味美爽口、营养丰富、老少皆益，特别适合夏暑季节食用[14]。用量宜慎。

（2）葛粉饭

用开水将凉粟米饭淋湿后，加入葛粉拌匀，并放入适量豆豉汁水，之后用旺火将其煮熟，最后佐以调味品即可食用。此饭能够清心醒脾，增长智力，并能用于记忆衰退等病症[15]。用量宜慎。

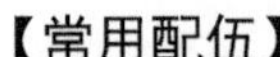

【常用配伍】

中药葛根、白蒺藜、地龙配伍合用，通络行滞，疏风升阳之效大增[16]。

【药材真伪鉴别】

葛根饮片呈不规则的厚片、粗丝或方块。切面呈浅黄棕色至棕黄色。质韧，纤维性强。气微，味微甜[1]。

【注意事项】

虚寒者忌用，胃寒呕吐者慎用[17]。

【参考文献】

[1] 国家药典委员会. 中华人民共和国药典. 一部[S]. 北京：中国医药科技出版社, 2015 : 333-334.

[2] 岳江文, 胡小琴. 葛根及葛根素对心血管系统的药用价值[J]. 中国中西医结合杂志, 2006, 16(6) : 38.

[3] 苑程鲲, 沈文娟, 吴效科, 等. 葛根素临床应用[J]. 中医药信息, 2011, 28(6): 125-127.

[4] 修虹, 沈诗景. 注射用葛根素在小鼠体内的药动学研究[J]. 海峡药学, 2010, 22(12): 24-27.

[5] 施燕峰. 葛根的药理作用与临床应用[J]. 健康研究, 2011, 31(5) : 386-388.

[6] 杨鹏, 李秀兰, 贾雪岭. 葛根素的药理作用和临床应用[J]. 内蒙古民族大学学报：自然科学版, 2013, 28(2) : 226-227.

[7] 程斯倩, 陈雪, 于馨洋, 等. 葛根异黄酮药理作用的研究进展[J]. 吉林医药学院学报, 2013, 34(1) : 46-49.

[8] 迟霁菲, 张国刚, 李萍, 等. 安徽产葛根的化学成分研究[J]. 中国药物化学杂志, 2007, 11(1): 47-49.

[9] 潘洪平, 杨嘉珍, 莫祥兰, 等. 葛根素注射液对急性脑缺血模型大鼠脑组织损伤的保护作用[J]. 中国中药杂志, 2005, 30(6): 457-458.

[10] 戚本玲, 戚本明. 葛根提取物对正常及去势大鼠血清雌激素水平影响的研究[J]. 中国中药杂志, 2002, 27(11): 850-851.

[11] 薛晓鸥, 金焕, 牛建昭, 等. 葛根提取物对未成熟大鼠乳腺、子宫发育影响的研究[J]. 中国中药杂志, 2003, 28(6): 560-561.

[12] 潘洪平, 杨嘉珍, 李吕力, 等. 葛根素注射液对急性血瘀模型大鼠血液流变性改善作用的实验研究[J]. 中国中药杂志, 2003, 28(12): 1178.

[13] 张建勋. 中药葛根治疗酒精性中毒的疗效及药理分析[J]. 中国卫生标准管理, 2015, 6(23): 152-153.

[14] 唐春红, 陈琪. 国内外葛根营养保健功能的研究与开发现状[J]. 中国食品添加剂, 2002, 6: 56-58.

[15] 杨生辉, 罗光宏, 祖廷勋, 等. 葛根螺旋藻复合片氨基酸组成与营养分析及解酒作用研究[J]. 食品工业科技, 2015, 36(12): 332-336.

[16] 邓海燕. 中药葛根白蒺藜地龙配伍治疗 110 例头痛患者的疗效分析[J]. 中国医药指南 2015, 13(17): 200-201.

[17] 黄伟强，金哲雄，张贵君，等. 葛根止泻作用实验研究[J]. 黑龙江医药，2009，22(6)：821-823.

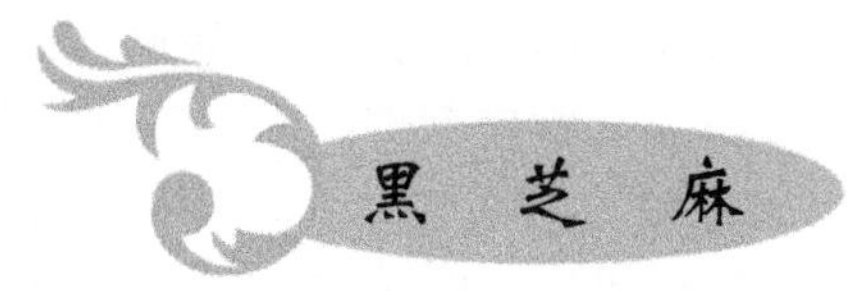

黑芝麻

黑芝麻，拉丁文名为 *Sesami semen nigrum*。《中国药典》2015 年版记载本品为脂麻科植物脂麻的干燥成熟种子，采割于秋季果实成熟时，晒干，打下种子，除去杂质，再晒干[1]。黑芝麻多产于我国山东、河北、河南、四川、安徽、江西、湖北等地[2]。黑芝麻具有补肝肾，益精血，润肠燥的功能。主治精血亏虚，头晕眼花，耳鸣耳聋，须发早白，病后脱发，肠燥便秘。

【文献记载】

黑芝麻，性味：甘，平。补肝肾，滋五脏，益精血，润肠燥。

黑芝麻始载于《神农本草经》，原名胡麻，列为上品。

《新修本草》中记载黑芝麻："此麻以角作八棱者巨胜……都以乌者良，白者劣尔"。

《名医别录》曰："黑芝麻能够坚筋骨，疗金疮，止痛以及伤寒，大吐后虚弱，明耳目，延年"。

《食疗本草》中称之为脂麻，具有"润五脏，主火灼，填骨髓，补虚气"的功效。

《食性本草》则有："疗妇人阴疮，初食利大小肠……去陈留新"。

在《本草纲目》中被列入谷部麻麦稻类胡麻项下，其中记载"胡麻即今油麻……有黑、白、赤三色，节节结角，长者寸许"，黑色者即黑芝麻。

【成分研究】

1. 蛋白质　黑芝麻中含有大量蛋白质，其中含量能达到 27%，榨油后的饼粕中蛋白质更高，高达 50%左右[3]。

2. 油脂　黑芝麻的平均含油量达 47.8%，而白芝麻的含油量更高（55.0%）[4]。

3. 维生素　黑芝麻中含有多种维生素[5]，如维生素 E、维生素 D 等，其中维生素 E 有抗氧化、抗动脉粥样硬化、抗癌，以及增强机体免疫的作用[6]。

4. 矿物质　在黑芝麻中检测出 Ca、P、S、Mg、K、Al、Si、Fe、Na、Zn、Se 等 18 种矿物质[7]。

【药理研究】

1. 对心血管的保护作用　芝麻油能够预防动脉粥样硬化，其主要是由于芝麻油中的不饱和脂肪酸降低血脂及其中有效成分的抗氧化作用[8]。

2. 抗癌作用　用芝麻素及表芝麻素能够抑制人类淋巴样白血病 Molt4B 细胞的生长，导致细胞死亡[9]。

3. 抗菌作用　芝麻素具有显著抗菌作用，其最低抑制浓度（MIC）为 0.1%，并且在相同浓度下，其杀菌作用要优于苯甲酸钠[10]。

4. 抗氧化、抗衰老作用　黑芝麻具有抗氧化、抗衰老作用，其主要是通过提高超氧化物歧化酶（SOD）活性，降低丙二醛（MDA）活性来发挥作用[11]。

5. 保肝作用　黑芝麻中的黑色素具有一定程度的保肝作用[12]，同时芝麻素能够改善慢性肝损伤[13]，同时能够改善四氯化碳导致的肝损伤大鼠的肝细胞损伤程度[14]。

【食用方法】

黑芝麻可以制成多种食品，如芝麻蛋白饮料等。也可作为添加剂用于其他食品，如将芝麻蛋白加入火腿肠、午餐肉可以使得肉汁中水分不易流失，风味物质不易损失，并且促进脂肪吸收；如若加入到谷物烘焙制品中，如面包、蛋糕等，能够使得蛋白质得到增加，并且改善谷物的营养价值[15]。

以核桃粉及黑芝麻酱作为原料，研制出核桃黑芝麻奶[16]，用量宜慎。

【常用配伍】

复方黑芝麻胶囊是用制何首乌、黑芝麻、酸枣仁、黑木耳、桑椹、麦门冬等 8 味药食两用药材共同组成的复方制剂，具有改善睡眠、调节机体免疫力的功效，临床疗效可靠[17]。

【药材真伪鉴别】

黑芝麻呈扁卵圆形，长约 3mm，宽约 2 mm。表面黑色，平滑或有网状皱纹。尖端有棕色点状种脐。种皮薄，富油性。气微，味甘，有油香气[18]。

【注意事项】

黑芝麻易被污染，变质后勿食[19]。

【参考文献】

[1] 陈平, 邓承颖. 中药黑芝麻的研究及其应用[J]. 现代医药卫生, 2014, 30(4): 542-543.

[2] 南京中医药大学. 中药大辞典(下册)[M]. 第 2 版. 上海: 上海科学技术出版社, 2006 : 3337-3338.

[3] 李凤霞, 刘洪泉, 陈守江. 芝麻蛋白功能性质的研究[J]. 粮油加工, 2007, 1 : 52-54, 56.

[4] Tashiro T, Fukuda Y, Osawa T, et al. Oil and minor components of sesame (Sesamum indicum L.) strains [J]. Journal of the American Oil Chemists Society, 1990, 67(8) : 508-511.

[5] 李娜. 芝麻的营养成分与食疗保健作用[J]. 中国食物与营养, 2008, 5 : 55-57.

[6] 李林燕, 李昌, 聂少平. 黑芝麻的化学成分与功能及其应用[J]. 农产品加工, 2013, 5(11): 58-62.

[7] 曹蕾, 耿薇, 魏永生. 微波消解-ICP-OES 法测定黑芝麻中的 18 种矿质元素[J]. 应用化工, 2012, 41 (5) : 910-913.
[8] 关立克, 张锦玉, 邢程. 黑芝麻油对动脉粥样硬化兔血脂和主动脉形态学的影响[J]. 时珍国医国药, 2007, 18(2) : 350-351.
[9] Miyahara Y, Komiya T, Katsuzaki H, et al. Sesamin and episesamin induce apoptosis in human lymphoid leukemia molt 4B cells [J]. International Journal of Molecular Medicine, 2000, 6 (1) : 43-46.
[10] 周建新, 刘长鹏, 赵娅, 等. 芝麻素对细菌作用方式的研究[J]. 食品与发酵工业, 2006, 32(2) : 37-40.
[11] 黄万元, 陈洪玉, 李文静, 等. 核桃、黑芝麻对 D-半乳糖衰老模型小鼠的抗衰老作用研究[J]. 右江民族医学院学报, 2009, 31(5) : 778-779.
[12] 刘晓芳, 徐利, 刘娜, 等. 黑芝麻和黑豆色素提取物对急性肝损伤的保护作用[J]. 中国实验方剂学杂志, 2008, 14(5) : 68-70.
[13] 徐芳, 蔡缨. 芝麻素对大鼠慢性肝损伤的保护作用[J]. 中国高等医学教育, 2010, 5 : 133-135.
[14] 乔义岭, 魏艳静, 姜秀芳, 等. 芝麻素对四氯化碳慢性肝损伤大鼠肝脏的保护作用[J]. 河北中医, 2010, 32(11) : 1711-1713.
[15] 郑华丽, 魏安池, 牛新培. 芝麻饼粕蛋白应用[J]. 粮食与油脂, 2012, 8 : 8-10.
[16] 陈娜, 林晶, 艾志松, 等. 核桃黑芝麻奶的研制与开发[J]. 饮料工业, 2009, 12 (6) : 11-13.
[17] 陆海鹏, 李彬. 复方黑芝麻胶囊调节免疫功能作用的实验研究[J]. 云南中医中药杂志, 2010, 31(4) : 50-52.
[18] 国家药典委员会. 中华人民共和国药典. 一部[S]. 北京: 中国医药科技出版社, 2015 : 344-345.
[19] 郭宝福. 食用黑芝麻糊粉被乌头碱污染致食物中毒事件[J]. 南京卫生年鉴, 2015, 4(5) : 24.

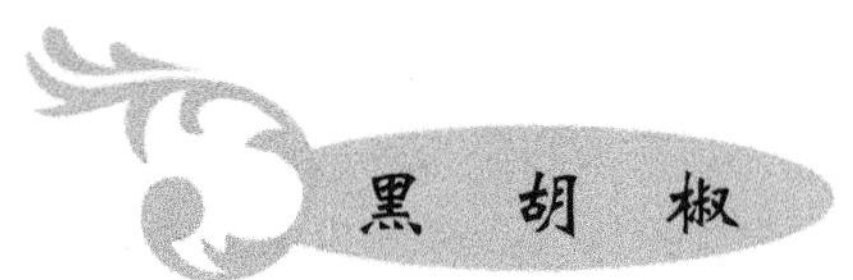

黑 胡 椒

黑胡椒，又名黑川，《中国药典》2015 年版记载本品为胡椒科胡椒的干燥近成熟或成熟果实，秋末至次春果实呈暗绿色时采收，晒干。黑胡椒原产于印度马拉巴海岸，现广泛栽培于热带国家，在我国福建、广东、海南、云南均有种植，其未成熟的果实干后果皮黑色而皱缩，称黑胡椒，其果味辛辣，通常可作为香料和调味料使用，是人类最早使用的香料之一，也是全世界使用最广泛的香料之一，在世界各地的餐桌上都可见到。黑胡椒也可作药用，具有温中散寒，下气，消痰的功能。主治胃寒呕吐，腹痛泄泻，食欲不振，癫痫痰多。

【文献记载】

黑胡椒，性味：热，辛。

胡椒始载于《新修本草》云："胡椒生西戎，形如鼠李子，调食用之，味甚辛辣"。

《本草纲目》记载："暖肠胃，除寒湿反胃、虚胀冷积，阴毒，牙齿浮热痛"。

《食疗本草》中："治五脏风冷，冷气心腹痛，吐清水可用胡椒酒服之，亦宜汤服"。

《本草衍义》记载："胡椒，去胃中寒痰吐水，食已即吐，甚验，过剂则走气。大肠寒滑亦用，须各以他药"。

《本草求真》记载："胡椒比之蜀椒，其热更甚。凡因火衰寒入，痰食内滞，肠滑冷痢，及阴毒腹痛。胃寒吐水，牙齿浮热作痛者，治皆有效，以其寒气既除，而病自可愈也。但此上有除寒散邪之力。非同桂、附终有补火益元之妙。况走气动火，阴热气薄，最其所忌。"

【成分研究】

1. 生物碱　最早从胡椒中分离得到的生物碱为胡椒碱（Piperine），它是胡椒中含量最大的生物碱，在果中的含量为3%～5%，在根中的含量约为0.79%[1, 2]。此外胡椒中还含有甲基胡椒碱、荜拨壬二烯哌啶、荜拨壬三烯哌啶等多种生物碱[3, 4]。

2. 木脂素　胡椒中含有芝麻素、辛夷脂素等木脂素类成分。

3. 脂肪酸　黑胡椒中还含有脂肪酸类成分如十三烷基-二氢-香豆酸、二十烷基-香豆酸、Z-12-十八碳甘油酸酯[5, 6]。

【药理研究】

1. 降血脂，抗动脉粥样硬化　利用小鼠肝脏微粒体和 HepG2 细胞模型研究发现从胡椒中分离得到的 Retrofractamidea，Percide，Perchabamide D 等化合物有明显的抑制胆固醇酯化的作用，且没有毒性[7]。同时，胡椒中含有的草菝明宁碱和 Retrofractamides A，Retrofractamides B，Retrofractamides C 等化合物具有促进3T3-L1 前脂肪细胞分化的功能[8]。

将胡椒中的化合物 Piperine，Pipernonaline 和 Dehydropipernonaline 灌胃给高脂饮食诱导的肥胖小鼠，结果发现在不影响正常饮食量的前提下，以上化合物可以明显抑制小鼠体重增加，同时降低血清中的胆固醇、低密度脂蛋白胆固醇、脂质总量、脂肪酶及三酰甘油含量[9]。

2. 抗菌、杀虫、消炎　胡椒碱可以有效杀死克氏锥虫，其对克氏锥虫的最低抑制浓度为 7.36μM[10]。通过研究黑胡椒中的两种哌啶碱荜拨壬二烯哌啶和荜拨十一碳三烯哌啶对五种节肢动物（斜纹夜蛾、桃蚜苏尔寿、二斑叶螨、褐飞风和小菜蛾）的毒性作用发现，两种生物碱均能杀灭斜纹夜蛾和桃蚜苏尔寿[11]。

3. 抗肿瘤、调节机体免疫力　研究发现，黑胡椒乙醇提取物和胡椒碱能增加免疫处理小鼠体内的总白细胞到 142.8%和 138.9%，同时也能显著增加血小板形成细胞的数量。对经镉处理的裸鼠，用胡椒碱喂养，可抵抗由镉引起的氧化应激和细胞凋亡现象。

4. 祛风、健胃、退热作用　胡椒性味热、辛，可治疗体内虚寒和感冒，同时也能刺激肠道螺动，促进胃液分泌[12]。

5. 保肝护肝　在利用 D-氨基半乳糖（D-GalN）和脂多糖（LPS）诱导的肝损伤小鼠模型研究中发现：胡椒的甲醇提取物对 D-GalN/TNF-α 诱导的肝细胞调亡有较强的抑制作用[13]。

【食用方法】

（1）直接食用

黑胡椒可以用作菜肴的调料食用，通常与精制食盐放在一起。

（2）胡椒生姜水

功效：治反胃呕哕吐食，数日不定。

原料：胡椒 1g（末），生姜 30g（微煨切）。

制法及用法：以水 2 大盏，煎取 1 盏，去渣，分温 3 服。

【常用配伍】

配厚朴、木香，主温中散寒，治脘腹疼痛，呕吐腹泻。

配蜈蚣、全蝎，主温阳散寒，行气通络，治睾丸坠疼牵引小腹痛。

配高良姜，主温中散寒，治胃寒腹痛，吐泻。

【注意事项】

《海药本草》曰：“不宜多服，损肺”。

《本草备要》曰：“多食发疮痔、脏毒、齿痛目昏”。

《随息居饮食谱》曰：“多食动火燥液，耗气伤阴，破血堕胎，发疮损目，故孕妇及阴虚内热，血证痔患，或有咽喉口齿目疾者皆忌之。绿豆能制其毒”。

【参考文献】

[1] Li H S, Lu G B, Zhou J Y. Determination of piperine in Hujiao (Piper nigrum) by HPLC [J]. Zhongcaoyao, 1989, 20: 300-301.

[2] Hu S L, Ao P, Liu D. Pharmacognostical studies on the roots of Piper nigrum L. Ⅲ: determination of essential oil and piperine [J]. Acta Hortic, 1996, 426: 179-182.

[3] Hu S L, Ao P, Tan H G. Pharmacognostical studies on the roots of Piper nigrum L. Ⅱ: chemical and pharmacological studies [J]. Acta Hortic, 1996, 426: 175-178.

[4] Saadali B, Boriky D, Blaghen M. Alkamides from artemisia dracunculus [J]. Phytochemistry,

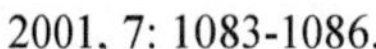

2001, 7: 1083-1086.

[5] Kirtikar KR, Malhotra BN. Indian medicinal plants [M]. India: Orients Longman, 1980: 21-28.

[6] Rastogi RP, Malhotra BN. Compendium of indian medicinal plants [M]. India: Nisc, CDRI, Luckhnow and New Delhi, 1993: 504-857.

[7] Rho MC, Lee SW, Park HR, et al. ACAT inhibition of alkamides identified in the fruits of Piper nigrum [J]. Phytochemistry, 2007, 68 (6): 899-903.

[8] Zhang H, Matsuda H, Nakamura S, et al. Effects of amide constituents from pepper on adipogenesis in 3T3-L1 cells [J]. Bioorganic & Medicinal Chemistry Letters, 2008, 18 (11): 3272-3277.

[9] Kim KJ, Lee MS, Jo K, et al. Piperidine alkaloids from Piper retrofractum Vahl. protect against high-fat diet-induced obesity by regulating lipid metabolism andactivating AMP-activated protein kinase[J]. Biochemical and Biophysical Research Communications, 2011, 411(1): 219-225.

[10]Ribeiro TS, Freire-de-lima F, Previato JO. Toxic effects of natural piperine and itsderivatives on epimastigotes and amastigotes of trypanosoma cruzi [J]. Bioorganic & Medicinal Chemistry Letters, 2004, 14 (13): 3555-3558.

[11] Park BS, Lee SE, Choi WS. Insecticidal and acaricidal activity of pipernonaline and piperoctadecalidine derived from dried fruits of Piper longum L. [J]. Crop Protection, 2002, 21(3): 249-251.

[12] Kumoro AC, Singh H, Hasan M. Solubility of piperine in supercritical and near critical carbon dioxide[J]. The Journal of Chemical Engineering, 2009, 17(6): 1014-1020.

[13] Matsuda H, Ninomiya K, Morikawa T. Protective effects of amide constituents from the fruit of Piper chaba on D-galactosamine/TNF α induced cell death in mouse hepatocytes [J]. Bioorganic & Medicinal Chemistry Letters, 2008, 18(6): 2038-2042.

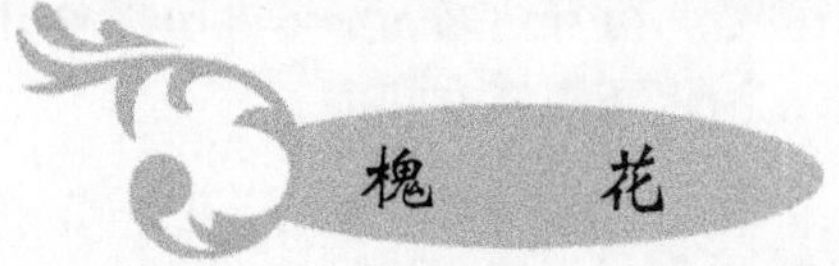

槐　花

槐花，拉丁文名为 *Sophorae flos*。《中国药典》2015 年版记载本品为豆科植物槐的干燥花及花蕾，前者习称为“槐花”，后者习称为槐米[1, 2]，采收于夏季花开放或花蕾形成时。槐花具有凉血止血，清肝泻火的功能。主治便血，痔血，血痢，崩漏等。

【文献记载】

槐花，性味：苦微寒。凉血止血，清肝泻火。

中药槐花始载于《日华子本草》[3]。

槐花在《本草证》中又名槐蕊，而且记载槐花有清心、肺、肝、大肠之火，除五内烦热，杀疟虫。治痈疽疮毒，阴疮湿痒，解杨梅恶疮的功效。此后在《本草求真》《本草纲目》和《医林纂要》等历代医籍中均有记载[4]。

《本草纲目》中记载：“其花未开时，炒过煎水，染黄甚鲜”。所用槐花以未开者为好。

《滇南本草》记载槐花："味苦、涩，性寒。功多大肠经"。

《医林纂要》记载槐花有泄肺逆，泻心火，清肝火，坚肾水等功效。

《本草求真》中记载槐花可以治大、小便血，舌衄[5]。

【成分研究】

1. 脂肪酸类　槐花中含有 19 种脂肪酸，其中主要为二丁基邻苯二甲酸、棕榈酸、硬脂酸、亚麻酸、亚油酸等[6]。

2. 皂苷类　皂苷类化合物存在于槐花干燥的花蕾中，经酸水解后可分离出桦皮醇和槐二醇，其水解液通过纸层析分离可检出葡萄糖和葡萄糖醛酸[7]。槐花经乙醇渗漉后，其正丁醇萃取物中可检出槐树皂苷类成分[8]。

3. 其他　槐花中蛋白质含量丰富同时含有多种维生素和矿物质[9]，其精油中含有丁香酚、苯甲醇和芳樟醇等物质[10]。

【药理研究】

1. 抗炎作用　芦丁能抑制大白鼠的创伤性浮肿，并且能阻止结膜炎等多种炎症的发生，同时还有阻止肺水肿发展的功效[11]。

2. 抗肿瘤作用　染料木素对人体鼻咽癌（KB）细胞有细胞毒性作用[12]。

3. 抗菌作用　槐花精油对金黄色葡萄球菌、伤寒沙门菌、甲型副伤寒沙门菌均有抑制作用[13]。

4. 抗氧化　槐花提取物具有显著的抗氧化活性，对超氧阴离子自由基（ROS）和 DPPH 自由基均具有较强的清除能力[14]。

【食用方法】

槐花酿成酒后，甘醇清香，适量饮用对心血管疾病及体倦欲寐、脾虚纳呆等病症均有一定的辅助治疗作用[15]。

槐花还具有食用价值，可做糕、粥、汤、拌菜、焖饭等。槐花精油是香气成分的富集物，可用作调味香料[16]。

用量宜慎。

【常用配伍】

槐花同车前子和芹菜配伍，水煎后服用可治疗耳鸣[17]。槐花粳米粥服用后还可治疗女性月经过多[18]。

研究发现[19]以槐花散加地榆、黄连、栀子、白芷、黄芩、白及、仙鹤草、阿胶、血余炭和陈棕炭等，治疗经结肠镜检查溃疡面出血不止病患，连用 7 剂，血量明显减少。

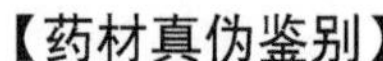

【药材真伪鉴别】

槐花：皱缩而卷曲，花瓣多散落。花瓣黄色或黄白色。雄蕊基部连合，花丝细长。雌蕊圆柱形，弯曲。体轻，气微，味微苦。

槐米：呈卵形或椭圆形，花萼下部有数条纵纹。萼的上方为黄白色未开放的花瓣。花梗细小。体轻，手捻即碎。气微，味微苦涩[2]。

【注意事项】

曾报道小儿口含槐花后引起了过敏反应，出现发热、颜面、颈及四肢皮肤潮红，表面有大小不等的密集丘疹，且有少许渗液；用氢化可的松后逐渐恢复[20]。

食用生槐花后可引起皮肤痒痛，出丘疹样皮疹[21]。

【参考文献】

[1] 张颖. 中药槐花的炮制工艺研究[J]. 世界最新医学信息文摘, 2016, 16(7): 291.

[2] 国家药典委员会. 中华人民共和国药典. 一部[S]. 北京: 中国医药科技出版社, 2015: 354-355.

[3] 江苏新医学院. 中药大辞典[S]. 上海: 上海人民出版社, 1977 : 24-33.

[4] 周本杰. 中药槐花的研究概况[J]. 时珍国药研究, 1996, 5 : 22.

[5] 国家中医药管理局, 中华本草编委会. 中华本草. 第 4 册[M]. 上海: 上海科学技术出版社, 1999 : 643.

[6] 康文艺, 武小红. 槐花、槐米和槐叶脂肪酸成分的 GC-MS 分析[J]. 河南大学学报: 医学版, 2009, 28(1): 17-20.

[7] 李娆娆, 原思通, 肖永庆. 中药槐花化学成分、药理作用及炮制研究[J]. 中国中医药信息杂志, 2002, 9(6): 77-82.

[8] 李娆娆, 王彩芳, 雷沛霖, 等. 槐花炭脂溶性及水溶性部位化学成分[J]. 中国中药杂志, 2010, 35(5): 607-609.

[9] 王丽艳, 周颖, 逯相霞, 等. 槐花挥发油化学成分的 GC-MS 分析[J]. 辽宁化工, 2008, 37(9): 647-648.

[10] 陈屹, 姚卫蓉. 槐花精油的提取及其抗菌作用[J]. 安徽农业科学, 2008, 36(11): 4379 -4381.

[11] 江苏新医学院. 中药大词典[S]. 上海: 上海人民出版社, 1977 : 24-34.

[12] 国家医药管理局中草药情报中心站. 植物药有效成分手册[M]. 北京: 人民卫生出版社, 1996: 876.

[13] 王亚男, 柳秉润, 邓旭明, 等. 芦丁对金黄色葡萄球菌 Sortase A 的抑制作用[J]. 吉林农业大学学报, 2013, 35(3): 303-307.

[14] 马利华, 贺菊萍, 秦卫东, 等. 槐花提取物抗氧化性能研究[J]. 食品科学, 2007, 28(9) : 75-77.

[15] 赵贵红. 槐花酒的研制[J]. 农产品加工・学刊, 2005, 2(1): 71-72.

[16] 盖旭, 李荣, 姜子涛. 调味香料留兰香精油的研究[J]. 中国调味品, 2012, 37(1) : 81-83.

[17] 刘光泉. 槐花药用小方[J]. 农村百事通, 2009, 17(3): 73-74.

[18] 吴大真. 月经过多时, 来碗槐花粥[J]. 中华养生保健, 2012, 3(2) : 68-69.

[19] 王琼, 李信平. 槐花汤加味治疗溃疡性结肠炎大出血验案[J]. 中外医疗, 2008, 27(25): 88.

[20] 王浴生，邓文龙，薛春生. 中药药理与应用[M]. 第 2 版. 北京：人民卫生出版社，1998: 1169-1171.
[21] 马兆龙. 槐花引起过敏性反应一例报告[J]. 云南医学杂志，1964, 2 : 52.

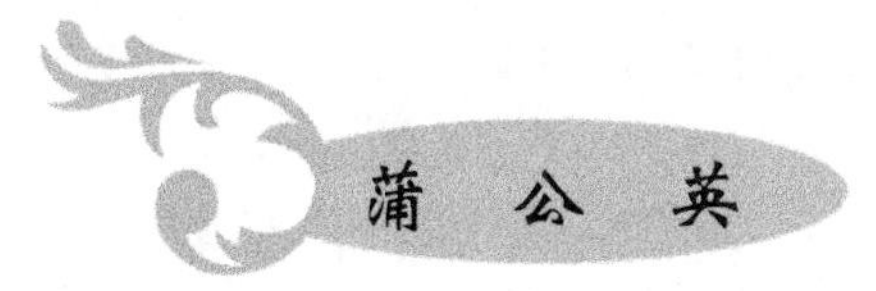

蒲　公　英

蒲公英，又名黄花地丁、婆婆丁、华花郎等[1]。其拉丁文名为 *Taraxaci herba*，《中国药典》2015 年版记载本品为菊科植物蒲公英碱地蒲公英、异苞蒲公英、热河蒲公英、西藏蒲公英或同属数种植物的干燥全草，采挖于春至秋季花初开时[2]。蒲公英具有清热解毒，消肿散结，利尿通淋的功能。主治疔疮肿毒，乳痈，瘰疬，目赤，咽痛，肺痈，肠痈，湿热黄疸等。

【文献记载】

蒲公英，性味：甘、微苦，寒。利尿、缓泻、退黄疸、利胆[3]。

《新修本草》有“叶似苦苣，花黄，断有白汁，人皆啖之”的记载。

《本草衍义》有“蒲公英今地丁也，四时常有花……絮中有子，落地即生，所以庭院间亦有者”的记载。

《本草衍义补遗》中记载蒲公英可以“化热毒，消恶肿结核有奇功。解食毒，散滞气”。

李时珍在《本草纲目》中亦有“地丁，江之南北颇多……嫩苗可食”的说法。

《滇南本草》记载：“治妇人乳结，乳痈……。敷诸疮肿毒，和小便，祛风，利膀胱”。

《上海常用中草药》中记载蒲公英有清热解毒，利尿，缓泻等功效。其可治急性咽喉炎、感冒发热、淋巴腺炎和便秘等病症。

【成分研究】

1. 甾醇类　蒲公英的根含有蒲公英甾醇、蒲公英赛醇、豆甾醇、谷甾醇等[4]。

2. 黄酮类　蒲公英中总黄酮含量约为 1.35%，有报道称蒲公英的药用作用就是基于其含有的黄酮类成分。研究显示蒲公英中可分离得到黄酮苷、橙皮苷等化合物[5]。

3. 脂肪酸　蒲公英花中含有蒲公英黄素，毛茛黄素，菊黄素等。花粉中总脂肪酸约含有 7.3%，其中以棕榈酸、亚油酸、亚麻酸为多[6]。

4. 有机酸　蒲公英中含有以咖啡酸和绿原酸为主的有机酸类物质，具有抗菌、抗病毒、提高免疫力的作用[7]。

【药理研究】

1. 抗病原微生物　蒲公英具有广谱抑菌活性，经抑菌实验证明，蒲公英对常见的临床分离细菌有明显的抑菌活性[8]。

2. 对胃肠道作用　蒲公英对消化系统的胃和十二指肠有一定作用，研究显示蒲公英可增强家兔离体胃和十二指肠的平滑肌收缩力[9]。

3. 降糖作用　蒲公英具有一定的降糖作用，研究显示其含有的多糖成分，可显著降低糖尿病模型小鼠的血糖，并能增进免疫和起到抗氧化作用，其作用机制是抑制α-葡萄糖苷酶，降低肠道对糖的吸收[10]。

4. 其他活性　研究显示，蒲公英是一种较强的自由基清除剂，能提高创伤性大鼠脑组织的过氧化物歧化酶活性，减少自由基对脑组织的损伤[11]。另外，蒲公英为中医传统清热解毒药物，赋有“天然抗生素”的美称[12]。

【食用方法】

蒲公英的花蕾腌泡后常吃，具有提神醒脑功效，蒲公英的根可以食用，也可用来替代咖啡。另外，蒲公英的花可以酿酒，但用量宜慎[13]。

蒲公英可以单独生吃，也可烹饪后食用。蒲公英炒肉丝具有补中益气，清热解毒的功效。蒲公英有苦味，可在食用前用沸水焯蒲公英1～2min，可降低苦味[14]。

【常用配伍】

由党参、川芎、蒲公英等配伍后组成的复方或单味蒲公英的煎剂，均能减轻应激所致的大鼠胃黏膜损伤，使溃疡发生率和溃疡指数明显下降，同时也能不同程度的保护由大鼠因幽门结扎和无水乙醇所致的胃黏膜损伤性溃疡[15]。

蒲公英与金银花、野菊花、紫花地丁、紫背天葵配伍，用以清热解毒，散结消肿，如《医宗金鉴》中的五味消毒饮[16]。

【药材真伪鉴别】

蒲公英的饮片为不规则的段。根表面呈棕褐色，根头部有棕褐色或黄白色的茸毛。叶多皱缩破碎，绿褐色或暗灰绿色，完整者展平后呈倒披针形，先端尖或钝，边缘浅裂或羽状分裂，基部渐狭，下延呈柄状。头状花序，总苞片多层，花冠呈黄褐色或淡黄白色。有时可见具白色冠毛的长椭圆形瘦果。气微，味微苦[2]。

【注意事项】

体寒，脾胃虚弱者不宜服用[17]。

【参考文献】

[1] 于立恒. 蒲公英药理作用研究[J]. 实用中医药杂志, 2012, 28(7): 617-620.

[2] 国家药典委员会. 中华人民共和国药典. 一部[S]. 北京: 中国医药科技出版社, 2015 : 352-353.
[3] 张幻诗, 杨建宇. 蒲公英药用研究[J]. 云南中医中药杂志, 2013, 4(9): 69-71.
[4] 李喜凤, 郝哲, 邱天宝. 蒲公英中有机酸类成分的提取工艺研究[J]. 中成药, 2011, 33(2) : 262-265.
[5] Shi SY. Preparative isolation and purification of three flavonoid glycosides from Taraxacum mongolicum by high-speed counter-current chromatography[J]. J Sep Sci, 2008, 31(4) : 683-688.
[6] 李华峰, 杨岚, 刁海鹏. 超声波提取蒲公英花中总黄酮及总酚酸的试验研究[J]. 中国药事, 2011, 25(7) : 643-646.
[7] 刘燕, 彭章明, 粟珊, 等. HPLC 同时测定宜宾产蒲公英中的咖啡酸和绿原酸[J]. 华西药学杂志, 2010, 25(2) : 198-200.
[8] 孙继梅, 郑伟, 周秀珍, 等. 蒲公英体外抑菌活性的研究[J]. 中国误诊学杂志, 2009, 11(9) : 2542-2543.
[9] 邵辉. 蒲公英活性成分 T-1 的药理学研究及临床探讨[J]. 天津中医, 2002, 19(4) : 59-60.
[10] 宋晓勇, 刘强, 王子华. 蒲公英多糖降糖药理作用研究[J]. 中国药房, 2009, 27 : 2095-2097.
[11] 张喆, 鄢文海, 杨波, 等. 蒲公英对大鼠急性颅脑损伤治疗作用的实验研究[J]. 中国实用神经疾病杂志, 2009, 12(21) : 8-10.
[12] 陆海峰, 罗建华, 蒙春越, 等. 蒲公英总黄酮提取及对羟自由基清除作用[J]. 广州化工, 2009, 37(3) : 101-103.
[13] 谢海洲. 蒲公英可内服外用[J]. 中医杂志, 1992, 5 : 3.
[14] 中国科学院中国植物志编辑委员会. 中国植物志[M]. 北京: 科学出版社, 1977: 260-276.
[15] 黄玲, 黄萍, 王建华, 等. 党参、川芎、蒲公英及其配伍抗大鼠实验性胃溃疡与胃黏膜损伤作用观察[J]. 中药药理与临床, 1991, 7(3) : 8.
[16] 王业龙. 蒲公英的配伍应用[J]. 中国中医药报, 2015, 3 : 1.
[17] 袁荣高, 张克田, 胡玉涛. 蒲公英在食品中的开发与应用[J]. 安徽农业科学, 2007, 35(6) : 1798-1799.

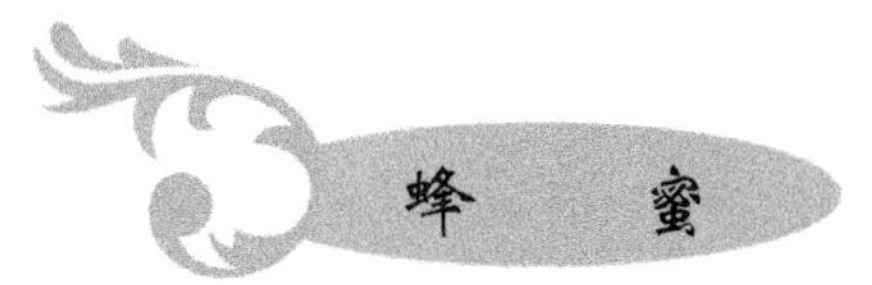

蜂　蜜

蜂蜜，又名冬酿，拉丁文名为 *Mel*。《中国药典》2015 年版记载本品为蜜蜂科昆虫中华蜜蜂或意大利蜂所酿的蜜。采收于春至秋季，滤过，通常为半透明、带光泽、浓稠的液体，白色至淡黄色或橘黄色至黄褐色，放久或遇冷渐有白色颗粒状结晶析出，气芳香，味极甜为常用正品[1]。蜂蜜具有补中润燥，止痛，解毒的功能，外用生肌敛疮。主治脘腹虚痛，肺燥干咳，肠燥便秘，解乌头类药毒，外治疮疡不敛，水火烫伤。

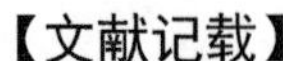

【文献记载】

蜂蜜，性味：甘，平。清热，补中，润燥止痛，解毒美容。

《名医别录》记载蜂蜜有“养脾胃，除心烦，饮食不下，止肠澼……明耳目，延年”的功效。

《本草衍义》记载：“汤火伤涂之痛止，仍捣薤白相和”。

《神农本草经》及《本草纲目》等历代医书中都有关于蜂蜜食疗和药效的记载，例如，蜂蜜可治食饮不下、口疮、风疹、热油浇痛、肿恶毒等证。

《雷公炮制药性解》记载蜂蜜入脾、肺二经。

《医林纂要》记载蜂蜜有“补脾和胃，缓肝润肺，滋血养气”的功效。

【成分研究】

1. 糖类　蜂蜜是一种高度复杂的糖类过饱和混合物。糖含量占蜂蜜干物质的95%～99%，其中以果糖和葡萄糖含量最高，其次是蔗糖，3 种糖含量占总糖的80%～90%[2]。

2. 黄酮类　蜂蜜中的黄酮类物质大部分来源于植物花蜜、花粉和蜂胶，是蜂蜜中的主要抗氧化成分，总黄酮含量因为蜜源不同而在（20μg～6.35mg）/100g波动[3]，如澳大利亚的石楠蜜中黄酮含量为 2.12mg/100g[5]，而葡萄牙的石楠蜜中则为 60～500μg/100g[4]。

3. 酚酸类　蜂蜜中的酚类物质含量很高，酚类的含量越高，则蜂蜜的颜色越深。酚类化合物中酚酸占主导地位，而且与蜂蜜的活性呈正相关[5]。

4. 蛋白类　蜂蜜蛋白是蜂蜜中重要的组成部分，含量一般为 0～10mg/g，主要来自蜜蜂和花粉[6]。

【药理研究】

1. 抗菌作用　蜂蜜的抗菌作用被研究较多，且机制较为清楚。抗菌活性的差异与酚酸类、黄酮类化合物的含量有关[7]。

2. 促进伤口愈合　蜂蜜所具有的独特物理性质和活性成分使之能通过抑菌、促进干净肉芽组织生成、快速自溶清创、加速表皮生成等一系列复杂的生理过程从而促进伤口愈合，还可以缓解水肿、疼痛、减少渗出和肥胖型瘢痕的形成[8]。

3. 抗氧化作用　蜂蜜中的抗氧化活性成分可减少细胞中活性氧的累积，增加血液中抗氧化物质如维生素 C、β-胡萝卜素、尿素及 GSH 还原酶等的含量[9, 10]。

4. 调节血糖　蜂蜜具有调节正常人或糖尿病患者血糖的功能。动物实验中发现，对兔子滴注蜂蜜时，其血糖有降低现象，而当浓度达到 10 mg/（kg · min）时血糖却又升高，剂量关系并不明确，这可能与蜂蜜中乙酰胆碱和葡萄糖比例有关[11]。

【食用方法】

蜂蜜口服、外用均有润肠通便作用，蜂蜜外用对婴幼儿便秘、老年便秘均有作用，且优于开塞露[12]。其作用机制可能是由果糖不完全吸收导致的[13]。用量宜慎。

【常用配伍】

中药蜜丸是传统中成药中应用较广泛的剂型，至今仍居重要地位，蜂蜜经加热炼制后，粘合力增强，与药粉混合后制丸，操作简便、丸粒光洁、崩解缓慢、作用持久、滋润，蜂蜜是一种良好的黏合剂，如消食健脾的大山楂丸、祛风除湿的大活络丸等[14]。

【药材真伪鉴别】

蜂蜜为带光泽、浓稠、半透明的液体，橘黄色至黄褐色或白色至淡黄色，久放、遇冷会有白色结晶析出。气芳香，味极甜[1]。

【注意事项】

在有毒植物生长区，应严格禁养蜜蜂，宣传并指导蜂农要注意避开有毒花粉，避免中毒事件发生，同时开展健康教育，不得随意采割野蜂蜜食用，一旦发现蜂蜜有麻、苦、涩、辛辣等异味应立即停止食用[15]。

蜂蜜的成分比较复杂，在和葱同时食用时，蜂蜜中的酶类或有机酸等遇上葱中的含硫氨基酸，会导致有害的生化反应发生，通过刺激肠胃道而导致腹泻[16]。另一方面，蜜源污染或蜜蜂体内的农药残留也可能污染蜂蜜，从而危害人体健康[17]。

【参考文献】

[1] 国家药典委员会. 中华人民共和国药典. 一部[S]. 北京：中国医药科技出版社，2015：359-360.

[2] 闫玲玲，杨秀芬. 蜂蜜的化学组成及其药理作用[J]. 特种经济动植物，2005, 8(2): 40-44.

[3] Yao LH, Jiang YM, SinGanuSong R, et al. Flavonoids in Australian melaleuca, guioa, lophostemon, banksia and helianthus honeys and their potential for floral authentication[J]. Food Res Int, 2004, 37(2): 166-174.

[4] Ferrers, Andrade P, Tomas-Barberan FA. Flavonoids from portuguese heather honey[J]. Zeitschrift fur Leben smitte lunter suchung and Forschung A, 1994, 199(1): 32-37.

[5] 郭夏丽，罗丽萍，冷婷婷，等. 7种不同蜜源蜂蜜的化学组成及抗氧化性[J]. 天然产物研究与开发，2010, 22(4): 665-670.

[6] 曹炜，陈卫军，宋纪蓉，等. 不同种类蜂蜜总酚酸含量测定和抗氧化作用的研究[J]. 食品科学，2005, 26(1): 48-51.

[7] 周莉质，宗凯，吕侠影，等. 蜂蜜蛋白提取以及双向电泳技术分析蜂蜜蛋白条件优化[J]. 安徽农业科学，2016, 44(3): 85-87.

[8] Viuda-Martos M, Ruiz-Navajas Y, Fernandez-Lopez J, et al. Functional properties of honey,

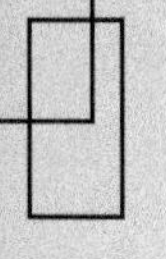

propolis and royal jelly[J]. Journal of Food Science, 2008, 73(9): 117-124.

[9] Molan PC. Re-introducing honey in the management of wounds and ulcers-theory and practice[J]. Ostomy/Wound Management, 2002, 48(11): 28-40.

[10] Al-Waili NS. Effects of daily consumption of honey solution on hematological indices and blood levels of minerals and enzymes in normal individuals[J]. Journal of Medicinal Food, 2003, 6(2): 135-140.

[11] Molan PC. Re-introducing honey in the management of wounds and ulcers-theory and practice[J]. Ostomy/Wound Management, 2002, 48(11): 28-40.

[12] 宾冬梅. 蜂蜜的生理功能及开发利用[J]. 特产研究, 2004, 26(1): 57-61.

[13] 潘虹, 刘红霞, 郭莉, 等. 蜂蜜对小鼠润肠通便作用的研究[J]. 滨州医学院学报, 2010, 33(4): 277-281.

[14] Ladas SD, Haritos DN, Raptis SA. Honey may have a laxative effect on normal subjects because of incomplete fructose absorption[J]. American Journal of Clinical Nutrition, 1995, 62(6): 1212-1215.

[15] 李琦智, 朱敏, 任德曦, 等. 蜂蜜的功效与应用[J]. 四川中医. 2004, 22(1): 30-31.

[16] 陈宏标, 张永杰, 吴生根, 等. 2014年福建省某村庄一起野蜂蜜食物中毒事件调查[J]. 中国食品卫生杂志, 2016, 28(3): 392-395.

[17] 霍耀锋. 通便型天然中药蜂蜜[P]. 中国专利: CN101548737, 2009.

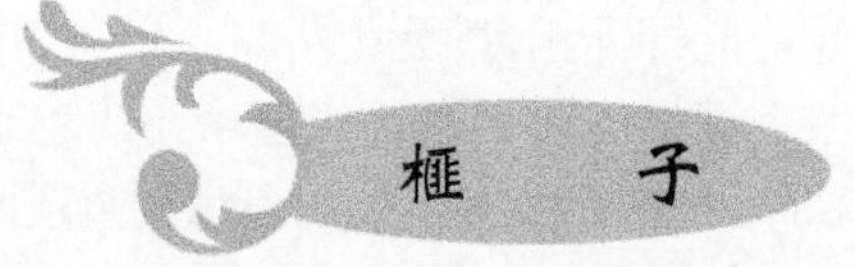

榧　子

榧子，又称香榧、赤果、玉山果、玉榧、野极子等，拉丁名为 *Torreyae semen*，是红豆杉科植物榧的干燥成熟种子，大小如枣，核如橄榄，外被坚硬果皮，气微，味微甜带涩。炒熟后具香气，以身干，粒大，壳薄而不破，种仁淡黄，不走油，无虫蛀者为佳。

【文献记载】

榧子，性味：温，甘。归肺、胃、大肠经。生津补血，舒筋壮骨。可消积，润燥，杀虫，排毒延年。

《新修本草》记载："榧实，此物是虫部中彼子也"。

《尔雅》记载："杉也。其树大连抱，高数仞，叶似杉，其木如柏，作松理，肌细软，堪器用者"。

《本草衍义》记载："榧实，大如橄榄，壳色紫褐而脆，其中子有一重粗黑衣，其仁黄白色，嚼久，渐甘美。过多则滑肠"。

《本草新编》记载："按榧子杀虫最胜，但从未有用入汤药者，切片用之至妙，余用入汤剂，虫痛者立时安定，亲试屡验，故敢告人共享也。凡杀虫之物，多伤气血，惟榧子不然”。

《神农本草经》记载：“主腹中邪气，去三虫，蛇螫”。

《日用本草》记载：“杀腹间大小虫，小儿黄瘦，腹中有虫积者食之即愈。又带壳细嚼食下，消痰”。

《生生编》中记载：“治咳嗽，白浊，助阳道”。

《本草备要》记载：“润肺，杀虫”。

《本经逢原》记载：“与使君子同功”。

《本草再新》记载：“治肺火，健脾土，补气化痰，止咳嗽，定咳喘，去瘀生新”。

【成分研究】

1. *挥发油* 榧子中含有柠檬烯（44.24%）、α-蒎烯（20.75%）和δ-3-蒈烯（4%）等挥发油[1]。

2. *氨基酸* 香榧种仁中含有氨基酸约120g/kg，种类共17种，其中人体必需氨基酸7种，具有较高的营养价值。

3. *二萜类* 香榧假种皮中紫杉醇的含量是红豆杉属植物叶和树皮含量的2倍，约为0.04%，此外还有香榧脂、18-氧弥罗松酚、花柏酚、13-脱氧楝酚菲酸等成分[2]。

4. *木质素类* 文献报道从榧子假种皮55%乙醇提取物中分得到松脂素、二氢脱水聚松柏醇以及（7，8-cis-8，8'-trans）-2'，4'-二羟基-3，5-二甲氧基-落叶松脂素[3]；从日本榧树干中分离得到3个二苄基丁内酯型木脂素（-）-牛蒡苷元、紫花络石苷元和（-）-4-脱甲基紫花络石苷元[4]。

5. *黄酮类* 榧子中黄酮类化合物有穗花杉双黄酮（Amento-Flavone）、红杉双黄酮（Sequoiaflavone）、苏铁双黄酮（Sotetsuflavone）、7，7'-二甲氧基穗花杉双黄酮、芦丁、红杉醇（Sequoyitol）和金松双黄酮[5, 6]。

6. *矿物质* 榧子种仁中含有19种矿物质，其中钾、钙、铁、锌、硒等元素含量丰富，具有很高的营养价值。

【药理研究】

1. *抗衰老* 体外抗氧化作用研究表明，榧子的乙醇粗提物具有清除自由基及抑制脂质过氧化的作用[7]。

2. *抗肿瘤* 研究证明，榧子叶中具有榧属的特征成分——榧黄素。榧黄素为双黄酮类化合物，该类化合物具有抗肿瘤活性[9]。

3. *抗病毒作用* 榧黄素对EB病毒染色体组Raji细胞的表达有明显的抑制作用，以榧黄素为母核合成的化合物经药理实验证明具有抗HIV病毒及抗HBV病毒活性[8]。

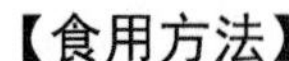

【食用方法】

1. 直接食用　取榧子 15～30g，炒熟嚼服，每次用 15g。

功效：可强筋明目轻身。

2. 内服煎汤　15～50g。

3. 食疗

（1）榧子粥

功效：可杀虫泻下，适用于肠道寄生虫病。

主料：榧子 30g，大米 50g。

（2）榧君粥

功效：可杀虫消积。适用于肠道蛔虫症及小儿疳积。

主料：榧子、使君子各 10g，大米 50g。

（3）榧子天冬饮

功效：可润燥清肺，降利肺气，适用于肺燥及秋燥咳嗽。

主料：榧子 10g，天冬 15g。

（4）榧子二仁饮

功效：可润燥清肺，通腑利肠。适用于秋燥咳嗽，燥结便秘等。

主料：榧子、胡麻仁、火麻仁各 10g 。

【常用配伍】

配槟榔：杀虫。

配芜荑：驱虫。

【注意事项】

《物类相感志》曰：“榧子壳反绿豆”。

《本草衍义》曰：“(食之)过多则滑肠”。

《随息居饮食谱》曰：“多食助火，热嗽非宜”。

【参考文献】

[1] 何关福, 马忠武, 印万芬, 等.中国特有种子植物香榧叶中的一个新二萜成分[J]. 植物学报: 英文版, 1955, (3): 300-303.

[2] 周大铮, 易杨华, 毛士龙, 等.香榧假种皮的二萜类成分[J].中草药, 2002, 33(10): 877-879.

[3] 周大铮, 易杨华, 毛士龙, 等.香榧假种皮中的木脂素成分[J].药学学报, 2004, 39(4): 269-271.

[4] Kim HY, Kim K. Protein glyeation inhibitory and antioxidative aetivities of some plant extracts in vitro[J]. Joumal of Agricultural and Food Chemistry, 2003, 51(6): 1586-1591.

[5] 曾国洲, 王延.提制抗癌新药“托里埃(Torreya)”方法[N]. 1990-11-14.

[6] Li SH, Zhang HJ, Niu XM, et al. Chemieal constituents from Amentotaxus yunnanensis and

Torreya yunnanensis[J]. Journal of Natural products, 2003, 66(7)：1002-1005.
[7] 王焕弟. 香榧子化学成分、抗氧化活性及可溶性蛋白研究[D]. 上海: 上海交通大学, 2008 .
[8] 史冬辉. 几种木本植物精油对植物病原物的抑制活性研究[D]. 杭州: 浙江林学院, 2008.
[9] 何关福, 马忠武, 印万芬.长叶榧双黄酮及其在分类上的意义[J]. 植物分类学报, 1983, 21(4): 433-435.

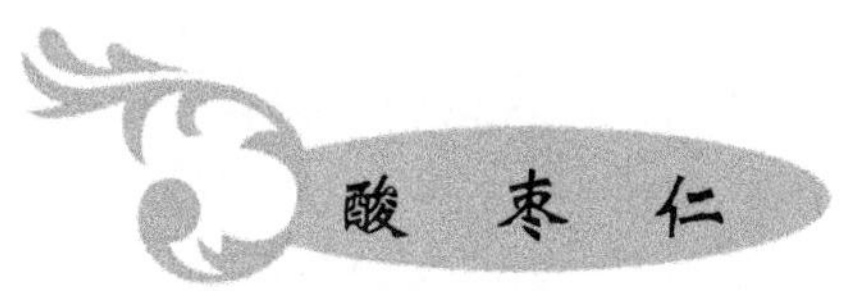

酸枣仁

酸枣仁又名枣仁、酸枣核、山枣仁、酸枣、酸枣子、顺枣，东枣、山枣，为中药材。酸枣仁为鼠李科植物酸枣的干燥成熟种子。秋末冬初采收成熟果实，除去果肉和核壳，收集种子，晒干。生用或炒用。主要产于河北、陕西、辽宁等地。酸枣仁收入《中国药典》2015年版一部的药材和饮片中。

【文献记载】

酸枣仁，性味：甘、酸，平。归肝、胆、心经。养心补肝，宁心安神，敛汗，生津。用于虚烦不眠，惊悸多梦，体虚多汗，津伤口渴。

酸枣仁始见于《神农本草经》："补中益肝，坚筋骨，助阴气，皆酸枣仁之功也"列为上品。"主心腹寒热，邪结气聚，四肢酸疼，湿痹"。

《名医别录》云："主烦心不得眼，脐上下痛，血转久泄，虚汗烦渴，补中，益肝气，坚筋骨，助阴气，令人肥健。"

《新修本草》曰："此（酸枣）即枣实也，树大如大枣，实无常形，但大枣中味酸者是。"

《本草纲目》指出："酸枣仁，甘而润，故熟用疗胆虚不得眠，烦渴虚汗之证；生用疗胆热好眠。皆足厥阴、少阳药也，今人专以为心家药，殊昧此理"。

《本草经疏》曰："酸枣仁，实酸平，仁则兼甘。专补肝胆，亦复醒脾。熟则芳香，香气入脾，故能归脾。能补胆气，故可温胆。母子之气相通，故亦主虚烦、烦心不得眠。其主心腹寒热，邪结气聚，及四肢酸疼湿痹者，皆脾虚受邪之病，脾主四肢故也。胆为诸脏之首，十一脏皆取决于胆，五脏之精气，皆禀于脾，故久服之，功能安五脏。"

《本草汇言》曰："酸枣仁，均补五藏，如心气不足，惊悸怔仲，神明失守，或腠理不密，自汗盗汗；肺气不足，气短神怯，干咳无痰；肝气不足，筋骨拳挛，爪甲枯折；肾气不足，遗精梦泄，小便淋沥；脾气不足，寒热结聚，肌肉羸瘦；胆气不足，振悸恐畏，虚烦不寐等症，是皆五藏偏失之病，得酸枣仁之酸甘而温，安平血气，敛而能运者也。"

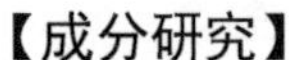

1. *三萜皂苷类* 酸枣仁中所含的皂苷类成分被一致认为是酸枣仁镇静催眠作用的有效成分[1]。可分为：酸枣仁皂苷A，酸枣仁皂苷B（jujubosides A，jujubosides B）[2]，酸枣仁皂苷A_1，酸枣仁皂苷B_1，酸枣仁皂苷C（jujubasidesA_1，jujubasidesB_1，jujubasidesC）和乙酰酸枣仁皂苷B（acetylju-baside B）[3]，原酸枣仁皂苷A，原酸枣仁皂苷B，原酸枣仁皂苷B_1（protojujubosides A，protojujubosides B，protojujubosides B_1）[4]，酸枣仁皂苷D[5]，酸枣仁皂苷E[6]，酸枣仁皂苷G[7]，酸枣仁皂苷H[8]。

2. *脂肪酸类* 酸枣仁中含有大量的脂肪油，油中主要含有12种脂肪酸类，分别为花生烯酸、豆蔻酸、月桂酸、十五碳酸、亚油酸、棕榈酸、十六烯酸、油酸、硬脂酸、花生酸、木焦油酸、二十二碳酸；其中油酸（38.73%）、亚油酸（37.14%）含量最多[9, 10]。

3. *氨基酸类* 酸枣仁中氨基酸种类齐全，含有常见的18种氨基酸，各种氨基酸所占比例为，甘氨酸5.21%、丝氨酸4.45%、酪氨酸2.43%、天冬氨酸12.20%、脯氨酸3.41%、谷氨酸30.95%、丙氨酸3.32%、胱氨酸2.22%，组氨酸2.51%、苯丙氨酸0.47%[11]。

4. *生物碱类* 酸枣仁中的生物碱主要为环肽类生物碱和异喹啉生物碱两大类。其中含有欧鼠李叶（frangufoline）、安木非宾碱（amphibine）、荷叶碱（nuciferine）、酸李碱（zizy-phusine）、原荷叶碱（nornuciferine）、酸枣仁环肽（sanjoinenine）、木兰花碱（magnoflorine）[12]，此外还有lysicamine和juzirine[13]。

5. *黄酮类* 黄酮类化合物是酸枣仁的主要药效成分之一。含有酸枣黄素（zivulgarin）、斯皮诺素（spinosin）、6′-阿魏酰斯皮诺素（6′-feruloylspinosin）、6′-对香豆酰斯皮诺素（6′-p-coumaroylspinosin）、6′-芥子酰斯皮诺素（6′-sinapoylspinosin）、当药素（swertisin）[14]、6，8-二碳葡萄糖基芹菜素（vicenin Ⅱ）等[15]。

6. *矿物质* 酸枣仁中含有丰富的人体所需元素，包括常量元素钾、钠、钙、镁等，微量元素铁、铬、锰、镍、铜、锌等[16]。

7. *其他成分* 酸枣仁中含有胡萝卜苷、阿魏酸[17]，以及维生素C、植物甾醇、酸枣多糖、环磷酸腺苷等成分。

【药理研究】

1. *镇静、催眠作用* 酸枣仁具有显著的镇静和促进睡眠的作用，主要影响慢波睡眠的深睡阶段。通过给大鼠口服或腹腔注射酸枣仁煎剂，无论白天或黑夜大鼠均表现出镇静、催眠现象。给小鼠注射酸枣仁中的的黄酮苷，并用抖动笼法实验验证，结果显示小鼠表现出明显的镇静作用，因此黄酮苷是酸枣仁镇静作用的主要成分之一[18]。

2. *安定作用* 通过比较酸枣仁与哌替啶发现两者有许多相似之处。酸枣仁煎剂通过给大鼠腹腔注射后，大鼠表现出安静和嗜睡现象。但外界刺激可使之惊醒，在加大剂量到中毒剂量时，大鼠未出现翻正反射消失和麻醉[19]。

3. *镇痛作用* 小鼠热板法证明，腹腔注射酸枣仁煎剂有明显的镇痛作用，使小鼠痛反应潜伏期显著延长，作用时间可持续 3h 之久[20]。

4. *抗心律失常* 酸枣仁总苷离体实验表明，其能明显对抗缺氧、缺糖等因素引起的大鼠心肌细胞释放乳酸脱氢酸的作用，对心肌细胞损伤有一定的保护作用[21]。研究发现酸枣仁中脂肪油能发挥正性肌力的作用，其作用机制可能与加速钙离子内流有关[22]。

5. *抗高血压及降血脂* 以炒熟的酸枣仁饲喂大鼠，每日剂量 20～30g/kg，术前术后各给 1 天，能抑制大鼠肾型高血压的形成[23]。酸枣仁总苷以剂量 64mg/kg 通过腹腔注射连续 20 天，能显著降低正常和高脂饲养大鼠的血清胆固醇含量，并能升高高密度脂蛋白，这一现象可能对动脉硬化形成和发展有一定的抑制作用[24]。由于在临床上阿魏酸钠（80 mg/d）可以治疗冠心病，因此推测酸枣仁中的阿魏酸可能是其降脂的主要成分之一[25]。

6. *免疫增强作用* 酸枣仁提取物以剂量 5g/kg 口服，连续给药 20 天，结果显示其提取物能明显地提高小鼠淋巴细胞转化值，同时小鼠抗体溶血素的生成也明显高于对照组。除此之外，小鼠的单核巨噬细胞的吞噬功能也明显增强，且能拮抗环磷酰胺引起的小鼠迟发型超敏反应[26]。研究发现，酸枣仁油能抑制荷 S180 小鼠的实体瘤生长，并能增加 S180 致瘤小鼠的脾指数和胸腺指数[27]。

7. *增强学习记忆力* 对实验小鼠灌胃 5 天后进行睡眠剥夺，观察小鼠对已获得的学习记忆能力的变化情况，结果显示酸枣仁加锌合剂能改善睡眠剥夺小鼠的学习记忆能力下降，且具有维持小鼠已经获得的学习记忆能力[28]。

8. *抗炎作用* 通过临床观察发现加味酸枣仁汤能抑制不稳定型心绞痛伴抑郁状态患者的炎症反应，显著降低其血清中的白细胞介素 17[29]。

9. *代谢组学* 通过 UPLC-ESI-Q-TOF-MS 技术可快速、准确地鉴定酸枣仁汤中的二十多种化合物[30]。通过探究失眠及酸枣仁汤的代谢组学特征，研究发现酸枣仁汤可改善失眠所诱发的氨基酸和脂肪酸代谢紊乱，可将失眠引起的代谢紊乱调节回原水平，其作用机制可能与介导五羟色胺受体有关[31]。研究显示用酸枣仁皂苷 A 和酸枣仁皂苷 B 干预失眠，发现这两种物质可以使原本紊乱的代谢途径有所改善，表明这两种物质均为酸枣仁发挥催眠作用的有效成分[32, 33]。

【食用方法】

1. *煎汤* 取酸枣仁 6～15g，用水煎服。
2. *研末* 酸枣仁 50g，可治胆虚睡卧不安，心多惊悸。

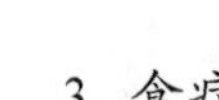

3. 食疗

（1）润肠安神粥

功效：通便安神。适用于津气亏虚之失眠多梦，便秘之症。

主料：熟地黄50g，里脊肉100g，柏子仁10g，酸枣仁10g，香菇10g，蓬莱米50g。

（2）酸枣仁粥

功效：养心、安神、敛汗。适用于神经衰弱、心悸、失眠、多梦、黑眼圈。酸枣仁末入粥，酸甘适口，深受欢迎。酸枣仁生用炒用均可，炒时间过长能破坏有效成分。可取酸枣仁微炒片刻研末，家庭可用擀面杖研磨。

原料：酸枣仁15g，粳米100g。

【常用配伍】

酸枣仁配五味子，养心宁神，常用于失眠心悸的虚证。

酸枣仁配生地黄，有滋肝肾、养血安神的功效，常与茯苓同用治阴虚失眠多汗。

酸枣仁配党参，有养血安神、益气固表止汗的功效，可用于虚烦不寐、体倦自汗。

酸枣仁配栀子，清心安神，可治心火亢盛、烦躁不眠。

酸枣仁配知母，养血安神、清热除烦，常用于阴血不足、虚阳浮动的虚烦不眠。

酸枣仁配丹参，养血行血、安神除烦，可用于心肝血虚有热、失眠心烦不宁等症。

酸枣仁配五味子，滋阴敛汗之功增强，用于治疗阴虚盗汗证。

【注意事项】

《本草经疏》曰："凡肝、胆、脾三经有实邪热者勿用，以其收敛故也"。

《本草经集注》曰："恶防己"。

《本草求真》曰："性多润，滑泄最忌"。

《轩岐救正论·药性微蕴》曰："凡命门火衰滑泄，及素患梦遗者忌用之"。

《得配本草》曰："肝旺烦躁，肝强不眠，禁用"。

【参考文献】

[1] 张雪，丁长河，李和平. 酸枣仁的化学成分和药理作用研究进展[J]. 食品工业科技，2009，(3)：348-350.

[2] 曾路，张如意，王序. 酸枣仁化学成分研究Ⅱ[J]. 药学学报，1987，22(2)：114-120.

[3] Masayuki Y, Toshiyuki M, Akira I, et al. Bioactive saponins and glycosides X. on the constituents of zizyphi spinosi semen, the seeds of Zizyphus jujuba Mill. var. spinosa Hu(1): structures and histamine release-inhibitory effect of jujubosides A1 and C and acetyl jujuboside B[J]. Chem. Pharm. Bull, 1997, 45(7): 1186-1192.

[4] Hisashi M, Toshiyuki M, Akira I, et al. bioactive saponins and glycosides. XIV. structure elucidation and immunological adjuvant activity of novel protojujubogenin type triterpene bisdesmosides, protojujubosides A, B and B 1, from the seeds of Zizyphus jujube var. spinosa (Zizyphi Spinosi Semen) [J]. Chem Phann Bull, 1999, 47 (12): 1744-1748.
[5] 刘沁舡, 王梁鸿. 酸枣仁皂普 D 的分离及结构鉴定[J]. 药学学报, 2004, 39(8): 601-604.
[6] 白焱晶, 程功, 陶晶, 等. 酸枣仁皂普 E 的结构鉴定[J]. 药学学报, 2003, 38(12): 934-937.
[7] 王建忠, 杨劲松. 酸枣仁中三萜皂普的分离和结构研究[J]. 有机化学, 2008, 28(1): 69-72.
[8] 王建忠, 陈小兵, 叶利明. 酸枣仁化学成分研究[J]. 中草药, 2009, 40(10): 1534-1536.
[9] 陈振德, 许重远, 谢立. 超临界流体 CO_2 萃取酸枣仁脂肪油化学成分的研究[J]. 中草药, 2001, 32 (11): 976 -977.
[10] 贡济宇, 赵启铎, 蔡广知, 等. 超临界萃取酸枣仁油及其成分研究[J]. 长春中医学院学报, 2005, 21(1): 58-59.
[11] 刘静, 李贞, 刘海英, 等. 酸枣仁氨基酸组成分析及营养评价[J]. 食品研究与开发, 2016, 37 (20): 20-22.
[12] Han BH, Park MH, Han YN. Cyclic peptide and peptide alkaloids from seeds of Zizyphus vulgaris[J]. Phytochemistry, 1990, 29 (10): 3315.
[13] 尹升镇, 金河奎, 金宝渊, 等. 酸枣仁生物碱的研究[J]. 中国中药杂志, 1997, 22(5): 296-297.
[14] Shin KH, Kim HY, Woo WS. Determination of flavonoids in seeds of zizyphus vulgaris var. spinosus by high performance liquid chromatography[J]. Plant Medica, 1982, 44(2): 94.
[15] 曾路, 张如意, 王序. 酸枣仁化学成分研究 II [J]. 药学学报, 1987, 22(2): 114.
[16] 董顺福, 韩丽琴, 赵文秀, 等. 火焰原子吸收分光光度法测定酸枣仁中金属元素的含量[J]. 安徽农业科学, 2009, 37(20): 9328-9329.
[17] 郭胜民, 范晓雯, 宋少刚. 酸枣仁中阿魏酸的提取、分离与鉴定[J]. 西北药学杂志, 1995, 10(1): 22-23.
[18] 任风芝, 栾新慧, 赵毅民. 酸枣仁药理作用及其化学成分的研究进展[J]. 基层中药杂志, 2001, 15(1): 46-47.
[19] 胡东云, 胡智娥. 浅议用治失眠药物开发[J]. 时珍国医国药, 1999, 10(7): 564.
[20] 张琨, 王越, 刘春梅, 等. 酸枣仁药理作用及新用途[J]. 黑龙江医药, 2010, 23(2): 247.
[21] 陈兴坚, 余传林, 刘菊芳. 酸枣仁总皂苷对培养大鼠心肌细胞的保护作用[J]. 中国药理学报, 1990, 11(2): 153.
[22] Xie J, Zhang Y, Wang L, et al. Composition of fatty oils from semen ziziphi spinosae and its cardiotonic effect on isolated toad hearts[J]. Nat Prod Res, 2012, 26(5): 479.
[23] 田秀红, 黎梅. 酸枣活性成分分析及药理作用研究进展[J]. 安徽农业科学, 2012, 40(23): 11555-11557.
[24] 高剑锋, 徐万玉. 酸枣仁皂苷的研究综述[J]. 中国药师, 2008, 11(11): 1376-1378.
[25] 郭胜民, 范晓雯, 宋少刚. 酸枣仁中阿魏酸的提取、分离与鉴定[J]. 西北药学杂志, 1995, 10(1): 22.
[26] 郎杏彩, 李明湘, 吴树勋. 酸枣仁增强小鼠免疫功能的实验研究[J]. 中药通报, 1988, 13(11): 683.

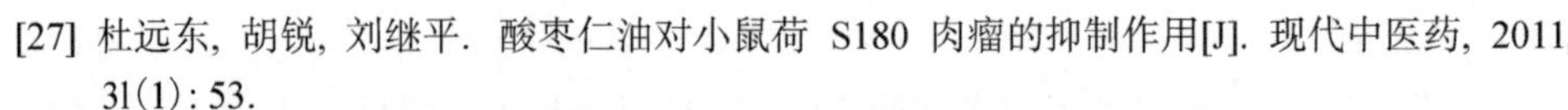

[27] 杜远东, 胡锐, 刘继平. 酸枣仁油对小鼠荷 S180 肉瘤的抑制作用[J]. 现代中医药, 2011, 31(1): 53.

[28] 张红石, 崔淼, 张昕烨, 等. 酸枣仁加锌合剂对睡眠剥夺小鼠综合学习记忆能力的影响[J]. 长春中医药大学学报, 2014, 30(5): 782-784.

[29] 王俅俅, 钱奇, 徐珞, 等. 加味酸枣仁汤对不稳定型心绞痛伴抑郁状态白细胞介素-17 的影响[J]. 中西医结合心脑血管病杂志, 2012, 10(1): 31-32.

[30] Yang B, Zhang A, Sun H, et al. Metabolomic study of insomnia and intervention effects of Suanzaoren decoction using ultra-performance liquid-chromatography /electrospray-ionization synapt high-definitionmass spectrometry[J]. J Pharm Biomed Anal, 2012, 58: 113-124.

[31] Yang B, Dong W, Zhang A, et al. Ultra-performance liquid chromatography coupled with electrospray ionization /quadrupole-time-of-flight mass spectrometry for rapid analysis of constituents of Suan zao ren decoction[J]. J Sep Sci, 2011, 34(22): 3208.

[32] Wang XJ, Yang B, Zhang AH, et al. Potential drug targets on insomnia and intervention effects of Jujuboside A through metabolic pathway analysis as revealed by UPLC/ES-SYNAPT-HDMS coupled with pattern recognition approach[J]. J Proteomics, 2012, 75(4): 1411.

[33] Wang XJ, Yang B, Sun H, et al. Pattern recognition approaches and computational systems tools for ultra performance liquid chromatography-mass spectrometry-based comprehensive metabolomic pathways analysis of biological data sets[J]. Anal Chem, 2012, 84(1): 428.

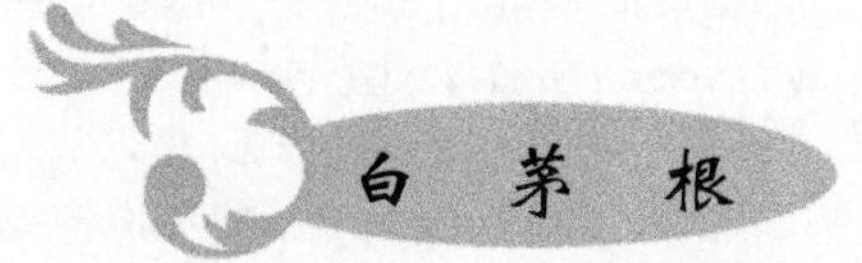

白 茅 根

白茅根，又名茅根、兰根、茹根、地菅、地筋、白花茅根、地节根、茅草根、甜草根、丝毛草根。其拉丁文名为 *Imperatae rhizoma*。《中国药典》2015 年版记载本品为禾本科植物白茅的干燥根茎，多产于河南、辽宁、河北、山西、山东、陕西等地区，春、秋二季采挖，洗净，晒干，除去须根和膜质叶鞘，捆成小把。白茅根具有凉血止血，清热利尿的功能。主治血热吐血，衄血，尿血，热病烦渴，湿热黄疸，水肿尿少，热淋涩痛。

【文献记载】

白茅根，性味：甘，寒。凉血止血，清热利尿。

白茅根始见于《本草图经》："茅根，今处处有之。春生芽，布地如针，俗间谓之茅针，亦可啖，甚益小儿。夏生白花，茸茸然，至秋而枯，其根至洁白，亦甚甘美，六月采根用。"

《本草纲目》记载：茅有数种，夏花者为茅，秋花者为菅，二物功用相近，而名谓不同，《诗经》云："白华菅兮，白茅束兮是也"。

《神农本草经》记载："主劳伤虚羸，补中益气，除瘀血、血闭寒热，利小便"。

《别录》记载："下五淋，除客热在肠胃，止渴，坚筋，妇人崩中"。

《日华子本草》记载："主妇人月经不匀，通血脉淋沥"。

《滇南本草》记载："止吐血，衄血，治血淋，利小便，止妇人崩漏下血"。

《本草纲目》记载："止吐衄诸血，伤寒哕逆，肺热喘急，水肿，黄疸，解酒毒"。

《本经逢原》记载："治胃反上气，五淋疼热及痘疮干紫不起"。

【成分研究】

1. 糖类　白茅根的主要化学成分为糖类，其中木糖、多糖、果糖、葡萄糖、蔗糖等含量丰富。近年来白茅根中多糖成分研究较多，研究显示通过对比不同产地白茅根中多糖的含量，发现各产地白茅根多糖含量有显著差异，其中以福建邵武白茅根种多糖含量最高（711.45mg/g）[1-6]。

2. 三萜类化合物　白茅根中含有的三萜类化合物包括白茅素（cylindrin）、乔木萜烷（arborane）、芦竹素（arundoin）、乔木萜醇甲醚（arborinol methylether）、异乔木萜烷（isoarborinol）、羊齿烯醇（fernenol）、乔木萜醇（arborinol）、乔木萜酮（arborinone）、西米杜鹃醇（simiarenol）和木栓酮（friedelin）等[7-9]。

3. 苯丙素化合物　白茅根中含有的苯丙素类化合物有4，7-二甲氧基-5-甲基香豆素、graminones A、graminones B、1-（3，4，5-三甲氧基苯基）-1，2，3-丙三醇、4-甲氧基-5-甲基香豆素-7-O-β-D-吡喃葡萄糖苷、1-O-对香豆酰基甘油酯等[10]。

4. 有机酸　白茅根中含有的有机酸类化合物有棕榈酸、苹果酸、草酸、柠檬酸、绿原酸、1-咖啡酰奎尼酸、酒石酸、香草酸、3-咖啡酰奎尼酸、4-咖啡酰奎尼酸、3，4-二羟基苯甲酸、3-阿魏酰奎尼酸、咖啡酸、二咖啡酰奎尼酸、对羟基桂皮酸、反式对羟基桂皮酸、对羟基苯甲酸、5-咖啡酰奎尼酸、3，4-二羟基丁酸等[10]。

5. 色原酮、黄酮类　白茅根中含有的色原酮类化合物有5-羟基-2-苯乙基色原酮、5-羟基-2-苯乙烯基色原酮，黄酮类有5-甲氧基黄酮和5-2-[2-（2-羟基苯基）乙基]色原酮等[10]。

6. 内酯类　白茅根中含有白头翁素和薏苡素等内酯类成分[10]。

【药理研究】

1. 止血　白茅根能促进凝血酶的生成，其炒炭后对小鼠的止血、凝血时间较生品有显著缩短的作用，并能显著缩短血浆复钙时间。研究显示，白茅根炭通过影响大鼠血小板聚集和凝血系统来发挥止血作用[11, 12]。

2. 免疫调节　白茅根能加强小鼠腹腔巨噬细胞的吞噬作用，增加T淋巴细胞的百分数，并能显著提高 IL-2 的水平[13]。白茅根水煎剂能使正常及免疫功能低下小鼠的外周血 CD_4 T 淋巴细胞百分率和外周血 ANAE 阳性细胞百分率提高，并能降低 CD_8 T 淋巴细胞百分率，且能使 CD_4、CD_8 比值趋向正常[14]。白茅根多糖能增加经 PHA 活化的 T 淋巴细胞的 DNA 合成，使细胞从 G_1 期进入 S 期[15]。

3. 利尿降压　动物实验显示，白茅根水煎剂能显著的降压和利尿，其利尿作用机制可能与其含有丰富的钾盐有关，能缓解肾小球血管痉挛，使肾血流量及肾滤过率增加，从而产生利尿作用，同时改善肾缺血，减少肾素产生，使血压恢复正常[16]。

4. 抑菌　白茅根煎剂在试管内能抑制弗氏、宋内痢疾杆菌的繁殖，同时也能抑制肺炎球菌、卡他球菌、流感杆菌、金黄色葡萄球菌等，但对舒氏痢疾杆菌及志贺痢疾杆菌却无抑制作用[17]。白茅根水煮提取物对于大肠杆菌和枯草芽孢杆菌，乙酸乙酯提取物对假丝酵母，50%乙醇提取物对于产气肠杆菌，丙酮提取物对于金黄色葡萄球菌均有较好的抑制增殖作用[18]。

5. 保肝　研究发现，白茅根具有一定的抗 HBV 病毒能力，能提高乙型肝炎表面抗原阳性转阴率，临床治疗显示，白茅根对乙肝患者的治愈率为 35.0%，好转率为 45.2%，总有效率为 89.7%，并能改善患者的自觉症状[19]。研究显示以白茅根配伍的解酒清肝汤发现可显著治疗酒精性肝病 46 例，总有效率为 95.65%[20]，同时有研究发现以白茅根配伍的消脂解酒方治疗酒精性脂肪肝 58 例，总有效率为 86.2%[21]。

6. 抗炎镇痛　白茅根水煎液对二甲苯所致小鼠耳郭肿胀和角叉菜胶所致大鼠后足趾肿胀有减轻作用，并能降低冰醋酸所致小鼠腹腔毛细血管通透性增加，且对抗酵母多糖 A 所致大鼠足趾肿胀也有一定治疗作用[22]。白茅根对化学刺激性疼痛有一定的抑制作用，能抑制醋酸引起的扭体反应[23]。

【食用方法】

1. 单味白茅根　单味白茅根 250g 水煎，每日分 2～3 次服，可治疗急性肾炎，通常在服用 1～2 天内小便能显著增多，连服 1～2 周或至痊愈。

2. 食疗

（1）白茅根煮荸荠

民间将白茅根和荸荠同煮，可清胃泻火，治小儿痟渴。

（2）祛暑饮料

将鲜白茅根以 1cm 长切成小段，用水煎熬或浸泡后放凉，淡饮或酌加白糖；或将白茅根与竹笋同煎，夏季常饮，能预防中暑。

（3）茅根小蓟饮

鲜白茅根、鲜小蓟各 30～60g，洗净，绞取汁。1 日内分 2 次饮服。可作为上消化道出血证属胃热或肝火者的辅助治疗。

（4）茅根煮赤豆

白茅根 250g，赤小豆 120g，加水煮至水干，除去茅根，将豆分数次嚼食，可用于慢性肾炎。

【常用配伍】

白茅根配小蓟、栀子、侧柏叶、牡丹皮，以增清热凉血止血之效。

白茅根配石斛、天花粉、芦根，以增强清热生津止渴之功。

白茅根配生石韦、冬葵子、滑石，用于热结膀胱，小便淋沥涩。

【注意事项】

白茅根忌犯铁器。

切制白茅根忌用水浸泡，以免钾盐丢失。

【参考文献】

[1] 李经纬. 中医大词典 [M]. 第 2 版. 北京: 人民卫生出版社, 2004: 498.

[2] Haginiwa J, Hori M, Yamazaki M. On the potassium and sugar in the rhizome of imperata cylindrica Beauv. var. Koenigii Durandet Schinz[J]. Yakugaku zasshi, 1956, 76(7): 863.

[3] 勾建刚, 刘春红. 白茅根多糖超声提取的优化[J]. 时珍国医国药, 2007, 18 (11): 2749-2750.

[4] 王莹, 孟宪生, 包永睿, 等. 白茅根多糖提取工艺优化及含量测定[J]. 亚太传统医药, 2009, 5(11): 24-26.

[5] 王海侠, 吴云, 时维静, 等. 白茅根多糖的提取与含量测定[J]. 中国中医药信息杂志, 2010, 17 (2): 55-57.

[6] 刘荣华, 马志林, 段峰, 等. 不同产地白茅根多糖成分含量比较[J]. 时珍国医国药, 2012, 23 (2): 257-258.

[7] 白玉昊, 时银英, 段玉通. 白茅根降压茶治疗原发性高血压 98 例疗效观察[J]. 中国现代药物应用, 2007, (6): 63.

[8] Nishimoto K, Ito M, Narori S, et al. The structures of arundoin, cylindrin and fernenol[J]. Tetrahedron, 1968, 24(2): 7355.

[9] Ohmoto T, Ikuse M, Natori S. Triterpenoids of the gramineae[J]. Phytocemistry, 1970, 9(10): 2137.

[10] 刘金荣. 白茅根的化学成分、药理作用及临床应用[J]. 山东中医杂志, 2014, 33(12): 1021-1024.

[11] 宋善俊, 王辨明, 沈迪, 等. 17 种止血中草药的实验研究[J]. 新医学, 1978, 9(2): 55.

[12] 曹雨诞, 和颖颖, 张丽, 等. 白茅根炒炭前后 5-羟甲基糠醛的变化研究[J]. 中草药, 2010, 41(9): 1475-1477.

[13] 徐丹洋, 张振, 陈佩东, 等. 茅根炭止血机理的实验研究[J]. 中成药, 2010, 32(12): 2114-2117.

[14] 廖辉. 12 味止血中药对脂多糖诱导小鼠巨噬细胞产生一氧化氮的抑制作用[J]. 中国药房, 2007, 18(9): 649-651.

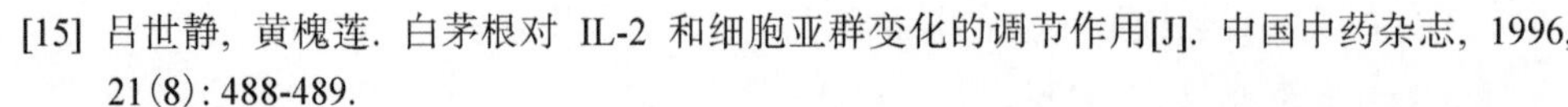

[15] 吕世静，黄槐莲. 白茅根对 IL-2 和细胞亚群变化的调节作用[J]. 中国中药杂志，1996, 21(8): 488-489.

[16] 付嘉，熊斌，白丰沛，等. 白茅根对小鼠细胞免疫功能的影响[J]. 黑龙江医药科学，2000, 23(2): 17.

[17] 吕世静，黄槐莲，袁汉尧，等. 白茅根多糖对人T淋巴细胞免疫调节效应的研究[J]. 中国新药杂志, 2004, 13(9): 834-835.

[18] 魏中海. 白茅根煎剂治疗乙型肝炎表面抗原阳性的临床疗效观察[J]. 中医药研究，1992, (4): 30-31.

[19] 何炜. 解酒清肝汤治疗酒精性肝病 46 例[J]. 陕西中医, 2006, 26(9): 1074-1075.

[20] 余卓文，李杏儿，周丽仪. 消脂解酒方治疗酒精性脂肪肝 58 例疗效观察[J]. 新中医，2006, 38(6): 28-29.

[21] 岳兴如，侯宗霞，刘萍，等. 白茅根抗炎的药理作用[J]. 中国临床康复，2006, 10 (43): 85-87.

[22] 于庆海，杨丽君，孙启时，等. 白茅根药理研究[J]. 中药材, 1995, 18 (2): 88-90.

[23] 包永睿，王帅，孟宪生，等. 白茅根水提物对人肝癌细胞株 SMMC-7721 细胞周期及细胞凋亡的影响[J]. 时珍国医国药, 2013, 24 (7): 1584-1586.

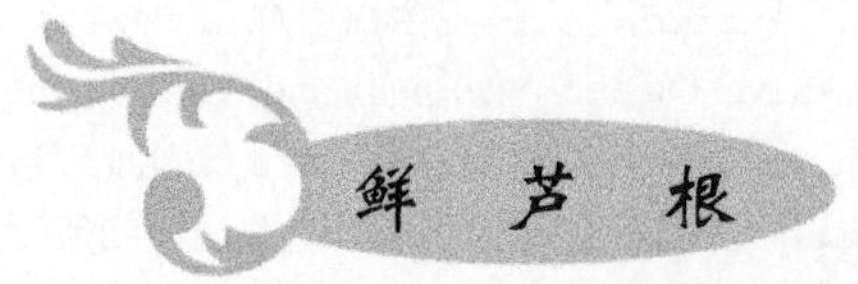

鲜芦根

芦根，又名芦茅根、苇根、芦柴根、芦菇根、顺江龙、水蓈蕽、芦通、苇子根、芦芽根、甜梗子。其拉丁文名为 *Phragmitis rhizome*。《中国药典》2015 年版记载本品为禾本科植物芦苇的新鲜或干燥根茎，全年均可采挖，除去芽、须根及膜状叶，鲜用或晒干。芦根不仅可以搭配多种食材食用，而且还有重要的药用价值。作药用时，具有活血祛瘀，消肿止痛的功能。主治跌打损伤，骨折筋伤，瘀滞肿痛，经闭痛经等。

【文献记载】

芦根，性味：甘，寒。清热泻火，生津止渴，除烦，止呕，利尿。

芦根始载于《别录》，列为下品。

《新修本草》曰："疗呕逆不下食、胃中热、伤寒患者弥良"。

《新修本草》也曰："生下湿地。茎叶似竹，花若荻花。二月、八月采根，日干用之。"

《本草图经》谓："芦根，旧不载所出州土，今在处有之。生下湿陂泽中。其状都似竹而叶抱茎生，无枝。花白作穗，若茅花。根亦若竹根而节疏。"

上述记载及《本草图经》附图，均与本品相符。鲜芦根活水芦根呈长圆柱形或扁圆柱形，长短不一，直径约 1.5cm。表面黄白色，有光泽，先端尖形似竹笋，绿色或黄绿色。全体有节，节间长 10～17cm，节上有残留的须根及芽痕。质轻而韧，不易折断。横切面黄白色，中空，周壁厚约 1.5mm，可见排列成环的细孔，外皮疏松，可以剥离。

《名医别录》记载芦根："主消渴客热，止小便利"。

《药性论》记载："能解大热，开胃。治噎哕不止"。

《本草经疏》记载："消渴者，中焦有热，则脾胃干燥，津液不生而然也，甘能益胃和中，寒能除热降火，热解胃和，则津液流通而渴止矣。客热者，邪热也，甘寒除邪热，则客热自解。肺为水之上源，脾气散精，上归于肺，始能通调水道，下输膀胱，肾为水脏而主二便，三家有热，则小便频数，甚至不能少忍，火性急速故也，肺、肾、脾三家之热解，则小便复其常道矣，火升胃热，则反胃呕逆不下食及噎哕不止；伤寒时疾，热甚则烦闷；下多亡阴，故泻利人多渴；孕妇血不足则心热，甘寒除热安胃，亦能下气，故悉主之也。"

《日华子本草》记载："治寒热时疾烦闷，好孕人心热，并泻痢人渴"。

《医学衷中参西录》记载："苇之根居于水底，其性凉而善升，患大头瘟者，愚常用之为引经要药，是其上升之力可至脑部，而况于肺乎且其性凉能清肺热，中空能理肺气，而又味甘多液，更善滋养肺阴则用根实胜于茎明矣。今药房所鬻者名为芦根，实即苇根也。其性颇近茅根，凡当用茅根而无鲜者，皆可以鲜芦根代之也。"

【成分研究】

1. *糖类*　芦根含糖量较高，约含 51%的多糖[1]。

2. *脂肪酸和酯*　研究显示以 95%乙醇对芦根中的脂肪酸酯和脂肪酸进行提取，酸碱法进行纯化，气相色谱–飞行时间质谱法进行测定，得提取物中脂肪酸酯和脂肪酸的相对含量为 25.7%，有 9，12-十八二烯酸、十六酸、9，12，15-十八三烯酸甲酯、13-甲基-十五酸甲酯、十六酸乙酯、11-甲基-十九酸甲酯、13-（3-环戊烯基）-十三酸甲酯、9，12，15-十八三烯酸等[2]。

3. *甾体类*　芦根中报道的甾体类化合物有β-谷甾醇、豆甾-1-烯-3-酮、胡萝卜苷、豆甾-1、24-乙基胆甾醇、24-甲基胆甾醇等[3-5]。

4. *黄酮类*　有报道芦根中可分离得到黄酮类化合物小麦黄素[4]。

5. *蒽醌类*　有报道芦根中可分离得到蒽醌类化合物大黄素甲醚[3]。

6. *挥发性成分*　研究采用 GC-MS 联用分析了芦根中的挥发性成分，共检测出 45 种成分，其中有亚油酸甲酯（4.99%）、糠醛（2.85%）、邻苯二甲酸二辛酯（16.5%）等[6]。

7. *生物碱*　研究发现芦根提取物中含有生物碱类成分核黄素[4]。

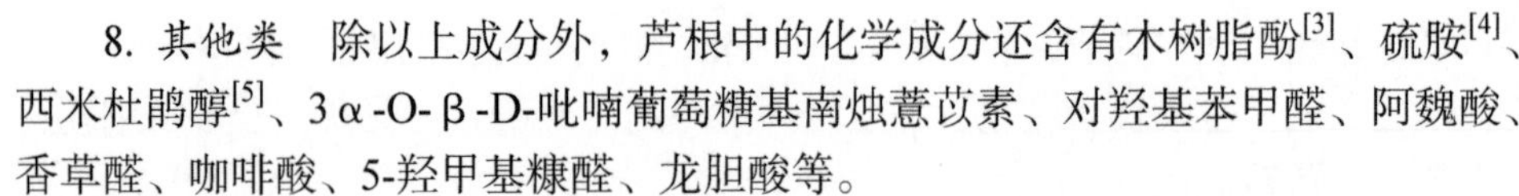

8. 其他类　除以上成分外，芦根中的化学成分还含有木树脂酚[3]、硫胺[4]、西米杜鹃醇[5]、3α-O-β-D-吡喃葡萄糖基南烛甍苡素、对羟基苯甲醛、阿魏酸、香草醛、咖啡酸、5-羟甲基糠醛、龙胆酸等。

【药理研究】

1. 抗氧化作用　有报道将芦根多糖的体外抗氧化效果与维生素C比较，结果发现芦根多糖具有抗氧化活性[7]。

2. 保肝作用　通过研究芦根多糖对四氯化碳小鼠肝损伤的保护作用发现，芦根多糖对肝细胞的抗损伤能力有增强作用，对血清和肝脏GSH-Px活力有提高作用，可将过氧化物氧化成水和无毒醇[8]。

研究发现芦根可影响多糖对四氯化碳致肝纤维化大鼠肝功能及病理形态，发现芦根多糖大、小剂量均具有不同程度的保护肝作用，可降低肝脂肪化程度，抑制肝纤维化[9]。同时研究显示，芦根多糖大、小剂量均可降低胶原含量，保护肝细胞。提示芦根多糖可通过保护肝细胞、抗氧化、抑制胶原沉积等途径抑制肝纤维化[10]，其可能的作用机制是通过影响TGF-β/Smads信号通路[11]。

3. 抗肿瘤作用　有研究对芦根中分离到的R-PolyⅠ、R-PolyⅡ和R-PolyⅢ三种多糖进行了细胞毒性实验，发现三种多糖对B16细胞和Hela细胞的增殖均有抑制作用，最大抑制率分别为76%和81%[12]。

4. 改善脂代谢　有研究用不同剂量芦根多糖对糖尿病小鼠进行灌胃，通过测量体重，检测血糖值，计算葡萄糖耐受量，测定化血清蛋白（GSP）、肝糖原、总胆固醇（TC）、糖、高密度脂蛋白（HDL-C）、三酰甘油（TG）和低密度脂蛋白（LDL-C）含量，发现芦根多糖对小鼠葡萄糖耐受力有改善作用，可降低TC、TG、血糖、GSP、LDL-C，同时升高HDL-C和肝糖原含量[13]。

【食用方法】

1. 治消渴　芦根15g，麦门冬、地骨皮、茯苓各9g，陈皮4.5g。煎服。

2. 治大叶性肺炎，高热烦渴，喘咳　芦根30g，麻黄3g，甘草6g，杏仁9g，石膏15g。水煎服。

3. 治肺痈吐血　鲜芦根1000g，炖猪心肺服。

4. 治肺痈咳嗽吐腥臭脓痰　芦根30g，薏米、冬瓜子各15g，桃仁、桔梗各9g。水煎服。

【常用配伍】

芦根配生石膏、麦门冬、天花粉，清热生津，除烦止渴，治热病伤津，烦躁口渴。

鲜芦根配荸荠汁、梨汁、麦冬汁，可治热盛津伤较重，症见口燥烦渴，吐白沫黏滞不快者。

芦根配金银花、连翘、荆芥穗，有透热解毒、生津止渴之功。

芦根配薄荷、蝉衣，疏风清热，宣毒透疹。

芦根配竹茹、生姜、粳米，以清热降逆，和中止呕。

芦根配桑白皮、黄芩、贝母，清热化痰止咳。

芦根配桔梗、鱼腥草、生薏苡仁、金银花，清肺排脓，解毒疗痈。

芦根配桑叶、菊花、桔梗等药，疏风清热，宣肺止咳。

芦根配木通、车前子、滑石，清利湿热、通淋止痛。

芦根配白茅根、小蓟、苎麻根，清热通淋，凉血止血。

【注意事项】

芦根性寒，脾胃虚寒者禁止服用芦根，且不要与巴豆同服。

【参考文献】

[1] 汤韦奇, 张国升. 正交试验法优选芦根中低聚糖及单糖的提取工艺[J]. 安徽中医学院学报, 2008, 27(3): 43-45.

[2] 李前荣, 张国升, 尹浩, 等. 气相色谱-飞行时间质谱法测定芦根中脂肪酸和酯的含量和结构[J]. 中国科学技术大学学报, 2004, 34(4): 504-510.

[3] 骆昉. 芦根的化学成分研究及苦蝶子药材的指纹图谱研究[D]. 沈阳: 沈阳药科大学, 2008.

[4] 周家驹, 谢桂荣, 严新建. 中药原植物化学成分手册[M]. 北京: 化学工业出版社, 2004.

[5] 张国升, 李前荣, 尹浩, 等. 芦根中甾体的 GC-TOFMS 鉴定[J]. 安徽中医学院学报, 2005, 24(3): 40-42.

[6] 王华. 芦根的挥发性成分分析及在卷烟中的应用[J]. 云南化工, 2008, 35(6): 62-65.

[7] 沈蔚, 任晓婷, 张建, 等. 芦根多糖的提取及其抗氧化活性的研究[J]. 时珍国医国药, 2010, 21(5): 1078-1080.

[8] 张国升, 凡明月, 彭代银, 等. 芦根多糖对四氯化碳小鼠肝损伤的保护作用[J]. 中国药理学通报, 2002, 18(3): 354-355.

[9] 李立华, 张国升, 戴敏, 等. 芦根多糖对四氯化碳致肝纤维化大鼠的保肝作用[J]. 安徽中医学院学报, 2005, 24(2): 24-26.

[10] 李立华, 张国升. 芦根多糖保肝作用及抗肝纤维化的研究[J]. 安徽中医学院学报, 2007, 26(5): 32-34.

[11] 李立华, 韩光磊, 高家荣, 等. 芦根多糖对免疫性肝纤维化大鼠 TGF-β/Smads 信号通路的影响[J]. 中国中医药科技, 2011, 18(3): 206-208.

[12] 晁若瑜, 杨靖亚, 蔡晓晔, 等. 芦根多糖的分离纯化和体外抗肿瘤研究[J]. 食品工业科技, 2011 (12): 284-286.

[13] 崔珏, 李超, 钱川军, 等. 芦根多糖对糖尿病小鼠糖脂代谢调节作用的研究[J]. 农业机械, 2012 (24): 142-144.

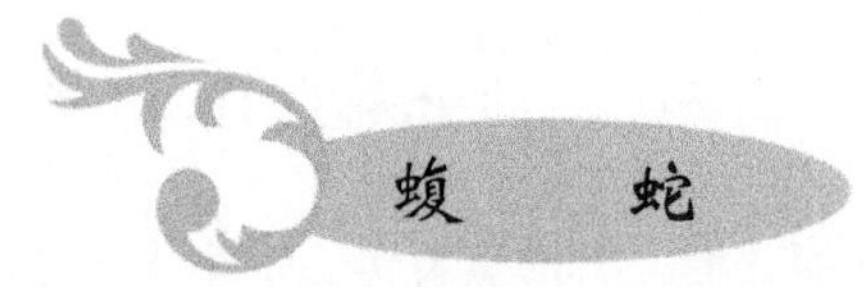

蝮　蛇

蝮蛇，别名土球子、土谷蛇、土布袋、土狗子蛇、草上飞、七寸子、土公蛇、土虺蛇、土锦、灰地匾、地扁蛇、铁树皮，属于脊索动物门爬行纲有鳞目蝰蛇科蝮蛇亚科亚洲蝮属，是我国东北林区常见的毒蛇，产量大，毒性强。蝮蛇药用首载于《别录》中，在日本也将蝮蛇去皮去内脏的干燥物称为“反鼻”，单独使用或在汉方处方中用作强壮剂。

【文献记载】

蝮蛇，性味：甘、辛，温，有毒。归肝、脾经。祛风攻毒，熄风定惊，活血止痛。

《名医别录》曰：“蝮蛇，黄黑色，黄颔尖口，毒最烈：虺形短而扁，毒不异于蚖，中人不即疗，多死。蛇类甚众，惟此二种及青蝰为猛，疗之并别有方。”

《新修本草》曰：“蝮蛇作地色，鼻反，口又长，身短，头属相似，大毒。一名蚖蛇，无二种也。山南汉、沔间有之。”

《本草图经》曰：“文仲云：蝮蛇形乃不长，头扁口尖，头斑身赤文斑，亦有青黑色者，人犯之，头足贴着是也。东间诸山甚多，草行不可不慎之。”

孟诜《食疗本草》中“如无此疾者，即不假食也”是对蝮蛇作为食物的最早记载。

《名医本草》曰：“酿作酒疗癞病，诸瘘，心腹痛，下结气。”

《药性论》曰：“治五痔，肠风泻血”。

《本草纲目》记载：“蝮蛇有祛风，攻毒功效，用于治疗麻风、癞疾、皮肤顽痹、痔疮等症。自古以来民间把蝮蛇用作滋补强壮、疲劳恢复、解毒药；近代主要用作强壮、病后虚弱体质的改善药。治疗麻风温痹症，肢体麻木和半身不遂等症。”

《纲目拾遗》曰：“治风痹”。

【成分研究】

1. 氨基酸类　蝮蛇含有硬脂酸、棕榈酸等饱和脂肪酸类，胆甾醇及牛磺酸等物质，有人从蝮蛇的内脏、头部及除皮后的肌肉中，提取到蛇肉肽及精氨酸、组氨酸、牛磺酸、赖氨酸、缬氨酸、丙氨酸、亮氨酸、谷氨酸、甘氨酸及肌酐等。有报道对蝮蛇干燥粉末中的总氮量、氨基酸等进行了测定，证实蝮蛇含有 19 种氨基酸，其中谷氨酸含量较大，同时也发现含有维生素 A 和维生素 B，从而确定其营养学价值[1, 2]。

2. 脂肪酸类　反鼻中富含有胆甾醇和磷酸质，内脏中则以胆甾醇和三酰甘油多，而且部分均含有磷酸胆碱、磷酸乙醇胺，磷酸肌醇、磷酸丝氨酸、神经鞘磷脂等磷酸质。还测定出含有亚油酸、油酸、花生烯酸等不饱和脂肪酸，在脂质成分中还发现微量的奇数（碳）脂肪酸 C_{15}～C_{17}[3]。蝮蛇肛门腺分泌物有癸酸、二十一烷酸、胆甾醇、十八烷酸、二十烷酸、顺-9-十八烯酸、十七烷酸等。

3. 棕榈酸及月桂酸类　有研究在蝮蛇挥发油中鉴定了大量月桂酸、棕榈酸、癸酸和辛酸等酸类等物质[4]。

4. 营养成分　蝮蛇富含蛋白质和多种无机元素，且脂肪含量相对较低，是一种极具营养价值的保健品。

5. 多胺类　蝮蛇制剂中含有较强的多胺类生理活性物质[5]，蛇体及内脏中也发现含有磷酸胆碱、磷酸肌醇、磷酸乙醇、神经鞘磷脂等多种磷脂[6]。

6. 脂质类　蝮蛇中的脂质类成分主要为磷脂和胆甾醇，内脏中则以三酰甘油和胆固醇居多[3]。

【药理研究】

1. 抗应激作用　蝮蛇在日本民间被广泛用作强壮和疲劳恢复药物。有人用反鼻水提物对小鼠寒冷应激和振荡应激的保护作用进行了研究，结果显示反鼻能增加寒冷刺激小鼠自主活动量，并能升高小鼠体温，抑制血清活性升高。经多次给药后，小鼠的爬洞及探求行为有所改善[7]。

2. 增强免疫作用　蝮蛇提取物具有促进小鼠网状内皮系统吞噬作用的能力，且研究显示蝮蛇内脏提取物的吞噬能力强于反鼻提取物[8]，蝮蛇挥发油的主成分为月桂酸、癸酸，对小鼠网状内皮系统吞噬功能均有刺激作用[3]，蝮蛇可改善病后虚弱体质。

3. 抗炎作用　蝮蛇制剂临床上对慢性骨髓炎、肺结核有治疗效果。蝮蛇水提物还有抑制紫外线照射所致红斑和减少肉芽干重量的作用[9]。

4. 抗溃疡作用　《日本医药动物》记载常饮蝮蛇酒有延年益寿、健胃强壮之功效，且蝮蛇乙醇浸出物可以健胃。蝮蛇干燥体的乙醇提取物具有抗溃疡作用，大鼠口服给药后，能预防溃疡、水浸应激性溃疡和乙醇诱发的溃疡，对醋酸型溃疡有治愈效果，能增加胃黏膜组织血流量和氨基己糖含量[10, 11]。

5. 降血脂作用　蝮蛇水提物连续给小鼠口服，能降低小鼠血脂。特别是对正常小鼠的血清总脂和老龄小鼠的血清胆固醇有明显降低作用，同时能抑制蛋黄引起小鼠胆固醇升高，并能抑制血中总脂的升高。此外，也能降低酒精引起的血中总脂升高，抑制胆固醇含量升高，总的说来蝮蛇水提物具有降血脂作用[11]。

6. 其他作用　蝮蛇水提物能抑制小鼠自主活动呈剂量依赖性效果，能延长己巴比妥钠所致小鼠睡眠时间，并有轻度镇痛作用，对大鼠具有一过性降血压作用[12]。

蝮蛇去内脏后，蛇体煎剂口服能促进雄性小鼠性功能，降低正常小鼠和四氧嘧啶引起的高血糖作用，促进肝脏中蛋白质的合成；除此之外，能明显降低脑中丙二醛和肝脏中单胺氧化酶含量，明显增加肝中超氧化物歧化酶含量，具有清除自由基和延缓衰老的作用[13]，并对血脂也有一定降低作用[14]。有人以尖吻蝮蛇蛇毒为对象，提取、分离和纯化出蛇毒抑瘤活性物质[15]（component Ⅰ from agkistrodon acutus venom，AAVC-Ⅰ），具有明显地抑制肿瘤细胞增殖活性[16,17]。蝮蛇蛇体蒸馏液（每 1mL 含 1g 生药）给小鼠腹腔注射或静脉注射 2 mL/只，仅活动稍减少，无其他异常或死亡[18]。腹腔注射蛇体挥发油的 LD_{50} 为 1426mg/kg[3]。小鼠口服日本蝮蛇蛇体水提取物 18g/kg，未见死亡，但有镇静、缩瞳、眼睑下垂，腹腔及皮下注射时，LD_{50} 分别为 3600 mg/kg 和 10 800 mg/kg，腹腔注射后动物有扭体反应并伴步态不稳，出现肌紧张和体温降低，翻正反射消失。

【食用方法】

1. 蝮蛇泡酒　蝮蛇酒：祛风通络止痛，治疗颈椎病瘫痪，手指麻木，上肢不能高举者。

2. 食疗

（1）蝮蛇人参酒

功效：具有祛风、镇痛、解毒的功能。主治风湿痹痛、麻风病、淋巴结结核、风湿性关节炎。

主料：蝮蛇 1 条，人参 15g，高粱酒 1000mL。

（2）三蛇酒

功效：除风祛湿，温经散寒，通络止痛。主治风寒湿痹。

原料：乌梢蛇 1500g，大白花蛇 200g，蝮蛇 100g，生地 500g，冰糖 5000g，白酒 100kg。

（3）蝮蛇高粱酒

功效：治疗病后或妇女产后虚弱、贫血、神经痛、下肢麻痹、步履艰难等。

原料：活蝮蛇 1～2 条，高粱酒。

【常用配伍】

蝮蛇配白花蛇、全蝎、蜈蚣等，治疗风湿关节疼痛、麻风、疥癞、瘰疬、疮疖等。

蝮蛇配制南星、制白附子、钩藤等，用于治疗中风口噤、破伤风、口眼歪斜等。

【药材真假伪鉴定】

本品大多呈 6～8cm 圆盘状，头居中体、背黑灰色，有的个体呈圆形黑斑，且背鳞起棱。腹面可见剖除内脏的沟槽，脱落的腹鳞呈半透明、长条形。尾部较短，质坚韧，不易折断，长 6～8cm、气腥。骨骼特征：躯干椎的棘突较低矮，椎体不突尖端较平截，多数呈长短不等的竖刀状，鼻骨前端较突出基本不后倾，尾椎脉突侧面观亦呈短竖刀状。

【注意事项】

阴虚血亏者慎服，孕妇禁用。

【参考文献】

[1] 藤井正美. 反鼻的成分（Ⅰ）[J]. 药学研究（日）, 1963, 35（2）: 1.

[2] 藤井正美. 反鼻的成分（Ⅱ）[J]. 药学研究（日）, 1963, 35（2）: 7.

[3] 严述常. 国外医学-中医中药分册[J]. 中医研究情报研究室, 1987, 9（1）: 53.

[4] 李海日, 王兰, 童帼奋, 等. 蝮蛇注射液有效成分的化学研究Ⅰ. 蝮蛇挥发油成分的分离与鉴定[J]. 特产科学实验, 1980, (2): 32-33.

[5] 仲崇林, 姜瑞芝, 王兆华, 等. 蝮蛇注射液有效成分的化学研究（Ⅱ）[J]. 吉林中医药, 1989, 4: 37.

[6] 土田浩. 蛇体的成分研究[J]. 国外医学-中医中药分册, 1987, 9（1）: 53.

[7] 加藤正秀. 反鼻的药理学研究[J]. 生药学杂志（日）, 1985, 39（4）: 270.

[8] 森浦俊次. 生药蝮蛇的药理活性[J]. 药学杂志（日）, 1990, 110（5）: 341.

[9] 久保道德. 反鼻药理作用的研究[J]. 药学杂志（日）, 1989, 19（86）: 592.

[10] 严述常. 国外医学-中医中药分册[J]. 中医研究情报研究室, 1987, 9（2）: 39.

[11] 加藤正秀. 反鼻的药理学研究[J]. 生药学杂志（日）, 1987, 41（1）: 99.

[12] 衫川昌辉. 反鼻的药理作用[J]. 生药学杂志（日）, 1986, 40（2）: 164.

[13] 李延忠, 孙晓波, 徐惠波. 蝮蛇水提物药理作用的研究[J]. 中草药, 1992, 23（8）: 425.

[14] 李延忠, 丁秀峰, 赵士颜, 等. 蝮蛇水提物对血脂影响的初步研究[J]. 中药材, 1991, 14（1）: 16.

[15] 张根葆, 张毅, 孔岩, 等. 五步蛇毒蛋白C激活剂的纯化与活性分析[J]. 蛇志, 2008, 16（4）: 249-251.

[16] Conlon JM, Prajeep M, Mechkarska M, et al. Peptideswith in vitro anti-tumor activity from the venom of the Eastern green mamba. Dendroaspis angusticeps（Elapi-dae）[J]. J Venom Rese, 2014, 5: 16-21.

[17] Park MH, Son DJ, Kwak DH, et al. Snake venom toxininhibits cell growth through induction of apoptosis in neuroblastoma cells[J]. Arch Pharm Res, 2009, 32（11）: 1545- 1554.

[18] 赵肯堂. 内蒙古药用动物[M]. 呼和浩特: 内蒙古人民出版社, 1981: 91.

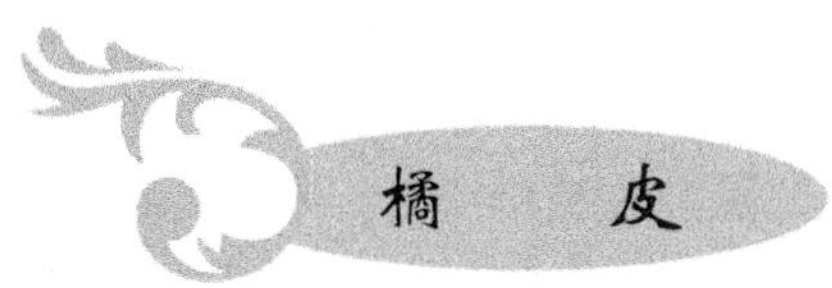

橘　皮

橘皮，又名陈皮。其拉丁文名为 *Citri reticulatae pericarpium*。橘皮主产于广东、福建、四川等地，产于广东新会者称为新会皮、广陈皮。以陈久者为佳。《中国药典》2015 年版记载本品为芸香科小乔木植物橘及其栽培变种的成熟果皮，药材分为"陈皮"和"广陈皮"，采收于秋季果实成熟时，晒干或低温干燥，切丝生用。橘皮具有理气健脾，燥湿化痰的功能。主治脘腹胀痛，食少吐泄，咳嗽痰多。

【文献记载】

橘皮，性味：苦、辛，温。归脾、肺经。燥湿化痰、理气健脾。用于食少吐泻、脘腹胀满、咳嗽痰多。

橘皮始载于《神农本草经》，列为上品"橘柚"项下，谓："橘柚，味辛温，一名橘皮"。陶弘景云："此是说其皮功尔……并以陈者为良"。元代王好古也说："橘皮以色红日久者为佳，故曰红皮、陈皮"。

《本草纲目》将陈皮列为黄橘皮的别名，另列有青橘皮（即青皮），李时珍说："橘皮性温，柑、柚皮性冷，不可不知""柑皮比橘色黄而稍厚，理稍粗而味不苦。橘可久留，柑易腐败。柑树畏冰雪，橘树略可，此柑、橘之异也。柑、橘皮今人多混用，不可不辨"，又谓"橘皮纹细色红而薄，内多筋脉，其味苦辛。柑皮纹粗色黄而厚，内多白膜，其味辛甘……但以此别之，即不差矣""辽呕哕反胃嘈杂，时吐清水，痰痞咳疟，大肠闭塞，妇人乳痈"。

《本草经疏》曰："橘皮，主胸中瘕热逆气，气冲胸中呕逆者，以肺主气，气常则顺，气变则逆，逆则热聚于胸中而成瘕，瘕者假也，如痞满郁闷之类也。辛能散，苦能泄，温能通行，则逆气下，呕咳止，胸中瘕热消失。脾为运动磨物之脏，气滞则不能消化水谷，为吐逆、霍乱、泄泻等证，苦温能燥脾家之湿，使滞气运行，诸证自瘳矣。"

《药性论》曰："治胸膈间气，开胃，主气痢，消痰涎，治上气咳嗽。"

《本草备要》曰："除痰消痞。治肝气郁结，胁痛多怒，久疟结癖，疝痛，乳肿。"

【成分研究】

1. *挥发油类* 陈皮中含 2%～4%的挥发油成分。龚范等[1]共从陈皮挥发油中分离出 53 个组分，其中鉴定了 34 个组分，约占其挥发油总量的 96.08%；相对含量大于 1%挥发油成分依次为：β-蒎烯、D-柠檬烯、β-月桂烯、β-松油烯和间-伞花烯等。

2. *黄酮类* 黄皮橘果皮中可分离出橙皮苷，橙皮苷是《中国药典》2015 年版规定的陈皮指标性成分，是一种含单甲氧基的黄烷酮苷，由橙皮苷元与一分子芸香糖组成[2]。

3. *微量元素类* 研究发现，陈皮中含有 Fe、Ca、Cr、Ti、Mn、Zn、Sr、Cu、Mo 等多种微量元素[3-6]。

4. *生物碱类* 调研显示，柑橘属植物中含有二十多种生物碱类成分，辛弗林和N-甲基酪胺是陈皮中主要生物碱类成分[7-9]。

5. 其他成分类　陈皮中还含有维生素、多酚类[10]、果胶（含量15%～30%）、类胡萝卜素、肌醇[11]等成分，并能分离出雪松烯[12]、长叶烯、葛缕酮、β-谷甾醇和麝香草酚等[13]。

【药理研究】

1. 对心血管系统的作用　陈皮水溶性生物碱对大鼠有明显的升压作用，且存在一定的量效关系，具有作用时间短暂、消除快的特点[14]。陈皮给猫静脉注射后，可迅速改变猫的血流动力学参数，主要表现为，心排血量增加，血压迅速上升，左心室内压及其最大上升速度均明显提升，而左心室舒张末期压则有明显下降，心脏指数、每搏心输出量、左心室作功指数均明显上升；而血管总外周阻力在给药后1～2min内上升，5min后则有明显下降[15]。

研究表明，陈皮可收缩兔主动脉平滑肌，这可能与激活平滑肌细胞膜上肾上腺素能α受体、维拉帕米敏感Ca^{2+}通道及胆碱能M受体有关，并对膜外Ca^{2+}有一定的依赖性；与平滑肌细胞膜上的组胺H_1受体无关[16]。

抗血小板聚集作用：有人调查了11种调脂中药对红细胞聚集及变形、大白鼠血小板聚集的影响，结果显示，包括陈皮在内，这11种调脂中药均能抑制大鼠血小板聚集，并能降低红细胞聚集[17]。有报道还用试管比浊法研究了理气药抗血小板聚集实验，结果表明陈皮抗人血小板聚集作用在体外与阿司匹林相当[18]。

2. 对消化系统的作用　对消化酶的影响作用：将陈皮水煎液和正常人唾液的生理盐水稀释液等量混合，然后测定唾液淀粉酶的活性，通过22例观察，显示陈皮水提液能促进离体唾液淀粉酶的活性[19]。

对胃肠平滑肌的影响：李伟等[20]将陈皮水煎剂给小鼠灌胃后，发现陈皮可促进小鼠胃排空，能加强甲氧氯普胺所致的胃排空，但对阿托品所致的胃排空抑制作用无明显影响；陈皮对阿托品所致的肠推进有拮抗作用，但对去甲肾上腺素和异丙肾上腺素所致的肠推进无明显作用。陈皮水煎剂还对家兔离体十二指肠梗阻的自发活动有抑制作用，使收缩力降低，紧张性下降，并呈现量效反应关系。此研究显示，陈皮的抑制效应可能是通过胆碱能受体、5-HT受体介导的[21]。

3. 杀虫及抑制微生物活性的作用　报道显示，陈皮、橘皮和橙皮的提取物对豆芽、胡萝卜微管蚜、红花指管蚜和桃蚜及截形叶螨、山楂叶螨均有一定的杀灭活性。方玉复等采用药基法对不同浓度的陈皮水提物进行了考察[22]，发现对5种常见浅部真菌均有抑菌作用，同时对160例由浅部真菌引起的皮肤病用25%的陈皮酊及25%陈皮软膏进行疗效比较，结果显示其疗效与达克宁霜（2%）相当[23]。

4. 抗衰老及抗氧化作用　在陈皮提取液（EP）的抗衰老作用研究中发现EP

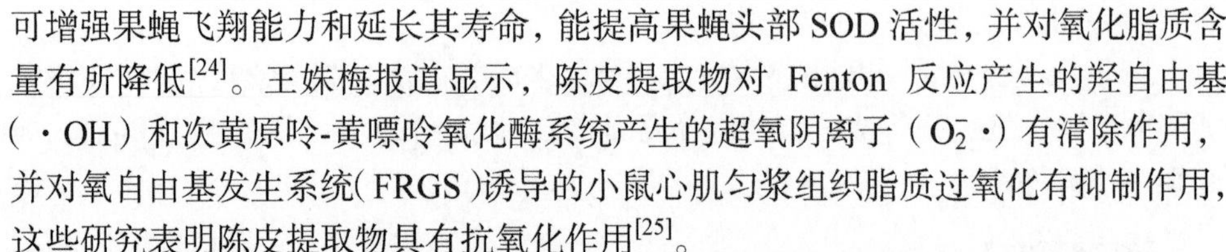

可增强果蝇飞翔能力和延长其寿命，能提高果蝇头部SOD活性，并对氧化脂质含量有所降低[24]。王姝梅报道显示，陈皮提取物对 Fenton 反应产生的羟自由基（·OH）和次黄原呤-黄嘌呤氧化酶系统产生的超氧阴离子（O_2^-·）有清除作用，并对氧自由基发生系统（FRGS）诱导的小鼠心肌匀浆组织脂质过氧化有抑制作用，这些研究表明陈皮提取物具有抗氧化作用[25]。

5. 抗肿瘤作用　陈皮提取物能抑制小鼠移植性肉瘤和肝瘤的生长（$P<0.05$），但对艾氏腹水癌的延长生命作用无显著性影响（$P>0.05$）；对癌细胞增殖周期S期细胞作用不大，但能使 G_2～M期细胞减少，使 G_0～G_1 期细胞增多，具有诱导癌细胞凋亡作用[26]。

6. 疏肝利胆作用　陈皮对家犬肝细胞脂质分泌有显著影响，可降低分泌物中胆固醇比例和胆固醇饱和指数（$P<0.05$），且效应与溶石剂鹅去氧胆酸的效应近似。陈皮提取物或陈皮黄酮类混合物可降低鼠血浆和肝三酰甘油水平、肝胆固醇及3-羟基-3-甲基-戊二酰辅酶A（HMG-CoA）还原酶和酰基辅酶A胆固醇转移酶（ACAT）的活性，同时动物排泄物的中性胆固醇含量也明显减少[27]。

7. 抗过敏作用　陈皮对卵白蛋白引起的兔离体回肠过敏性收缩可迅速解除；其挥发油（0.83 mL/L）和水提物（83g/mL）可降低致敏家兔肺组织释放SRS-A，且对SRS-A所致的豚鼠离体回肠收缩有阻断作用[28]。

【食用方法】

1. 橘皮泡水　橘皮茶：将橘皮洗净，切成细条，晒干后保存起来。饮用时用开水冲泡，可开胃通气。

2. 食疗

（1）橘皮粥

理气健胃，化痰止咳。适用于脾胃气滞，脘腹胀满，消化不良，食欲不振，恶心呕吐；咳嗽痰多，胸膈满闷等症。

主料：粳米50g。

辅料：橘皮若干。

（2）石膏化湿粥

功效：清暑宣气，健脾化湿。

主料：生石膏120g，陈皮6g，杏仁15g，薏苡仁30g，粟米50g，冰糖适量。

（3）橘皮木香瘦肉汤

功效：木香善行脾胃之气滞，为行气止痛之要药，兼能健脾消食。理气健脾的橘皮、营养丰富的猪肉与之合用，齐奏行气止痛、健脾安胎之功。适用于气郁型妊娠腹痛等症。

原料：橘皮3g，木香3g，瘦猪肉200g，细盐少许，食用油适量。

（4）陈皮茯苓粥

功效：理气健脾，化痰安神。

原料：陈皮 20g（或鲜者 30g），茯苓 30g，粳米 100g。

（5）陈姜带鱼

功效：温中和胃，理气化痰。

原料：带鱼 500g，生姜 10g，陈皮 10g，胡椒 2g，豆豉 6g，油、盐、味精适量。

【常用配伍】

橘皮配甘草，理气健脾，和胃止呕的橘皮与补脾缓急止痛的甘草合用，功力相济，对胃及十二指肠溃疡有较好的治疗效果。

橘皮配高良姜，高良姜味辛性温，为温胃散寒之品，用于治疗胃脘冷痛，与温胃止呕的橘皮合用，扶正而调理，对寒邪犯胃型胃脘痛有一定疗效。

橘皮配枳实，二者相伍，行气化痰，消胀止痛之力大增，主治脾胃不健，痰湿中阻或气滞不行所致的脘腹胀满疼痛等症。

橘皮配白术，补而不滞，行而不散，有补脾胃、理气机之功。治疗脾胃虚弱，食少纳差，腹胀便溏等症。

橘皮配生姜，温中和胃，降逆止呕之功较强。治疗胃气虚寒，干呕呃逆等症。

橘皮配木香，行气宽中，开胃止痛。治疗脾胃气滞脘腹胀满疼痛，纳呆、吐泻等症。

橘皮配青皮，疏肝和胃、理气散结止痛。常用于肝郁气滞、胃气不和的两胁疼痛、胸腹满闷等症。

橘皮配厚朴，健脾理气燥湿之功较强，常用于气滞湿郁脾胃运化不健之积饮痞满、不思饮食、反胃恶心等症。

【药材真假伪鉴定】

陈皮常剥成数瓣，呈不规则的片状，厚 1～4 mm。外表面橙红色或红棕色，有凹下的点状油室和细皱纹；内表面呈浅黄白色，粗糙，附黄棕色或黄白色筋络状维管束。气香，味辛、苦，质硬而脆。

广陈皮常 3 瓣相连，形状整齐，厚度均匀，约 1mm。点状油室较大，对光照视，透明清晰。质较柔软[29]。

【注意事项】

橘皮辛温苦燥，温能助热，舌赤少津，内有实热，阴虚燥咳及咳血、吐血者慎用。

《医学启源》曰：“《主治秘要》云:其多及独用则损人”。

《本草从新》曰：“无滞勿用”。

《本草汇言》曰：“亡液之证，自汗之证，元虚之人，吐血之证不可用”。

《得配本草》曰：“痘疹灌浆时禁用”。

《本草经疏》曰：“中气虚，气不归元者，忌与耗气药同用；胃虚有火呕吐，不宜与温热香燥药同用；阴虚咳嗽生痰，不宜与半夏、南星等同用；疟非寒甚者，亦勿使。”

《本草崇原》曰：“阳气外浮者，宜禁用之”。

【参考文献】

[1] 龚范, 梁逸曾, 宋又群, 等. 陈皮挥发油的气相色谱/质谱分析[J]. 分析化学, 2000, 28(7): 860-864.
[2] 石力夫, 梁华清. 黄皮橘果皮化学成分的分离和鉴定[J]. 第二军医大学学报, 1993, 14(3): 249-251.
[3] 彭珊珊, 张奇凤, 曾萍. 桔皮及其制品中营养元素的分析研究[J]. 广东微量元素科学, 1996, 3(4): 52-54.
[4] 林广云, 陈红英, 蔡葵花, 等. 火焰原子吸收分光光度法测定陈皮中微量元素[J]. 中国卫生检验杂志, 2002, 12(3): 270-271.
[5] 周件贵, 辛国爱. 陈皮中微量元素硒的含量测定[J]. 广东药学, 2003, 13 (1): 7-8.
[6] 王崇民, 樊祥熹. 中药甘草、陈皮及复方中微量钼的分析[J]. 首都师范大学学报, 1995, 16(3): 70-73.
[7] 赵雪梅, 王桂玲, 费洪荣, 等. 柑桔属中生物碱的研究进展[J]. 中国药房, 2008, 19(9): 703-704.
[8] 沈明勤, 叶其正, 常复蓉. 陈皮水溶性总生物碱的升血压作用量-效关系及药动学研究[J]. 中国药学杂志, 1997, 32(2): 97-99.
[9] 文高艳, 周贤梅. 陈皮有效成分在呼吸系统中的作用研究[J]. 现代中西医结合杂志, 2011, 20(3): 385-386.
[10] Xu GH, Chen JC, Liu DH. Minerals, phenolic compounds, and antioxidant capacity of citrus peel extract by hot water [J]. Jounaloffoodscience, 2008, 73(1): 11-18.
[11] 全国中草药编写组. 中国中草药汇编[M]. 北京: 人民卫生出版社, 1996: 446-447.
[12] 石力夫, 董建萍, 徐立. 黄皮桔果皮的挥发油成分及其炮制前后的变化[J]. 中草药, 1992, 23(2): 68.
[13] 顾国明, 冯淑珍, 王小燕. 柑桔皮杀虫有效成分的研究[J]. 中草药, 1956, 17(12): 26.
[14] 沈明勤, 叶其正, 常复蓉. 陈皮水溶性总生物碱的升血压作用量效关系及药动学研究[J]. 中国药学杂志, 1997, 32(2): 97-100.
[15] 沈明勤, 叶其正, 常复蓉, 等. 陈皮注射剂对猫心脏血液动力学的影响[J]. 中药材, 1996, 19(10): 517-520.
[16] 李红芳, 李丹明, 霍颂义, 等. 枳实和陈皮对兔离体主动脉平滑肌条作用机理探讨[J]. 中成药, 2001, 23(9): 658-660.
[17] 吉中强, 宋替卿, 高晓听, 等. 11 种中药对大鼠血小板聚集和红细胞流变性的影响[J]. 山东中医杂志, 2000, 19(2): 107-108.
[18] 吉中强, 宋鲁卿, 牛其昌. 15 种理气中药体外对人血小板聚集的影响[J]. 中草药, 2002,

32(5): 428-430.
[19] 张文芝. 陈皮水煎液对离体唾液淀粉酶活性的影响[J]. 辽宁中医杂志, 1989, 4(30): 1.
[20] 李伟, 郑天珍, 霍颂义, 等. 陈皮对小鼠胃排空及肠推进的影响[J]. 中药药理与临床, 2002, 15(2): 22-23.
[21] 官福兰, 王汝俊, 王建华, 等. 陈皮及橙皮苷对离体肠管运动的影响[J]. 时珍国医国药, 2002, 13(2): 65-67.
[22] 樊瑛, 丁自勉, 杨凌君, 等. 陈皮等几种柑桔皮提取物对蚜、蜡类害虫杀虫活性的初步研究[J]. 中国中药杂志, 1995, 20(7): 397-398.
[23] 方玉复, 魏玉平, 于香安, 等. 陈皮对浅部真菌的试管内抑菌实验及临床疗效观察[J]. 中国皮肤性病学杂志, 1997, 11(5): 275-276.
[24] 苏丹, 鲁心安, 秦德安, 等. 陈皮提取液抗衰老作用的实验研究[J]. 上海铁道大学学报: 医学版, 1999, 20(9): 18-20.
[25] 王妹梅, 何春梅. 陈皮提取物清除氧自由基和抗脂质过氧化作用[J]. 中国药科大学学报, 1998, 29(6): 462-464.
[26] 钱士辉, 王价先, 杨念云, 等. 陈皮提取物体内抗肿瘤作用及其对癌细胞增殖周期的影响[J]. 中国中药杂志, 2003, 28(12): 1167-1170.
[27] Bok SH, Lee SH, Park YB, et al. Plasma and hepatic cholesterol and hepatic activities of 3-hydroxy-3-methyl-glutaryl-CoA reductase and acyl CoA; cholesterol transferase are lower in rats fed cirtue peel extaract or a mixture of citrus bioflavonoids [J]. J Nutr, 1999, 129(6): 1182-1185.
[28] 徐彭. 陈皮水提物和陈皮挥发油的药理作用比较[J]. 江西中医学院学报, 1995, 10(4): 172-173.
[29] 国家药典委员会. 中华人民共和国药典. 一部[S]. 北京: 中国医药科技出版, 2015: 191.

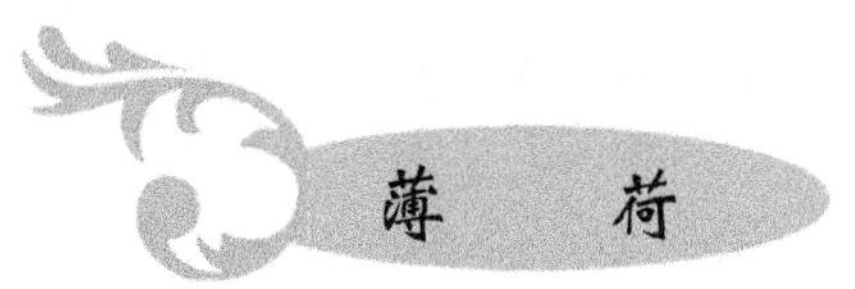

薄　荷

薄荷，又名水薄荷、蕃荷叶、鱼香草、菝荷、升阳草、夜息花等，全株清气芳香。其拉丁名为 *Menthae haplocalycisherba*。《中国药典》2015 年版记载本品为唇形科植物薄荷的干燥地上部分。夏、秋二季茎叶茂盛或花开至三轮时，选晴天，分次采割，晒干或阴干。薄荷具有疏散风热，清利头目，利咽，透疹，疏肝行气的功能。主治风热感冒，风湿初起，头痛，目赤，喉痹，口疮等。

【文献记载】

薄荷，性味：辛，凉。杀菌、利尿、化痰、健胃助消化。

薄荷的记载最早见于《新修本草》曰："茎叶似荏而尖长，根经冬不死，又有蔓生者"。

《本草衍义》记载："世谓之南薄荷，为有一种龙脑薄荷，故言南以别之"。

《医学启源》记载："气味俱薄，浮而生阳"。

《本草纲目》记载："辛能发散，凉能清利……利咽喉口齿诸病，瘰疬，疮疥"。

《滇南本草》记载薄荷有："上清头目之风，止头痛，眩晕……治伤风咳嗽，退男女虚劳发热"。

《植物实名考图》记载："薄荷醉猫，猫咬以汁涂之"。

【成分研究】

1. 薄荷油　水蒸气蒸馏所得薄荷挥发油中含有大量醇类化合物，以薄荷醇计约为 80%。

2. 酚类化合物　薄荷中含有醉鱼草苷等 10 余种酚类黄酮化合物。

3. 氨基酸与矿物质　薄荷中含有天冬氨酸、异亮氨酸、丝氨酸、天冬氨酸、缬氨酸等 16 种氨基酸，以及 Ca、Mg、Fe、Sr、Zn 等 16 种矿物质。

【药理研究】

1. 抗辐射　在临床研究中，曾对 50 余例乳腺癌根治术后放疗患者进行对照研究，发现薄荷油可明显降低放射野内的皮肤放射反应发生率。

2. 对中枢神经系统的作用　少量口服薄荷油可使人中枢神经兴奋，皮肤毛细血管扩张，汗腺分泌增加，具有发汗解热的作用。

3. 促透作用　薄荷醇经皮给药，能明显增加其他药物的经皮吸收，实验表明其该作用在使用后 2h 增加显著，效果随时间推移而进一步增强。

4. 镇痛作用　薄荷脑可与神经细胞膜脂质相互作用，阻滞局部神经传导而发挥镇痛作用。临床上有用新鲜薄荷叶和芦根治疗伤风咽痛的案例，文献报道其疗效显著[1]。

5. 驱虫作用　薄荷中所含右旋 8-乙酰基艾菊酮具有较好的驱虫效果，对蚊、虻、蠓、蚋等多种昆虫都效果显著，且无刺激性、致敏性[2]。

【食用方法】

（1）薄荷豆腐

功效：伤风鼻塞、打喷嚏。

（2）薄荷鸡丝

功效：消火解暑。

（3）薄荷糕

功效：清凉，疏风散热，清咽利喉。

此外，薄荷脑还常用于糖果、饮料、牙膏、含漱剂等食品、医药产品中。但用量需斟酌。

【药材真伪鉴别】

干燥薄荷揉搓后有特殊清凉香气，味辛凉。饮片呈不规则的小片，茎方柱形，表面呈紫棕色或淡绿色，具纵棱线，棱角处具茸毛。切面白色，中空。叶多破碎，上表面深绿色，下表面灰绿色，稀被茸毛。

【注意事项】

薄荷油在临床上常在中枢神经系统和消化系统引起不良反应，服用时剂量需谨慎，过量服用严重者可导致死亡。

【参考文献】

[1] 盛芳, 宋修爱, 张丽香, 等. 鲜薄荷叶及芦根治疗伤风咽痛 58 例[J]. 中国民间疗法, 2005, 13(1): 43.
[2] 刘国声. 芳香植物药在国内研究概况[J]. 药学通报, 1983, 18(10): 620-622.

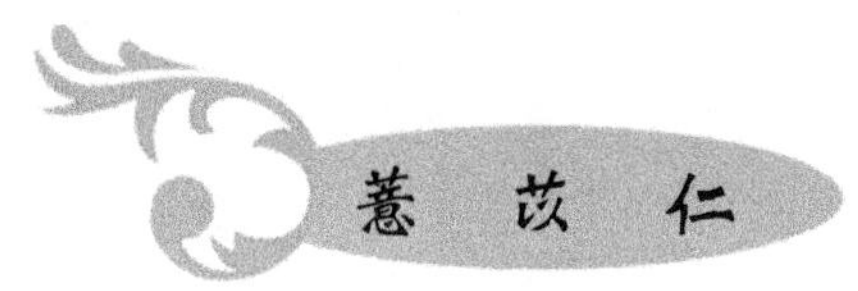

薏苡仁

薏苡仁，又名米仁、六谷、川谷、菩提子，多生于屋旁、荒野、河边或阴湿山谷中。其拉丁文名为 *Coicis semen*。《中国药典》2015 年版记载本品为禾本科植物薏苡的干燥成熟种仁。

【文献记载】

薏苡仁，性味：甘、淡，凉。利水渗湿，健脾止泻。

薏苡仁始载于《神农本草经》，“除痹、排脓、解毒散结的功效”。

《名医别录》中记载 “生真定平泽及田野，八月采实，采根无时”。薏苡仁有“除筋骨邪气不仁，利肠胃，消水肿，令人能食” 的功效。

《本草图经》中记载 “春生苗，茎高三四尺，叶如黍，开红白花作穗子……结实，青白色，形如珠子而稍长，故呼薏珠子”。

《食疗本草》中记载“去除干湿脚气”。

《中草药学》记载可以主治皮肤疣及湿疹，民间治疗癌症。

【成分研究】

1. 三萜类化合物　薏苡仁中含有 Frindelin、Isoarborinl 等三萜类化合物。

2. 脂肪酸及酯类　采用 TLC、GS 及 GS-MS 等分析技术，鉴定了薏苡仁脂肪油含有薏苡仁酯、十八碳一烯酸、肉豆蔻酸、棕榈酸酯等成分。

3. 氨基酸　薏苡仁含有丰富的氨基酸，其中缬氨酸、亮氨酸、精氨酸、赖氨

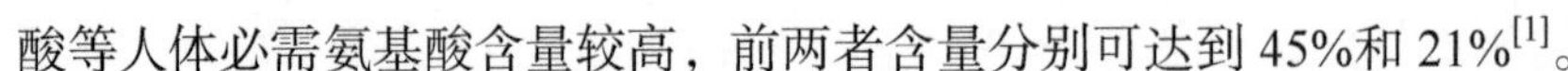

酸等人体必需氨基酸含量较高，前两者含量分别可达到45%和21%[1]。

4. 其他　薏苡仁中还含有具有抗菌活性的茚类化合物indene[2]。

【药理研究】

1. 抗肿瘤作用　文献报道，薏苡仁中所含的薏苡仁酯、薏苡仁油等的抗肿瘤作用显著，并且已上市的抗肿瘤药中即有以薏苡仁脂肪油为主成分的制剂[3-5]。

2. 降血糖作用　研究报道，薏苡仁多糖可能通过抑制肝糖原分解、肌糖原酵解等机制，而抑制糖异生，起到降低血糖的作用[6]。

3. 对细胞免疫功能的影响　薏苡仁所含有的酯类成分可提高机体的免疫力[7]。

4. 抗骨质疏松　薏苡仁水提物可抑制动物实验中大鼠的骨质疏松症[8]。

5. 抗氧化作用　用微波辅助法提取薏苡仁中的粗多糖后研究发现薏苡仁多糖对猪油、芝麻油、豆油和葵花籽油都有明显的抗氧化效果[9]。

【常用配伍】

薏苡仁配伍川楝子治疗睾丸痛。

薏苡仁配伍延胡索，功胜失笑散而无腥秽伤中之患，柔肝养筋、散结止痛。

薏苡仁配伍百合，煎煮后加蜂蜜调食，可辅助治疗扁平疣、痤疮、湿疹等。

山药配伍薏苡仁，可治疗小儿腹泻。

【注意事项】

经期或孕妇亦应慎食薏苡仁，严重者可诱发流产[10]。

【参考文献】

[1] 胡军, 金国梁. 薏苡仁的营养与药用价值[J]. 中国食物与营养, 2007, 13(6): 57.

[2] Mitsuhiro N, Atsuko M. Antitumor components isolated from the Chinese herbal medicine[J]. Plant Med, 1994, 60: 356.

[3] 温晓蓉. 薏苡仁化学成分及抗肿瘤活性研究[J]. 辽宁中医药大学学报, 2008, 10(3): 135-137.

[4] 李凤云. 中药薏苡仁抗肿瘤作用的研究[J]. 实用肿瘤学杂志, 1994, 8(3): 59-65.

[5] 杨红亚, 王兴红, 彭谦. 薏苡仁抗肿瘤活性研究[J]. 中草药, 2007, 38(8): 7.

[6] 徐梓辉, 周世文, 陈卫, 等. 薏苡仁多糖对糖尿病血管并发症大鼠NO及主动脉iNOS基因表达的影响[J]. 第三军医大学学报, 2007, 29(17): 1673.

[7] 苗明三. 薏苡仁多糖对环磷酰胺致免疫抑制小鼠免疫功能的影响[J]. 中医药学报, 2002, 30(5): 49-50.

[8] Yang RS, Chiang W, Lu YH, et al. Evaluation of osteoporosis prevention by adlay using a tissue culture model[J]. Clin Nutr, 2008, 17(1): 143-146.

[9] 张洋婷, 马洪波, 宋春梅, 等. 薏苡仁多糖的提取及其对油脂的抗氧化作用研究[J]. 食品研究与开发, 2015, 36(18): 58-60.

[10] 国家中医药管理局《中华本草》编委会. 中华本草[M]. 上海: 上海科学技术出版社, 1999: 7411-7414.

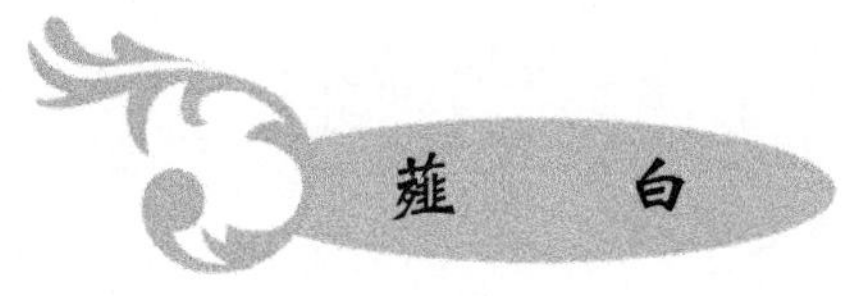

薤　白

薤白，又名小根蒜、苦蒜、小根菜、山蒜、小么蒜、小根菜等。其拉丁文名为*Allii macrostemonis bulbus*。《中国药典》2015年版记载本品为百合科葱属植物小根蒜，或薤的干燥鳞茎。采挖于夏、秋二季，洗净，除去须根，蒸透或置沸水中烫透，晒干。

【文献记载】

薤白，性味：辛，温。通阳散结，行气导滞。

薤白始载于《神农本草经》，列入中品，主金疮、轻身、耐老。

《图经本草》记载："蓬生鲁山平泽，今处处有之，似韭而叶阔……人家种者，有赤白两种"。

《新修本草》中记载："薤乃是韭类，叶不似葱……薤有赤白两种：白者补而美，赤者主金疮及风，苦而无味"。

《名医别录》记载："诸疮，中风寒水肿，以除之"。

《千金食治》中记载："心痛宜食之。能生肌肉……。骨鲠在咽不得下者，食之则去"。

【成分研究】

1. 甾体皂苷类　薤白含有螺甾皂苷、呋甾皂苷等甾体皂苷类成分。

2. 酸性化合物　薤白中含有棕榈酸、油酸、亚麻酸等丰富的氨基酸及长链脂肪酸[1]。

3. 含氮化合物　薤白含有抑制血小板活性的腺苷。

4. 挥发油类　薤白所含挥发油中，50%以上为含硫化合物，这使得薤白具有特征性芳香气味。

【药理研究】

1. 解痉平喘作用　实验表明，薤白可使血管平滑肌舒张，从而改善喘息症状与哮鸣声[2]。

2. 抑菌活性　薤白水煎剂对某些细菌繁殖具有显著抑制作用，如痢疾杆菌、金黄葡萄球菌等。

3. 降血脂作用　薤白能够降低体内血脂，尤其对血清胆固醇、三酰甘油含量的降低作用明显。此外，还有研究称薤白可显著地使血清过氧化脂质水平降低[3]。

4. 抗癌活性　动物实验表明，薤白挥发油能够抑制小鼠腹水型肉瘤细胞和肝癌细胞等多种肿瘤细胞的生长[4]。另外，也有研究表明，薤白总皂苷可显著抑制宫颈癌细胞生长，并诱导其凋亡[5]。

5. 提高免疫力　免疫学动物实验结果表明，薤白既能够增加单核巨噬细胞的吞噬功能，又能够提高机体的特异性免疫功能。

【食用方法】

（1）煮粥

功效：宽胸通阳，行气止痛。适宜于冠心病胸闷不舒，心绞痛患者，也可用于治疗老年人慢性肠炎、细菌性痢疾。

原料：薤白、粳米。

（2）拌菜

我国朝鲜族应用薤白制作特色凉拌小菜。用量宜慎。

【药材真伪鉴别】

小根蒜：呈不规则卵圆形，表面呈黄白色或淡黄棕色，皱缩，半透明，有类白色膜质鳞片包被，底部有突起的鳞茎盘。质硬，角质样。有蒜臭，味微辣。

薤：呈略扁的长卵形，表面淡黄棕色或棕褐色，具浅纵皱纹。质较软，断面可见鳞叶。嚼之粘牙。

伪品绵枣儿形状类似薤而较粗大，没有蒜臭味。

【注意事项】

薤白服用过多对胃黏膜有刺激，溃疡患者不宜常用。平时胃气虚寒者，服本品后往往发生嗳气，因此薤白不宜多用。

【参考文献】

[1] Goda Y, Shibuya M, Sankawa U, et al. Inhibitors of the arachidonate cascade from Allium chinense and their effect in vitro on platelet aggregation[J]. Chem Pharm Bull, 1987, 35(7): 2668-2674.

[2] 冷报浪，史锁芳. 栝蒌薤白类方治疗肺系疾病的研究述评[J]. 中国中医药信息杂志, 2000, 7(4): 18-19.

[3] 张占军，王富花，曾晓雄，等. 薤白多糖体外抗氧化活性及其对小鼠急性肝损伤的保护作用研究[J]. 现代食品科技, 2014, 30(1): 1-3.

[4] 张卿，高尔. 薤白挥发油抗肿瘤作用的实验研究[J]. 肿瘤, 2003, 23(3): 228.

[5] 罗涛，石孟琼，刘雄，等. 薤白总皂苷对人宫颈癌细胞增殖与凋亡作用的影响[J]. 疑难病杂志, 2012, 11(10): 762.

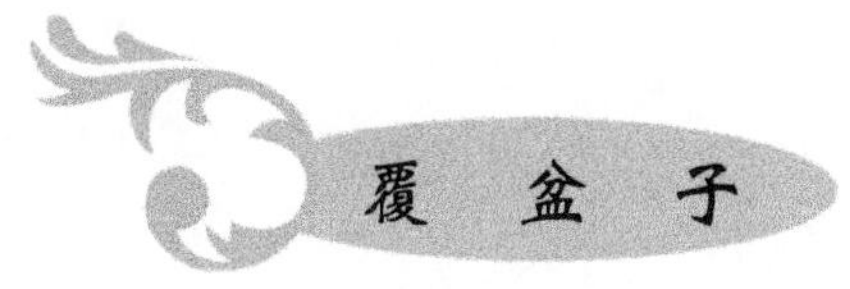

覆盆子

覆盆子，又名对头苗、大号角公、树莓、牛奶母、大麦泡等，华东覆盆子为常用品种。其拉丁文名为 *Rubi fructus*。《中国药典》2015 年版记载本品为蔷薇科悬钩子属植物掌叶覆盆子的未成熟果实，采收于夏初果实由绿变绿黄时，除去梗、叶，置沸水中略烫或略蒸，取出，干燥。

【文献记载】

覆盆子，性味：酸，温。益肾固精缩尿，养肝明目。

《本草通玄》记载："甘平入肾，起阳治痿……强肾而无燥热之偏，金玉之品也。"

《开宝本草》中记载："覆盆子有补虚续弦，强阴建阳……安和脏腑，疗劳损风虚，补肝明目的功效"。

《本草衍义》中记载："益肾脏，缩小便，服之当覆其溺器，如此取名也"。

《本草纲目》中记载："悬钩子是树生，覆盆子是藤生……而覆盆子色乌赤，悬钩子色红赤，功效亦不同"。

【成分研究】

1. 萜类　覆盆子中含有三萜类成分，其叶中含有 18 种二萜类成分[1]。

2. 微量元素　覆盆子中含有铜、锌、铁、钴、锰等多种人体代谢所必需的微量元素。

3. 其他成分　除以上成分外，覆盆子中还含有氨基酸、挥发油、黄酮、鞣花酸、β-谷甾醇等成分。另外，覆盆子富含纤维素，润肠通便，促消化作用较好[2]。

【药理研究】

1. 增强免疫作用　实验表明，覆盆子粗多糖可促进淋巴细胞转化，增加机体抵抗能力。

2. 调节内分泌　动物实验结果表明，覆盆子水提液能降低下丘脑 LHRH、垂体 LH、FSH 及性腺 E2 的含量，进而提高胸腺 LHRH 和血液 T 水平。

3. 提高记忆力、抗衰老作用　动物实验表明，使用覆盆子后小鼠的学习记忆能力和脑单胺氧化酶 B 的含量显著提高，说明其具有显著提高记忆力，延缓实验动物衰老的作用。

4. 抗诱变作用　覆盆子水提液可具有选择性地显著抑制阳性诱变物的诱导作用[3]。

5. 抑菌作用　研究证明，覆盆子对某些致病菌具有显著抑制作用，如金黄色

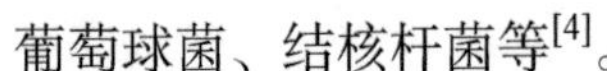
葡萄球菌、结核杆菌等[4]。

【食用方法】

1. 直接食用　覆盆子洗净直接食用。

2. 加工食品　覆盆子果酱：覆盆子清洗，加入配料，煮沸浓缩，放冷即可。

【药材真伪鉴别】

覆盆子果实，由多数小核果聚合而成，呈圆锥形或扁圆锥形，表面黄绿色或淡棕色，顶端钝圆，基部中心凹入。小果易剥落，每个小果呈半月形，背面密被灰白色茸毛，两侧有明显的网纹，腹部有突起的棱线。体轻，质硬，气微，味微酸涩[2]。

【注意事项】

肾虚火旺、小便短赤、怀孕初期妇女需慎用。

【参考文献】

[1] Chou WH . Diterpene glycosides from loaves of Chinese Rubus chingii fruits or R. suavi ssiaus, and identification of the source plant of the Chinese folk medicine “Fupenzi” [J]. Chemistry pharm Bull, 1987, 35(7) : 3021.

[2] 徐振华, 赵娟娟. 覆盆子的化学成分研究[J] . 中草药, 1981, 12(6) : 19-21.

[3] 付德润，钟承民，郭伟，等. 覆盆子抗诱变作用的实验[J]. 中国全科医学杂志，1998, 1(1): 35.

[4] 朱会霞. 覆盆子黄酮的抑菌特性研究[J]. 现代食品科技, 2012, 78(11) : 1826-1829.

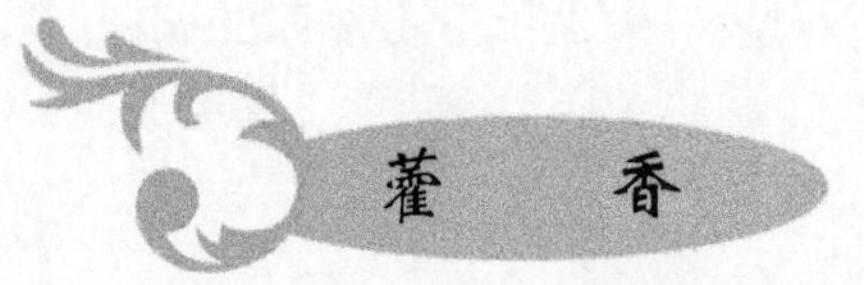

藿　香

藿香（广藿香），又名合香、苍告、山茴香、土藿香、猫把、青茎薄荷。一般认为，广藿香和藿香是中药材藿香的 2 个不同品种。自宋金元以来，本草著作中记载的藿香均为广藿香，而明代以来一些本草著作中记载的藿香则为（土）藿香。有学者则认为广藿香与（土）藿香混用是因为地方用药习惯不同而混淆药名。目前，广藿香多以其挥发油或全草配合其他中草药组成复方使用。从历年版《中国药典》收载情况来看，只有 1977 年版同时收载（土）藿香和广藿香，以后各版均只收载广藿香。因此，广藿香才是药用藿香的正品。实际上，藿香在我国历史上最初并非作为药物，而是作为香料应用。以下所述的均为广藿香。药材市场传统上将广藿香药材商品分为牌香（广州产）、肇香或枝香（肇庆产）、湛香（湛江产）

和南香（海南产）。传统认为前两者是地道药材，质量优，可供药用，后两者质量较次，不供药用，仅用作提取广藿香油。《中国药典》2015 年版记载广藿香为唇形科植物广藿香 *Pogostemon cablin*（Blanco）Benth 的干燥地上部分。枝叶茂盛时采割，日晒夜闷，反复晒至干。

【文献记载】

藿香，性味：辛，微温。芳香化浊，和中止呕，发表解暑。

《本草蒙筌》中记载："藿香。岭南郡州，人多种莳。七月收采，气甚芬香。市家多掺棉花叶、茄叶假充，不可不细择尔。拣去枝梗入剂。"

《本草从新》曰："藿香出交广，方茎有节，叶微似茄叶。古唯用叶，今枝梗亦用，因叶多伪也。"

【成分研究】

1. 挥发性成分　广藿香含挥发性成分丰富，不仅有醇、酮、醛和烷酸类化合物，还有单萜烯、倍半萜烯等成分。与其活性相关的已鉴定物质主要有广藿香醇、α-蒎烯、β-蒎烯、δ-愈创木烯、α-愈创木烯、α-莪术烯、γ-芹子烯、β-愈创木烯等。

2. 黄酮类成分　是藿香中含有的一类重要成分，如 5-羟基-7，3，4′-三甲氧基二氢黄酮、商陆素、芹菜素、鼠李素等[1]。

3. 其他成分　除以上成分，藿香中还含有广藿香吡啶、丁香油酚、桂皮醛、齐墩果酸、β-谷甾醇和胡萝卜苷等。

【药理研究】

1. 抗病原微生物作用　藿香可以抑制真菌、细菌、病毒等的繁殖。实验研究表明，其挥发油和水提成分对金黄色葡萄球菌和肠道杆菌等均有一定的抑制作用，且对前者作用较后者强，与黄连接近[2]。

2. 调节肠胃功能　藿香不同提取物可抑制离体兔肠的自发收缩和化学刺激性收缩，其中以其挥发油效果最强，而极性成分可使胃排空减慢，胃酸分泌增加，胃蛋白酶的活性和胰腺分泌淀粉酶量增加，血清淀粉酶活力提高，并抑制小鼠肠推进，减少腹泻次数，抑制内脏绞痛。而其挥发油成分则会引起小鼠腹泻。

3. 抗炎、镇痛及解热作用　藿香挥发油能够显著抑制化学刺激所致炎症，可明显缓解物理和化学刺激所致疼痛，还具有一定解热作用[3]。

【食用方法】

1. 直接食用　藿香的嫩茎叶可凉拌或炒熟后食用。

2. 泡茶　藿香代茶饮：鲜藿香叶、鲜荷叶各 12g（干者减半），白糖适量。水煎（或开水沏），代茶饮。适用于暑湿型感冒。

3. 食疗　作为烹饪调料，可健脾益气。

藿香煨姜粥：藿香、煨姜各6g，防风、白豆蔻各3g，水煎，滤汁去渣；加用粳米100g，加水适量，煮成粥，加入药汁，稍煮成稀粥。趁热服粥，以出微汁为佳。适用于寒湿或风寒型泻泄。

【常用配伍】

藿香配苍术、厚朴、半夏，用于湿阻中焦。

藿香配半夏、丁香、山楂、神曲、麦芽、人参、橘红、黄连、竹茹、陈皮，治各种呕吐。

藿香配佩兰，或以鲜品与薄荷泡水代茶饮，治暑湿恶心口腻，不思饮食。

【注意事项】

阴虚者禁服。

《药品化义》曰："叶属阳为发生之物，其性锐而香散，不宜多服。"

《本草经疏》曰："若病因阴虚火旺，胃弱欲呕及胃热作呕，中焦火盛热极，温病热病，阳明胃家邪实作呕作胀，法并禁用。"

【参考文献】

[1] Zhang GW, Ma XQ, Su JY, et al. Analysis of flavonoids is olated from pogostemon cablin benth. [J]. Chin Tradit Herb Drugs, 2001, 32(10): 871-874.

[2] 罗集鹏. 广东高要与吴川产广藿香提取物对肠道致病抗菌作用的比较研究[J]. 中药材, 1999, 22(8): 408.

[3] 解宇环, 沈映君, 纪广亮, 等. 香附、藿香挥发油抗炎、镇痛、解热作用的实验研究[J]. 四川生理科学杂志, 2005, 27(3): 37-39.

索　　引